AF537950

Nikola Gelenčir – NATURHEILKUNDE DES BALKANS

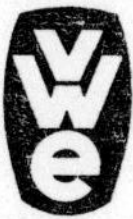

NIKOLA GELENČIR

Naturheilkunde des Balkans

Naturkundliche Heilung durch Kräuter und andere Mittel

44 Zeichnungen und 32 Farbtafeln mit 78 Heilpflanzen von Greta Turković

VERLAG WILHELM ENNSTHALER, STEYR

Öffentliche Fachbibliothek – Verleger: Ing. Svetin Luketa
Originaltitel »Prirodno liječenje biljem i ostalim sredstvima«

Übersetzt aus dem Serbokroatischen von Margareta Stankowa, Graz
Korrigiert von Monika Joham

1. deutsche Auflage 1983

ISBN 3 85068 140 8

Satz, Druck und Verlag: Wilhelm Ennsthaler, A-4400 Steyr

VORWORT

Von welch großer Bedeutung, besonders für den arbeitenden Menschen, die Erhaltung seiner Gesundheit und Leistungsfähigkeit ist, sieht man am besten daran, daß das vorliegende Buch »Naturheilkunde des Balkans« von Jahr zu Jahr neu aufgelegt werden muß.

In unserer heutigen Zeit verfügt man über außerordentlich gute biochemische Arzneien und Antibiotika, die außerdem noch verbessert werden. Trotzdem erfreuen sich die Heilkräuter zunehmender Beliebtheit. Man verwendet immer häufiger Kräutertees, Pflanzenextrakte, Alkoholauszüge, Siruparten und ähnliches. So breiten sich diese natürlichen Heilmittel auf den Regalen unserer Apotheken mehr und mehr aus. Bei manchen Krankheiten ist der Arzt fast gezwungen, sich eines bestimmten Heilkrautes zu bedienen.

Die Behandlung mit Heilpflanzen hat mehrere Vorteile: In jeder Pflanze, sogar in der giftigen, lassen sich heilende Wirkstoffe nachweisen. Die Heilung erfolgt nicht plötzlich, sondern erst nach und nach. So muß man längere Zeit Geduld haben, um durch die milde, aber anhaltende Wirkung einen Erfolg zu erzielen. Was die Heilanwendung betrifft, kann man sie gefahrlos monate- oder sogar jahrelang durchführen, ohne sich in irgendeiner Weise zu schaden.

Einer der Hauptgründe liegt darin, daß die Heiltees aus unseren heimischen Pflanzen in erster Linie hypno-suggestiv, also beruhigend sind. Diese komplexe Wirkung kann man zuversichtlich bei Kindern, alten oder empfindlichen Leuten und Rekonvaleszenten beobachten, da bei ihnen keine biochemischen Arzneien verwendet werden sollen.

Ein großer Vorteil liegt auch darin, daß man die Kräuter miteinander vermengen kann. Ist der Arzt mit ihren Eigenschaften vertraut, kann er sie beliebig mischen. So erreicht man nicht nur eine gezielte Heilwirkung, sondern auch aromatische Heiltees. Ferner wird die Heilung durch die gleichzeitige Einnahme von biochemischen Arzneien, wie die Praxis zeigt, verstärkt. Das bedeutet, daß die Heilpflanzen in Zusammenarbeit mit der offiziellen Medizin die Genesung des menschlichen Organismus beschleunigen.

Schließlich kommt noch hinzu, daß die Kräuter sowohl jedem leicht zugänglich als auch mühelos zuzubereiten sind. Allerdings sollte man sich vorher über die für die entsprechende Krankheit wirksamste Teebereitung genau informieren. Es wäre zum Beispiel unklug, den Hagebuttentee zu kochen, da man dadurch das wertvolle Vitamin C zerstört. Oder nehmen wir die Kamille: Sie wird durch Kochen wertlos, da ihr aromatisches Öl verdampft.

Wenn wir einige Jahrhunderte zurückgehen, entdecken wir, daß es schon damals Bücher gab, in denen die genaue Anwendung der Heilpflanzen beschrieben wurde. Wir finden sogar auch Hinweise auf ein regelrechtes Studium der Heilpflanzen und ein Experimentieren mit denselben. So entwickelte sich diese Fachrichtung. Solche Bücher sind die Grundlage der heutigen Pharmazie und Biochemie.

Seit dieser Zeit fanden Pflanzenmischungen (Species), Gräser, Blüten (Flores) und Wurzeln (Radix) Eingang in die Apotheken. Nur ein moderner Arzt, der auch die Vorzüge und Wirkung der Heilpflanzen erkennt und sie im Kampf gegen die Krankheiten einsetzt, hat Zukunft.

Der Inhalt des vorliegenden Buches möge allen Menschen eine große Hilfe in der Aufklärung über ihre Gesundheit sein.

Gesundheit in reichem Ausmaß wünscht jedem einzelnen Leser

Der Autor

EINFÜHRUNG

Immer wenn ich durch Wälder, Felder und Wiesen streife, um Heilkräuter zu sammeln, bleiben Leute von Stadt und Land verwundert stehen. Neugierig betrachten sie meine Säcke, aus denen verschiedene Wurzeln, Stengel, Blätter und Blüten hervorragen, und fragen, wozu das alles gut sein soll.

Im Gespräch mit der Bevölkerung stellte ich erstaunt fest, daß man nicht einmal die üblichsten Heilpflanzen kennt. Täglich zertritt man mit den Füßen viele davon, ohne den ungeheuren Heilwert in ihnen zu erkennen. Und mancher steigt achtlos oft gerade auf die Pflanzen, die ihm in seinem Fall zur Gesundheit verhelfen könnten.

Viele Kräuter lassen sich sogar als Beilage zum täglichen Essen verwenden. Man hat ja keine Ahnung, was für herrliche Erfrischungsgetränke oder aromatische Tees man aus heimischen Kräutern zubereiten kann. Mich hat die Tatsache erschüttert, daß viele kaum die Kamille und noch weniger ihre Heilwirkung oder deren Anwendung kennen. Diese große Unkenntnis über so wichtige und grundlegende Dinge überrascht mich tatsächlich.

In anderen Ländern, insbesondere in Frankreich, verwendet man ganz selbstverständlich Heilkräuter. Ärzte verschreiben sie sogar auf Rezept. Bei uns hat sich diese Praxis leider noch nicht durchgesetzt.

Trotz dieses Mangels in der medizinischen Praxis wenden sich immer mehr Menschen der Natur zu. Den Heilkräutern und der naturgemäßen Ernährung verdanken sie Gesundheit und Leistungsfähigkeit.

Es ist wahr, daß die Heilung mit Pflanzen langsamer vor sich geht; aber wenn jemand die Geduld aufbringt, wird er auf die Dauer dafür reich belohnt. Man muß auch keinerlei Bedenken haben wegen der langen Anwendungszeit. Der Kranke erholt sich langsam, aber sicher.

Ich war jahrelang krank. Heute, nach neun Jahren, verdanke ich meine Gesundheit den Heilpflanzen. Nichts ist naheliegender, als daß sich der Arzt der Natur bedient. Bevor man an eine Behandlung mit Pflanzen herangeht, sollte man sich vom Arzt gründlich untersuchen lassen. Eine gute Diagnose ist die wichtigste Voraussetzung.

Es ist uns schon viel geholfen, wenn wir alle Heilpflanzen, die in unserer nächsten Umgebeung wachsen, gut kennen. Man kann allein durch Vorbeugen viele Krankheiten vermeiden. Ich empfehle jedem, sich eine Hausapotheke für den Notfall zuzulegen: Erkältung, Husten, Kopfschmerzen, Durchfall, Verstopfung, Lebensmittelvergiftung, Blutungen, Rheuma, Zuckerkrankheit (Diabetes) usw. So erspart man nicht nur dem Staat unnötige Kosten, man spart selbst an Zeit und Geld. Bedenken Sie nur die langen Wartezeiten beim Arzt, in der Ambulanz oder nur den Weg zur Apotheke.

Noch einfacher wäre es, wenn in den Schulen ein Lehrfach zu diesem Zwecke eingeführt würde, etwa »Das Erkennen von Heilpflanzen und ihre Anwendung«.

Unsere Erde quillt über von verschiedenen Heilpflanzen. Überall stoßen wir auf sie – wir brauchen sie nur zu pflücken. Was unsere Ärzteschaft betrifft, müßte man einen Weg finden, für bestimmte Krankheiten entsprechende Kräutermischungen auf Rezept zu verschreiben.

Die Heilkräuter schaffen zwar keine Wunder, aber in Verbindung mit einem erfahrenen Arzt können sie uns von großem Nutzen sein.

Man unterschätze nicht die Bedeutung der wertvollen Eigenschaften heimischer Pflanzen, angefangen vom Tee, der nicht nur fein duftet, sondern auch heilend wirkt. Wenn wir noch in Betracht ziehen, daß der heimische Heilkräutertee fast völlig die teuren importierten Teearten ersetzen kann, dann steigt sein Wert auf das Doppelte.

Ich lade Sie zu einem köstlichen Tee ein. Mischen Sie Kamille, Erdbeerblätter, Lindenblüten oder wohlriechenden Waldmeister, Rosmarin und Quendel, Sie können auch andere heimische Teesorten zusammenstellen und Sie werden merken, wie fein der Tee schmeckt und wie wohl er Ihnen tut.

Allen jenen, die bereit sind, auf diesem Gebiet gutes Wissen zu eigenem Nutzen zu erlangen, wird dieses Buch eine große Hilfe sein.

SAMMELN VON HEILPFLANZEN

Das Sammeln von Heilpflanzen ist nicht so einfach, wie es auf den ersten Blick erscheint. Wegen der Gefahr der Verwechslung muß jeder Pflanzensammler die Kräuter eindeutig identifizieren können. Außerdem muß er wissen, um welche Jahreszeit man einzelne Kräuter sammelt und welche Pflanzenteile wirksam sind, ob Wurzel, Blätter, Blüten oder Früchte bzw. Samen.

Am frühen Morgen (Tau) und nach dem Regen sammelt man keine Heilkräuter, da feuchte Blätter beim Trocknen fleckig, schimmelig und damit unbrauchbar werden.

Das Sammeln erfolgt bei sonnigem, trockenen und warmen Wetter, am besten nach dem Frühtau. Nach dem Trocknen muß die Pflanze ihre natürliche Farbe und ihr ursprüngliches Aussehen behalten. Das Sammelgut trocknet man nicht auf der Erde. Blätter, Blüten, ja sogar Wurzeln bestimmter Pflanzen trocknet man im Schatten. Man verfährt am besten so, indem man das Sammelgut auf Leintücher auf Dachböden zum Trocknen auslegt, wo eine leichte Zugluft vorhanden ist. So wird es weder dem Rauch noch dem Staub ausgesetzt. Nur einige Heilpflanzen werden an der Sonne getrocknet, wie z. B. Huflattich, Klette und ähnliche, sowie alle Wurzelarten.

Der Trockenvorgang ist beendet, wenn man die Pflanze mit den Fingern zerbröckeln kann.

Beeren (Früchte) erntet man während der vollen Reife, manche jedoch auch halbreif.

Knospen pflückt man vor dem völligen Entfalten.

Das Trockengut hängt man in Säckchen auf trockenen, luftigen und reinen Dachböden auf.

Die Wirksamkeit der gesammelten Kräuter dauert 12 bis 18 Monate an; nach dieser Frist büßen sie an Heilkraft ein und sind durch frische zu ersetzen.

Pflanzen, die während des Trocknens ihre natürliche Farbe, sowie ihren spezifischen Geruch verlieren, sind unbrauchbar und wegzuwerfen.

Nur jene Personen sollen sich als Pflanzensammler betätigen, die gute Fachkenntnisse besitzen; andernfalls vertraut man sich lieber der Führung eines Fachmanns an oder verschafft sich die Heilkräuter in der Apotheke oder bei einem anerkannten Pflanzensammler.

ZUBEREITUNG VON HEILKRÄUTERN

Aus jeder Pflanze kann man Heilgetränke auf verschiedene Arten zubereiten, und die einfachste davon ist der Tee.

Aufguß: Eine bestimmte Menge frischer oder getrockneter Kräuter mit kochendem Wasser übergießen, das Gefäß zudecken und das Ganze 2 bis 3 Minuten ziehen lassen. Anschließend die Flüssigkeit abseihen und nach Belieben süßen. Bei manchen Teearten etwas Zitronensaft hinzufügen.

Blätter, Blüten, Wurzeln und Rinden vor dem Gebrauch zerkleinern. Zur Teezubereitung frisches und reines Wasser (Brunnenwasser oder nach Möglichkeit Gebirgsquellwasser) verwenden.

Abkochen: Die Dauer der Kochzeit hängt von der Pflanzenart ab. Die erforderliche Menge zerkleinerter Pflanzenteile und Wurzeln mit Wasser ansetzen und 3 bis 4 Stunden ziehen lassen. Anschließend das Ganze nach Rezeptangabe erhitzen.

Kaltauszug: Dazu eignen sich vor allem Pflanzen, die Schleimstoffe enthalten, wie Eibischwurzel, -blätter und -blüten, Leinsamen und andere. ½ bis 1 Eßlöffel der oben genannten Pflanzenteile in eine Flasche geben, das Ganze mit ¼ Liter lauwarmem oder kaltem Wasser übergießen, das Gefäß zudecken und unter mehrmaligem Rühren 8 bis 12 Stunden ziehen lassen. Danach abseihen, nach Belieben süßen und den Tee kalt oder lauwarm trinken. Natürlich muß man die zum Gebrauch bestimmten Pflanzenteile zerkleinern.

Alkoholische Tinktur: Nur getrocknete Heilkräuter verwenden, 8 bis 10 Eßlöffel getrocknete Heilkräuter mit 1 Liter Alkohol (40%) ansetzen und unter mehrmaligem Durchschütteln 8 bis 10 Tage in der Sonne oder Wärme stehen lassen. Diese Tinkturen verdünnt und nach Rezept verabreichen.

ALLGEMEINE HINWEISE

Zur Zubereitung von Tees, Säften und Siruparten nur emaillierte Gefäße verwenden.

Tinkturen tropfenweise mit etwas Wasser oder auf einem Würfel Zucker verabreichen.

Pflanzen mit †-Zeichen sind giftig und müssen gesondert aufbewahrt werden. Man darf sie nur nach ärztlicher Anweisung oder Angabe des Apothekers einnehmen.

Die Wirkstoffe der Heilkräuter bleiben nur ein Jahr erhalten, nach dem Ablauf dieser Frist verlieren sie an Wert.

Blätter und ganze Pflanzen bei sonnigem Wetter, und zwar vor der Blütezeit, sammeln.

Blätter, Blüten, Früchte und Wurzeln in trockenen Räumen aufbewahren.

Vor dem Ausbreiten die Wurzeln zerkleinern, damit sie besser durchtrocknen können.

Die Rinde im Frühling bei beginnender Belaubung von den Zweigen entfernen.

Das Pflanzengut sofort nach dem Sammeln in einfacher Lage auf einem vor Feuchtigkeit geschützten, frischem und luftigem Ort zum Trocknen auslegen.

Knospen vor ihrer völligen Entfaltung nehmen. Blüten bei sonnigem Wetter pflücken und sie sofort im Schatten zum Trocknen auslegen.

Samen und Körner nur in ganz reifem Zustand sammeln.

Früchte kurz vor der vollen Reife ernten.

Frische Säfte gewinnt man durch Pressen und Abseihen frischer Pflanzen unter Zusatz von etwas Wasser und Zucker. Natürlich muß man die Pflanzen vorher gut säubern bzw. waschen, und man darf nur reine Gefäße verwenden.

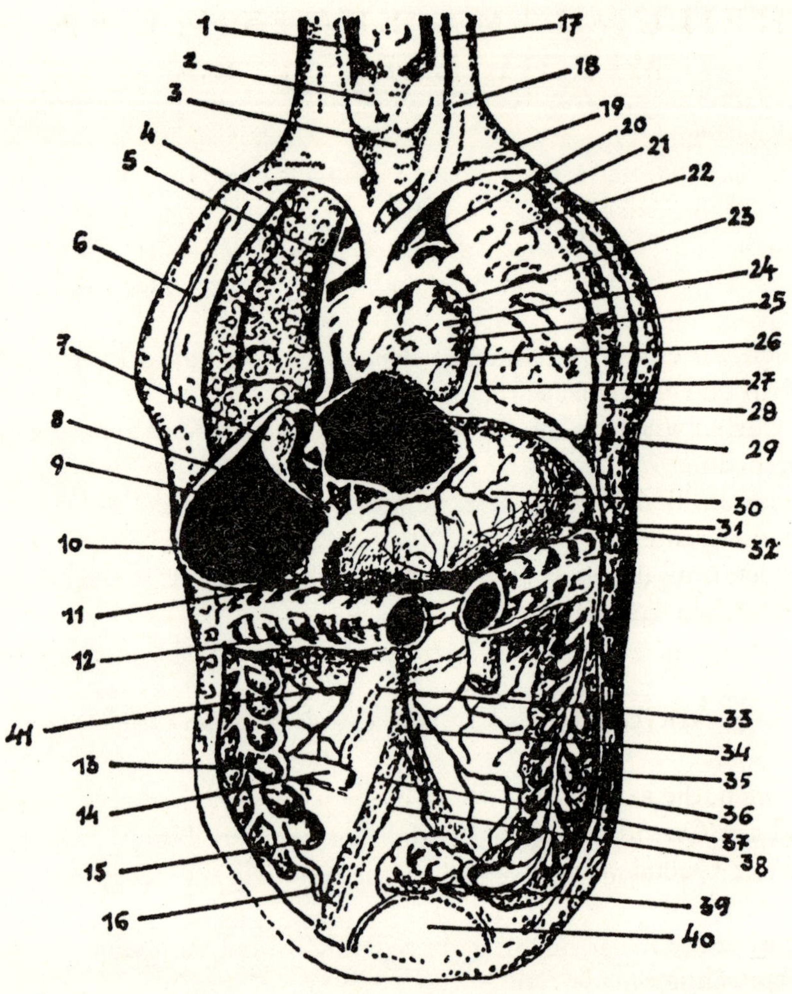

Die Organe des menschlichen Körpers: 1. Gurgel, 2. Schilddrüse, 3. Luftröhre, 4. rechter Lungenflügel, 5. rechte Bronchie, 6. Brustfell, 7. Gallenblase, 8. Leber, 9. große Hohlvene, 10. Zwölffingerdarm, 11. Bauchspeicheldrüse, 12. Querdickdarm, 13. aufsteigender Dickdarm, 14. Dickdarmeingang (Ventil), 15. Blinddarm, 16. Wurmfortsatz, 17. Halsschlagader, 18. Halsvene, 19. Armgeflecht, 20. Aorta, 21. Schlüsselbein, 22. linker Lungenflügel, 23. Herzklappen, 24. linker Vorhof, 25. linke Herzkammer, 26. rechte Herzkammer, 27. Brusthöhle, 28. Rippenfell, 29. Zwerchfell, 30. Magen, 31. Bauchfell, 32. Milz, 33. Dünndarm, 34. Bauchschlagader, 35. Brustfell, 36. Bauchmuskel, 37. Hüftarterie, 38. Hüftvene, 39. Mastdarm, 40. Harnblase, 41. Pfortader

HEILUNG VON KRANKHEITEN MIT HEILKRÄUTERN

Wollen wir einen Tee aus Heilkräutern, wie Kamille, Pfefferminze, Rosmarin und anderen zubereiten, die flüchtige ätherische Öle enthalten, so dürfen wir ihn nicht kochen, sondern nur mit kochendem Wasser überbrühen. Anschließend den Tee 10 bis 15 Minuten zugedeckt ziehen lassen. Beim Kochen würde ein Großteil der Wirkstoffe verlorengehen. Kräutertees, die man zur Heilung einzelner Krankheiten verwendet, muß man mindestens 3 bis 4 Wochen und in schweren Fällen auch 1 Jahr lang trinken.

ABGESCHLAGENHEIT – MÜDIGKEIT

Personen, die keine Kraft in den Armen und Beinen spüren, sollen ein Bad mit Quendel (Feldthymian) nehmen und betroffene Körperstellen mit Quendeltinktur einreiben. Außerdem täglich 10 Tropfen der Quendeltinktur trinken.

Zubereitung: 1 Handvoll Quendel fein zerkleinern, mit 1 Liter starkem Hausschnaps ansetzen und 10 Tage stehen lassen.

ADERN

Arterienverkalkung

Bier und Fleisch sind verboten! Dreimal täglich ½ Liter Joghurt mit Schwarzbrot essen. (Weizenschrot zu Flocken gemahlen und ohne Sauerteig bei Brotkneten verwenden.) Den Blutkreislauf durch kalte Bäder regulieren. Jeden Morgen Armbäder bis zu den Schultern mit Essigwasser (½ Wasser : ½ Weinessig) machen und am Abend den unteren Körperteil oder mindestens die Füße waschen. Es empfiehlt sich auch eine kalte Dusche, die nicht länger als ½ bis 1 Minute dauern darf.

Dann sofort ins Bett gehen. Diese Therapie erfrischt das Blut schon nach kurzer Zeit, so daß keine Stauungen mehr entstehen.

Entzündung innerer Adern

50 g Leinsamen in 3 Liter Wasser 20 Minuten lang sieden. Täglich 15 Minuten erkrankte Körperpartien darin baden.

ALTERSKRANKHEITEN

1. 4 Eßlöffel Wiesen-Bärenklau fein zerkleinern (die ganze Pflanze mit Blättern und Blüten, jedoch ohne Wurzel), mit 40%igem Schnaps ansetzen und 10 Tage gut verschlossen stehen lassen. Die Flasche mindestens einmal täglich gut durchschütteln. Nach 10 Tagen abseihen und zweimal täglich ein kleines Gläschen davon trinken.

2. 1 Eßlöffel Alantwurzel
   4 Eßlöffel Hagebutten
   1 Kaffeelöffel Wermut

Die Bestandteile vermengen und einen Eßlöffel davon mit ¼ Liter kochendem Wasser aufgießen. 10 Minuten stehen lassen, dann abseihen und mit Honig süßen. Dreimal täglich warm trinken.

3. Einmal täglich eine Taschenmesserspitze Stechapfelblätter-Pulver nehmen. Nur drei Tage in der Woche und unter ärztlicher Aufsicht einnehmen, da diese Pflanze giftig ist. Dieses Mittel hat sich bei Asthma gut bewährt und steigert die männliche Kraft.

ANÄMIE (BLUTARMUT)

1. Typische Anzeichen sind Blässe, Schwäche, Müdigkeit, häufige Kopfschmerzen, schlechte Verdauung und Appetitlosigkeit. Der Kranke soll nach Möglichkeit viel ruhen und sich im Gebirge aufhalten, da sich das Blut im Gebirge öfter erneuert als sonst irgendwo. Es empfiehlt sich, eine leicht verdauliche und kräftigende Nahrung mit viel Frischobst, um dem Körper genügend Eisen, Vitamine und verschiedene Mineralsalze zuzuführen. Zur besseren Verdauung trinke man verschiedene Haustees, frische Milch, Obstsäfte, ein Glas starken Wein oder Bier.

2. Jeden Morgen auf nüchternem Magen 1 bis 2 mit echtem Honig gesüßte Äpfel essen. Zum Frühstück ein Eigelb mit einigen Tropfen Cognac gut verrühren, dazu einige Stücke gebratene Leber, von beiden Seiten nur kurz anbraten, so daß sie in der Mitte roh bleiben. Als Beilage einen Mischsalat aus Löwenzahn, Feldsalat oder nur Blätter von jungem Spinat.

Die Nahrung muß sehr viel Eiweiß enthalten. Dazu eignen sich vor allem Bohnen, Erbsen, Taubenfleisch, Leber, Rebhuhn, Stör, Entenfleisch, Schaffleisch, Forellen, Großflosser, Sardellen, fetthaltiger Käse, Thunfisch und Hasenfleisch.

3. Eine Tasse Milch mit einem Eßlöffel Honig aufkochen. Über längere Zeit auf nüchternem Magen die Milch trinken.

4. Acht frische, gut gewaschene Eier in ein Glas oder ein anderes dafür geeignetes Gefäß stellen und mit Zitronensaft so übergießen, daß sie bedeckt sind. Das Ganze 2 bis 3 Wochen stehen lassen. Inzwischen haben sich die Eierschalen im Zitronensaft aufgelöst. Danach alles abseihen, 1 Liter Cognac und 1 kg Zucker hinzufügen und noch weitere 8 Tage stehen lassen. Davon 1 bis 2 kleine Gläschen 1 bis 2 Stunden nach dem Essen nehmen.

5. Das vorliegende Rezept überreichte mir S. J. aus Knin. »Eine gewisse M. G. aus meinem Bekanntenkreis litt 30 Jahre an schwerer Anämie. Sie ließ sich von den besten Spezialisten unseres Landes behandeln und schließlich suchte sie den mittlerweile verstorbenen Don Jeri Anić in Sibenik auf. Er verschrieb ihr folgendes Rezept:

2 Liter weißem Naturwein fügt man 1 bis 2 Eßlöffel Eisenspäne (am besten von der Drehbank), etwas Schlangenknöterichwurzel (Polygonum Bistorta), etwas Hagebuttenrinde und die in Dalmatien wachsende Frucht Granatum punica hinzu. Die Flasche gut verschließen und jeden Tag schütteln und wenden, um den Vorgang zu fördern. 40 Tage stehen lassen und dann abseihen. Davon dreimal täglich einen Eßlöffel einnehmen. Mit diesem Hausmittel heilte sich die Kranke völlig aus.«

6. 200 g getrocknete Brennessel (Urtica dioica), im Frühjahr gepflückt, mit ¼ Liter Rotwein ansetzen und 24 Stunden stehen lassen. Längere Zeit hindurch davon 1 kleines Gläschen trinken, und zwar jeweils morgens auf nüchternem Magen und abends vor dem Schlafengehen.

7. 20 g Brennesselblätter (Urtica dioica), im Frühjahr gepflückt
10 g Sauerampfer
10 g Wegerich

Diese Kräuter in 1 Liter Wasser ansetzen, 12 Stunden ziehen lassen, mit 2 bis 3 Eßlöffel Honig 10 Minuten aufkochen und 20 Minuten zugedeckt stehen lassen. Dieser Tee ist nicht nur blutbildend, sondern fördert auch die Verdauung und hat sich bei Nervosität und Schlaflosigkeit bestens bewährt. Davon trinkt man mehrmals täglich eine Tasse.

8. Zu gleichen Teilen mischen: Schafgarbe, Breit- und Spitzwegerich. Diese Kräuter mit lauwarmem Wasser waschen und im Mörser fein zerdrücken. Daraus 3 Eßlöffel Saft pressen. Morgens zuerst einen Teelöffel Gelee Royal nehmen und dann ½ Stunde später den Kräutersaft trinken.

9. 40 g zerkleinerte Malvenwurzel (Malva silvestris) mit 1 Liter Weißwein ansetzen, 14 Tage stehen lassen und danach abseihen. Dreimal täglich eine Tasse davon trinken.

10. Es empfiehlt sich, Speck zu essen und Rotwein zu trinken.

11. Jeden Morgen trinkt man auf nüchternem Magen ¼ Liter warme Milch mit dem Saft einer Zitrone und 1 Eßlöffel Honig vermengt. Dies wird über längere Zeit hindurch getrunken.

12. Eine Handvoll junger Brennesselknospen 15 Minuten lang in 1 Liter Wasser kochen und anstelle von Wasser 1 Monat lang trinken. Im Winter kann man getrocknete Kospen verwenden, dafür aber nur ½ Handvoll.

ANGINA

Halsentzündung – Mandelentzündung

In schweren Fällen den Arzt aufsuchen!

1. Zu gleichen Teilen mischen: Schafgarbe, Zitronenmelisse, Eibisch (Blätter und Blüten), Wilde Malve (Malva silvestris), Blätter und Blüten.

2 Eßlöffel in ¼ Liter Wasser 2 bis 3 Minuten lang kochen und 10 bis 15 Minuten ziehen lassen. Danach abseihen, mit Honig süßen und dreimal täglich 1 Tasse vor dem Essen trinken. Noch besser ist es, den Tee alle 1 bis 2 Stunden schluckweise zu trinken.

2. Gleiche Teile von Eibisch- und Malvenwurzeln zerkleinern und vermischen. 1 Eßlöffel mit ¼ kochendem Wasser aufgießen und 10 bis 15 Minuten zugedeckt ziehen lassen. Abseihen, 1 Eßlöffel Honig dazu geben und damit gurgeln.

3. Zu gleichen Teilen mischen: Odermennig und Brombeerblätter.

2 Eßlöffel davon in ¼ Liter Wasser 3 bis 4 Minuten kochen. Weitere Zubereitung wie unter 1.

4. Drei kleine Tabakblätter oder zwei nicht ganz volle Eßlöffel Tabakblätter in einer Tasse Milch kurz aufkochen und dann abseihen. Mit dieser warmen Milch mehrmals täglich gurgeln, aber nicht schlukken, da sie Brechreiz verursacht.

5. Bei heftigen Halsschmerzen wird folgendes Hausmittel empfohlen: Eine Schlafmohnkapsel in ¼ Liter Wasser 2 bis 3 Minuten lang kochen, einige Minuten ziehen lassen und abseihen. Etwas echten Bienenhonig hinzufügen und mit diesem Tee gurgeln.

6. Es empfiehlt sich, jeden Morgen vor dem Frühstück 2 Eßlöffel Lebertran einzunehmen. Er ist leichter verträglich, wenn man ihn mit einem Eßlöffel Honig vermischt. Den Tran unbedingt aus der Apotheke beziehen.

7. 1 kg gewaschene Brennessel durch den Fleischwolf drehen, den Saft abseihen und davon 3 bis 4 Eßlöffel täglich einnehmen.

APPETIT

1. Zu gleichen Teilen mischen: Walderdbeere (Blätter), Kamille, Krauseminze (Mentha crispa), Pfefferminze (Mentha piperita) und Tausendguldenkraut.

Zum Aufguß eines Teelöffels dieser Mischung ¼ Liter kochendes Wasser nehmen. 10 bis 15 Minuten zugedeckt ziehen lassen, abseihen, nach Belieben süßen und mit etwas Zitronensaft abschmecken. Den Tee warm zweimal täglich vor den Mahlzeiten trinken. Diese Kur dauert 8 bis 14 Tage.

2. ½ Kaffeelöffel Wermut (zerkleinert)
2 Eßlöffel Angelikawurzel
2 Eßlöffel Kalmuswurzel

Einen Eßlöffel der Mischung mit ¼ Liter kochendem Wasser überbrühen. Weiter wie unter 1. zubereiten.

3. Folgende Kräuter zu gleichen Teilen mischen:

Alantwurzel	Fenchel
Anis	Schafgarbe

1 Eßlöffel der Mischung in ¼ Liter Wasser 1 Minute lang kochen und 10 bis 15 Minuten ziehen lassen. Abseihen und mit Honig süßen. Dreimal täglich vor den Mahlzeiten trinken. Rauchen ist verboten!

4. ½ Kaffeelöffel Kamillenblütenpulver dreimal täglich ½ Stunde vor den Mahlzeiten einnehmen. Rekonvaleszenten, die zur Fettleibigkeit neigen, nehmen mit dem Pulver gleiche Teile Staubzucker.

5. 3 Eßlöffel Wermut mit ½ Liter kochendem Wasser überbrühen, ca. 2 Stunden zugedeckt ziehen lassen und in drei Zügen vor den Mahlzeiten trinken.

6. 2 Eßlöffel Schafgarbe mit ¼ Liter kochendem Wasser überbrühen und zugedeckt kurz stehen lassen. Vor den Mahlzeiten trinken.

7. Zum Aufguß von 2 Eßlöffel Kamillenblüten nimmt man ¼ Liter kochendes Wasser. Etwa ½ Stunde auf der warmen Herdplatte stehen lassen, ohne zu kochen. Dann abseihen, auskühlen lassen und vor den Mahlzeiten trinken.

8. 1 g Fenchel — 1 g Enzian — 1 g Tausendguldenkraut

Die Samen dieser Kräuter zerstoßen, mit ¼ Liter kochendem Wasser übergießen und zugedeckt 2 Stunden ziehen lassen. Dann abseihen und alles auf einmal austrinken.

9.

20 g Ackerschachtelhalm	30 g Weidenrinde
20 g Nußblätter	10 g Judenkirsche (Frucht)
20 g Roßkastanienschale	

2 Eßlöffel der Teemischung in ¼ Liter Wasser 5 Minuten lang kochen und über Nacht stehen lassen. Den Tee morgens und abends trinken.

10. 1 g Fenchel — 1 g Enzian — 1 g Tausendguldenkraut

Die angeführten Kräuter mit ¼ Liter kochendem Wasser überbrühen und 2 Stunden zugedeckt ziehen lassen. ½ Stunde vor den Mahlzeiten trinken.

11. 25 g Selleriewurzel — 25 g Tausendguldenkraut
    25 g Fenchel — 25 g Enzian

Diese Mischung mit ½ Liter kochendem Wasser aufgießen und zugedeckt ziehen lassen. Vor dem Essen trinken.

ASTHMA

An Asthma erkranken in der heutigen Zeit sehr viele Menschen. Zur Heilung dieses Leidens verwendet man chemische und biochemische Arzneien. Es empfiehlt sich, das Klima zu wechseln, sowie Kurorte an der Adriatischen Küste und auf den Inseln des Adriatischen Meeres zu besuchen. Außerdem kommen folgende sehr wirksame Heilpflanzen in Frage, die man als Tee, Pulver oder alkoholische Tinktur einnehmen kann. Folgend werden einige sehr bewährte Rezepte angeführt:

1. Huflattich (Blätter und Blüten) und Wollblume

Die angeführten Kräuter zerkleinern und 1 Eßlöffel der Mischung mit ca. ¼ Liter kochendem Wasser überbrühen. Das Ganze zugedeckt 15 bis 20 Minuten ziehen lassen, abseihen, nach Belieben süßen (möglichst mit echtem Bienenhonig) und etwas Zitronensaft hinzufügen. Davon dreimal täglich 1 Tasse oder schluckweise alle 1 bis 2 Stunden über den Tag verteilt trinken.

2. 3 Eßlöffel Alantwurzel — 4 Eßlöffel Vogelknöterich
   3 Eßlöffel Beinwell — 4 Eßlöffel Quendel

Zubereitung wie unter 1.

3. Bestens bewährt hat sich folgendes Heilmittel:

1 Eßlöffel Hopfen einige Minuten lang in einem Gemisch von 100 ml Wein und 100 ml Wasser kochen.

4. Gegen die Lungenblähung (Lungenemphysem), bei Bronchialasthma, insbesondere bei Schleimauswurf, alkoholische Tinkturen von der Kapuzinerkresse (ohne Wurzel) verwenden. 1 Eßlöffel zerkleinerter wilder Kapuzinerkresse mit 100 ml Alkohol (40%) ansetzen und 6 bis 8 Tage zugedeckt stehen lassen. Danach abseihen und dreimal täglich einen Kaffeelöffel mit etwas Wasser verdünnt verabreichen.

5. Asthmazigaretten (in der Apotheke erhältlich).

6. 30 dag Zucker bräunen, 9 Eßlöffel Honig hinzufügen und alles mit 3 größeren, fein zerkleinerten Zwiebeln vermischen. Das Ganze in 1½ Liter Wasser zugedeckt auf die Hälfte einkochen. Danach die Masse abseihen, in Flaschen füllen und gut verschließen. Davon vor den Mahlzeiten 1 Eßlöffel einnehmen.

Während der Behandlung ist das Rauchen und Alkoholgenuß verboten.

7. Asthma kann man auch mit Knoblauch auf folgende Art ausheilen: In einem Teelöffel eine größere Knoblauchzehe zerquetschen, so daß sich möglichst viel Saft an der Oberfläche zeigt. Danach den Löffel mit dem Knoblauch in den Mund geben und das ätherische Öl einatmen. Durch den Mund einatmen, den Atem anhalten und durch die Nase ausatmen. Diesen Vorgang 5 Minuten lang wiederholen, danach die zerdrückte Knoblauchzehe umdrehen und wieder mittels eines zweiten Löffels den Saft an die Oberfläche pressen. Nun erfolgt wieder eine Atemübung von 5 Minuten. Insgesamt viermal den Vorgang wiederholen. Zum Schluß den Knoblauch mit etwas Brot aufessen. Diese Therapie jeden Abend 4 bis 6 Wochen lang durchführen.

8. Jeden Morgen auf nüchternen Magen 1 Stück Würfelzucker mit einigen Tropfen Zwiebelsaft bis zur völligen Genesung einnehmen.

9. Asthma und schwache Gedärme heilt man mit Anis: 2 Eßlöffel Anis mit ½ Liter Wasser ansetzen und 10 Minuten lang kochen.

10. Ein 1-Liter-Gefäß bis zur Hälfte mit Brennesseln (Urtica dioica) füllen und 2 Eßlöffel Johanniskraut hinzufügen. 2 bis 3 Minuten lang kochen, danach 10 bis 15 Minuten zugedeckt ziehen lassen. Dreimal täglich trinken. Sechs Wochen lang fühlt man keine Besserung, erst am Ende der 7. und Anfang der 8. Woche befällt den Kranken ein starker, drei Wochen andauernder Husten. Die Lunge fängt an sich zu reinigen, und der Husten hört allmählich auf. Völlige Genesung kann man aber nur dann erzielen, wenn man ohne Unterbrechung täglich dreimal diesen Tee trinkt. Tabak und Alkoholgenuß sind streng verboten.

11. Vor dem Schlafengehen das Schlafzimmer mit etwas Kiefernharz räuchern.

12. Über vier Eßlöffel geriebenen Kren gießt man soviel Weinessig, daß er die Masse drei Finger hoch überdeckt und kocht ihn bis zum Weichwerden. Dann dem Absud die gleiche Menge Honig hinzufügen

und bis zum Eindicken kochen lassen. Den gekochten Kren dazu geben, alles noch einmal aufkochen und abgekühlt in Gläser füllen. Einen Eßlöffel morgens und abends verabreichen.

13. Einen Aufguß aus einem Eßlöffel Alantwurzel und 100 ml kochendem Wasser zubereiten und zugedeckt auskühlen lassen. Den Tee mit Honig süßen und alle 2 Stunden davon trinken.

14. 20 g Anis, 20 g Huflattich (Blüten), 60 g Huflattich (Blätter)

3 Eßlöffel der Mischung in ½ Liter Wasser 10 Minuten lang kochen, danach auskühlen lassen und anstelle von Wasser trinken.

15. 20 g Schafgarbe
20 g Zitronenmelisse
20 g Huflattich
20 g Malve (Blüten)
20 g Ysop (Hyssopus officinalis)

3 Eßlöffel der Teemischung mit ½ Liter kochendem Wasser überbrühen, 2 Stunden zugedeckt ziehen lassen und den Tee statt Wasser trinken.

16. 20 g Schell- oder Schöllkraut (Chelidonium majus)
20 g Kreuzdorn (Rhamnus cathartica), Frucht
20 g Huflattich
20 g Odermennig

3 Eßlöffel der Teemischung mit ½ Liter kochendem Wasser aufgießen. 2 Stunden zugedeckt ziehen lassen und abseihen. Dreimal täglich jeweils vor den Mahlzeiten trinken.

17. 20 g Anis, 20 g Huflattich (Blüten), 10 g Huflattich (Blätter)

3 Eßlöffel der Teemischung in ½ Liter Wasser 10 Minuten lang kochen. Über Nacht zugedeckt ziehen lassen und anstelle von Wasser trinken.

Bronchialasthma

1. 1 Schnitte Weißbrot
10 g Enzian
10 g Isländisches Moos
10 g Apfelschalen
10 g Anis
10 g Salbei
10 g Quendel
10 g Huflattichblätter
10 g Schlüsselblume
10 g Alantwurzel
10 g Eibischwurzel
10 g Malvenwurzel
10 g Wacholdernadeln
10 g Waldveilchenwurzel

Alle Bestandteile gründlich mischen und 1 Teelöffel mit ¼ Liter kochendem Wasser überbrühen. Über längere Zeit davon dreimal täglich eine Tasse trinken.

2. Gegen Bronchitis, Bronchialkatarrh und Schleimhautentzündung in den Bronchien hat sich folgender Tee gut bewährt:

1 Eßlöffel Eibisch	2 Eßlöffel Huflattichblätter
1 Eßlöffel Anis	2 Eßlöffel Quendel

Alle Bestandteile gründlich mischen und 1 Eßlöffel der Mischung in ¼ Liter Wasser 1 bis 2 Minuten lang kochen. Danach 10 bis 15 Minuten ziehen lassen und abseihen. Mit 1 bis 2 Eßlöffel echtem Bienenhonig süßen, mit etwas Zitronensaft abschmecken und dreimal täglich vor dem Essen warm 1 Tasse trinken.

3. 200 g Zucker bräunen, 1 Liter Wasser, 6 Eßlöffel Honig und 2 fein geschnittene Zwiebelköpfe hinzufügen. Alles auf die Hälfte einkochen, abseihen und an einem kalten und trockenen Ort aufbewahren. Dreimal täglich nach dem Essen 1 bis 2 Eßlöffel einnehmen. Heilkräutertees sind immer warm zu trinken.

Herzasthma

1. ¼ kg Honig mit ¼ kg Butter vermischen, 3 bis 4 Eßlöffel fein geriebenen Kren dazu geben und ½ Stunde lang rühren. Dreimal täglich einen Kaffeelöffel davon einnehmen.

2. Zu gleichen Teilen mischen: Brennessel (Urtica dioica), Pfefferminze und Johanniskraut.

Ein Eßlöffel mit ¼ Liter kochendem Wasser überbrühen und zweimal täglich davon trinken. Man muß sich gedulden, da der Erfolg erst nach etwa zwei Monaten eintritt. Tabak und Alkohol sind zu meiden!

3. Ein Eßlöffel Große Bibernelle (Pimpinella saxifraga) mit einer Tasse kaltem Wasser ansetzen und über Nacht stehen lassen. Am nächsten Morgen den Tee abseihen. Den Teerest mit einer Tasse kochendem Wasser überbrühen, abkühlen lassen, abseihen und zur ersten Flüssigkeit hinzufügen. Den Tee mit Honig süßen und anstelle von Wasser trinken.

Herz- und Bronchialasthma

½ kg zerkleinerte Zwiebel in einer Kasserolle schmoren lassen. Gleichzeitig in einer zweiten ½ kg Zucker mit dem Saft einer größeren

Zitrone dünsten. Sobald beide Teile rotbräunlich werden, vermischt man sie miteinander. Anschließend mit ½ Liter Wasser übergießen, noch einmal aufkochen und das Gefäß vom Feuer nehmen. Die Mischung lauwarm abseihen, 3 Eßlöffel echten Bienenhonig und etwas Zucker dazugeben. Alles gründlich miteinander vermengen, in Flaschen mit breitem Hals füllen und gut verschließen. Dreimal täglich einen Teelöffel jeweils vor den Mahlzeiten einnehmen.

ATEMORGANE

Schweres Atmen

Eine Handvoll Hafer in 1 Liter Wasser kochen und abseihen. Unter Zusatz von Zitronensaft, Honig oder Himbeersaft morgens auf nüchternem Magen 1 Tasse davon trinken.

Verschleimung der Atemorgane

1. Ein bewährtes Heilmittel gegen Verschleimung der Atemwege ist der Schwarze Rettich. Man höhlt einen größeren Rettich aus und füllt ihn mit zerstoßenem Kandiszucker oder Honig. Es bildet sich ein Sirup und davon nimmt man dreimal täglich 1 Kaffeelöffel.

2. Zu gleichen Teilen mischen: Pfefferminze, Spitzwegerich, Weizen, Fünffingerkraut, echte Nelkenwurz, Kornelkirsche, Schlüsselblume und Bohnenkraut.

Aus 2 Eßlöffel der Mischung und ¼ Liter kochendem Wasser einen Aufguß bereiten und 10 Minuten zugedeckt ziehen lassen. Dreimal täglich vor dem Essen eine Tasse davon trinken. Außerdem ist dieser Tee ein vorzügliches Mittel gegen Grippe, Verkühlung, Katarrh und Kopfschmerzen.

AUGEN

Augenentzündung

Ein breithalsiges Glasgefäß mit frischen aber stengellosen Holunderblüten anfüllen, mit Pergamentpapier oder Zellophan verschließen und 2 bis 3 Wochen an der Sonne oder an einem anderen warmen Ort stehen lassen. Am Boden des Glases setzt sich eine schwarze Flüssigkeit ab. Sobald die Blüten eine Rostfarbe annehmen, die schwarze

Flüssigkeit durch ein reines weißes Tuch abseihen. Zum Absud die gleiche Menge Alkohol (40%) geben, danach in Flaschen füllen, gut durchschütteln und verschließen.

Vor Gebrauch die Flasche gut durchschütteln, damit sich der Niederschlag mit dem Alkohol vermischt. Einen Wattebausch mit einigen Tropfen dieser Flüssigkeit befeuchten und auf die geschlossenen Augen legen. Über die Watte ein trockenes Tuch binden und über Nacht behalten. Den Vorgang einige Abende hindurch wiederholen. Am Morgen das Auge mit lauwarmer Milch oder lauwarmem Kamillentee (durch ein reines Tuch abseihen) baden.

Augenschwäche

1. Jeder Speise etwas Quendel zusetzen. Auch im Wasser weichen lassen und für das Augenbad verwenden. Bis zur Genesung fortsetzen.

2. Bei Augenbrennen den Tee aus Breit- und Spitzwegerich zum Augenbad verwenden.

3. Die Wangen nicht mit Wasser waschen. Die Haut um die Augen und Augenbrauen herum mit saurer Milch oder Molke massieren. Nach der Massage die Augen gut abwischen. Morgens, vormittag und vor dem Schlafengehen die Augen mit echtem Olivenöl einreiben. Das kräftigt die Augen und verbessert die Sehkraft.

Augentuberkulose

Den auf Holz wachsenden Holunderpilz in Wasser weichen lassen, falls er trocken ist. Über Nacht auf die Augen legen und ein trockenes Flanelltuch darüber wickeln. Mehrere Nächte hindurch wiederholen.

Augenvereiterung

Auf die Augen zerquetschte faule Äpfel legen und eine Binde darüberwickeln. Die Binde mit einem dichtporigen Tuch abdecken. Ich habe mit dieser Behandlungsmethode sehr gute Resultate erzielt. Die Augen wurden innerhalb von 8 Tagen gesund.

Chronische Augenentzündung

2 Liter brunnenklares Wasser 20 Minuten kochen und danach auskühlen lassen. In dieses abgekühlte Wasser 8 bis 10 Pilze legen, die an alten hohen Holunderstämmen wachsen, die eher Bäume als Sträucher sind. Sobald die Pilze weich werden, je zwei Pilze auf jedes Auge legen

und beide Augen mit einer reinen, weißen Binde verbinden. Darüber ein Flanelltuch wickeln. Trockene Pilze durch neue, nasse ersetzen, die man aus dem abgekochten Wasser genommen hat. Schon nach 8 Tagen kann man die ersten Anzeichen einer Genesung wahrnehmen.

Entzündungen

1. Zu gleichen Teilen mischen: Kamillenblüten, Holunderblüten, wohlriechender Waldmeister und Rosenblütenblätter.

1 Eßlöffel mit ½ Liter kochendem Wasser aufgießen und 15 Minuten zugedeckt stehen lassen. Abseihen, dreimal täglich 1 kleine Tasse davon trinken und mit dem Rest die Augen spülen.

2. 1 Kaffeelöffel lauwarmes Wasser mit einigen Tropfen Honig mischen. Sobald der Honig aufgelöst ist, die Augen damit betupfen (nicht reiben). Schon etwas frisch geschleuderten Honig in die Augen träufeln verschafft angenehme Linderung.

Grauer Star

1. Mit einem 10 cm langen Strohhalm ganz feinen Staubzucker zweimal täglich, morgens und abends, in die Augen blasen, und bis zur Genesung fortsetzen. Nach kurzer Zeit verschwindet der Graue Star.

2. 6 bis 8 Blätter frisches Petersilienkraut vor dem Schlafengehen waschen, und über Nacht auf die Augen legen. Mit Gaze oder einem weißen, sterilen Tuch abdecken und verbinden. Morgens im dunklen Raum die Binde abnehmen. Nach dem Augenbad die Hände gut mit Seife waschen. Anschließend eine reine Schüssel mit kaltem (möglichst aus dem Gebirge) Wasser füllen, den Saft von 2 größeren Zitronen hinzufügen und die Augen damit benetzen. Bis zur Genesung fortfahren.

Kranke und tränende Augen

In ¼ Liter Wasser 1 Eßlöffel zerkleinerten Augentrost aufkochen, vom Feuer nehmen und zugedeckt bis 30° auskühlen lassen, so daß es für die Augen erträglich wird. Die Augenbadewanne bis zur Hälfte mit Augentrosttee füllen. Den Kopf nach vorn beugen und die Augenbadewanne an die Augenhöhle so aufsetzen, daß sie paßt. Jetzt die Augen öffnen, den Kopf zurück- und wieder vorbeugen, ohne die Augenbadewanne abzunehmen. Das einige Male wiederholen, damit das Auge gründlich gebadet wird. Für ein Augenbad immer frischen Tee zubereiten.

Schwache Augen und Grüner Star

1. 2 Eßlöffel Breitwegerich
   1 Eßlöffel Baldrian
   1 Kaffeelöffel Weinraute

1 Eßlöffel der Teemischung mit ¼ Liter kochendem Wasser aufgießen. Dreimal täglich 1 kleine Tasse vor dem Essen trinken. Kann auch zu Augenspülungen verwendet werden.

2. 3 Eßlöffel Kamillenblüten mit ½ Liter kochendem Wasser überbrühen, 1 Stunde ziehen lassen und dann gründlich abseihen, so daß keine Beimischungen von Kamillen vorhanden sind. Einen Schwamm oder ein Taschentuch in Wasser tauchen und damit tropfnaß die Augen waschen. Zweimal täglich einige Minuten die Augen spülen.

3. Bei Nebelsehen (Grüner Star) den Saft von 2 größeren Zitronen mit ½ Liter reinem Brunnenwasser vermischen. Damit die Augen einige Male bespritzen. Zweimal täglich durchführen, bis die Augen gesunden.

Vereiterte und geschwollene Augen

2 Eßlöffel zerkleinerte Petersilienblätter in ¼ Liter Wasser 3 bis 4 Minuten kochen, durch Gaze oder ein ausgekochtes weißes Tuch die Flüssigkeit abseihen und damit die Augen baden. Über Nacht Umschläge aus zerkleinertem Tee auflegen. Jedes Mal gut abseihen.

BAUCHERKRANKUNGEN

1. Neun größere Lauchzwiebeln (Porree) waschen und in 5 Liter starkem Naturwein auf 1 Liter einkochen. Abseihen und in Flaschen füllen. Jeden Morgen auf nüchternem Magen 50 ml (ein schwach gefüllter Eßlöffel) einnehmen.

2. Zu gleichen Teilen Pfefferminze und Kamille mischen. 2 Eßlöffel der Mischung mit ¼ Liter kochendem Wasser überbrühen und 10 bis 15 Minuten zugedeckt ziehen lassen. Abseihen und den Teerest gut ausdrücken. Dreimal täglich warm vor dem Essen 1 Tasse trinken. Für Kinder die halbe Dosis.

3. 1 Tasse heißes Wasser trinken. Das ist ein bewährtes Volksheilmittel.

4. Die Magengegend mit warmem Olivenöl oder Talg einreiben. Die Bauchschmerzen lassen dann bald nach. Eventuell die Behandlung wiederholen.

Bandwürmer

1. Drei Tage hintereinander nur Sauerkraut mit etwas Öl essen. Keine andere Nahrung zu sich nehmen. Bandwürmer vertragen Sauerkraut nicht und sind gezwungen, den Darm zu verlassen. Sauerkraut von einer anderen Person zubereiten lassen, auf keinen Fall vom Kranken selbst.

2. Ein starkes Abführmittel nehmen, 2 Tage nichts essen und am 3. Tag 200 ml starken Schnaps austrinken. Nach 1 Stunde erneut ein starkes Abführmittel einnehmen. Innerhalb von 2 Stunden verlassen die Bandwürmer betrunken die Gedärme.

3. In 1 Liter Wasser 1 kg Zucker kochen, bis ein honigartiger Sirup entsteht. Auf einmal austrinken und 2 Tage nichts essen. Auf diese Weise gehen die Bandwürmer zugrunde, da der Zucker ihr größter Feind ist. Nach einigen Tagen werden die Bandwürmer mit dem Stuhl entfernt.

4. 60 bis 80 g reine, zerstoßene Kürbiskerne mit etwas Zucker und Wasser vermischen und drei Kügelchen formen. Auf nüchternem Magen alle drei auf einmal aufessen. Nach 5 Stunden einen größeren Eßlöffel Olivenöl einnehmen.

Bauchkrämpfe

100 g zerdrückten Knoblauch in 1 Liter starkem weißen Naturwein ansetzen und 6 bis 8 Stunden stehen lassen. Anschließend abseihen und 8 bis 10 Tage hintereinander fünf- bis sechsmal täglich ein Schnapsgläschen davon trinken.

Schmerzen im unteren Bauchteil

3 Eßlöffel Gänsefingerkraut
1 Eßlöffel Baldrian
1 Teelöffel Kümmel

Alles gut vermengen und 1 Eßlöffel davon in ¼ Liter Milch kochen. Dieses Heilmittel hilft sofort.

BIENEN-, WESPEN-, INSEKTENSTICHE UND HUNDEBISS

1. Zuerst den Stachel entfernen, den Stich mit Petersilienblättern abreiben und kalte Umschläge auflegen.

2. Gelsenstiche kühlen und mit Essig betupfen.

3. Den Stich mit Zwiebel abreiben.

4. Bei Bienen- und Wespenstich mit eigenem Harn betupfen.

5. Bei Hundebiß: Mit Brennesseltee (Urtica dioica) die Wunde auswaschen und gut verbinden.

BLÄHUNGEN

1. 1 Eßlöffel zerkleinertes Lorbeerblatt in ½ Liter Wasser 5 Minuten lang kochen, 5 bis 6 Minuten zugedeckt ziehen lassen, und dreimal täglich ½ Stunde vor den Mahlzeiten trinken.

2. 20 g Anis — 20 g Kümmel
20 g Fenchel — 20 g Quendel
20 g Kamillenblüten

Zum Aufguß 3 Eßlöffel der Mischung und ¼ Liter kochendes Wasser nehmen und 3 Stunden ziehen lassen. Dreimal täglich vor den Mahlzeiten trinken.

3. 1 g Fenchel — 1 g Holunderblüten
1 g Anis — 1 g Sennesblätter

Alle Zutaten gründlich mischen und mit ¼ Liter kochendem Wasser einen Aufguß herstellen, 2 Stunden ziehen lassen und dreimal täglich vor dem Essen auf einmal austrinken.

4. Aus 3 Eßlöffel Wermut (Herba Absinthii) und ½ Liter kochendem Wasser einen Aufguß herstellen, zwei Stunden ziehen lassen und dreimal täglich vor dem Essen davon trinken.

5. 25 g Bitterklee — 25 g Schafgarbe (Blätter, Blüten)
25 g Enzian — 25 g Tausendguldenkraut
25 g Salbei — 25 g Pfefferminze

1 Eßlöffel der Heilkräuter mit 100 ml Wasser überbrühen, zudecken und auskühlen lassen. ½ Stunde vor dem Essen trinken.

6. 1 g Salbei — 1 g Holunderblüten
1 g Anis — 2 g Sennesblätter

Alles mit ¼ Liter kochendem Wasser aufgießen, abseihen und auf einmal austrinken.

7. 20 g Dillkraut — 20 g Angelika
20 g Anis — 20 g Kümmel
20 g Salbei

1 Eßlöffel der Mischung mit ¼ Liter kochendem Wasser aufgießen, zudecken und ½ Stunde auf der ausgeschalteten Kochplatte stehen lassen. Dann abseihen und nach dem Essen trinken.

8. 20 g Pfefferminze (Blätter) — 20 g Tausendguldenkraut
20 g Zitronenmelisse — 20 g Salbei
20 g Bitterklee

3 Eßlöffel der Teemischung mit ½ Liter kochendem Wasser aufgießen, zudecken, 2 Stunden ziehen lassen, abseihen und dreimal täglich vor dem Essen 1 Tasse ungesüßt trinken.

9. Ca. 1 g Kümmel (gemahlen) auf zweimal nach dem Essen einnehmen.

BLUT

Blutandrang zum Kopf

3 Eßlöffel Kamillen — 2 Eßlöffel Hirtentäschelkraut
3 Eßlöffel Orangenschalen — 2 Eßlöffel Zitronenmelisse
3 Eßlöffel Schafgarbe — 1 Eßlöffel Enzian

1 Eßlöffel der Teemischung mit ¼ Liter kochendem Wasser überbrühen, 10 bis 15 Minuten zugedeckt ziehen lassen, abseihen und mit Honig süßen. Mehrmals täglich 1 Tasse davon trinken.

Während der Heilung muß man Diät halten: Milchnahrung, Gemüse und Obst. Man darf höchstens zweimal wöchentlich Fleisch essen, aber nur frisches. Verboten sind Geräuchertes, Konserven und jeder Alkohol!

Blutdruck und Schwindelgefühl

Zu gleichen Teilen mischen: Pfefferminze, Tausendguldenkraut, Salbei und Majoran.

1 Eßlöffel der Mischung mit ¼ Liter kochendem Wasser aufgießen und 1 Stunde ziehen lassen. Abseihen, den Saft einer größeren Zitrone hinzufügen und zweimal täglich ungesüßt trinken. Es empfiehlt sich, ungesalzene Reissuppe mit etwas Butter zu essen.

Blutkreislauf

Bei Kreislaufstörungen ist das einfachste Mittel trockene Bürstenmassage. So werden mechanisch die Blutgefäße und Hautnerven gereizt und gleichzeitig der Stoffwechsel, Gasausscheidung und die Leistungsfähigkeit gesteigert.

Blutreinigung

1. Nach Kneipp: Zu gleichen Teilen mischen: Löwenzahnwurzel, Hundsgras (Ackerquecke) und Wegwartenblätter.

1 Eßlöffel 3 Minuten lang kochen und mehrmals täglich 1 Tasse davon trinken.

2. 4 Eßlöffel Walderdbeerblätter — 2 Eßlöffel Pfefferminzblätter
   2 Eßlöffel Brombeerblätter — 5 Eßlöffel Zitronenmelisse

1 Eßlöffel der Heilkräuter mit ¼ Liter kochendem Wasser aufgießen und 10 bis 15 Minuten ziehen lassen. Dann abseihen und mit etwas Zitronensaft abschmecken. Dreimal täglich jeweils vor dem Essen davon trinken.

3. 1 Eßlöffel Malvenblätter
   4 Eßlöffel Tausendguldenkraut
   3 Eßlöffel Thymus capitatus (Satureia capitata)
   3 Eßlöffel Pfefferminze oder Krauseminze

Zubereitung wie unter 2.

4. Zu gleichen Teilen mischen: Huflattichblüten und -blätter.

1 Eßlöffel der Mischung in ¼ Liter Wasser 2 bis 3 Minuten kochen, etwas ziehen lassen, abseihen und mit Kandiszucker oder Honig süßen. Vor dem Mittag- und Abendessen trinken.

5. In ¼ Liter abgekochte Milch ein verrührtes Ei und 1 Eßlöffel Honig geben. Morgens und abends warm trinken.

6. In 1 Liter Wasser ¼ kg Hafer weich kochen, abseihen und den Hafer gut zerdrücken. Den Saft einer größeren Zitrone hinzufügen und dreimal täglich 1 Tasse ungesüßt trinken.

Blutstillende Mittel bei Nasenbluten

1. Etwas frische Schafgarbe auf der Handfläche verreiben und auf diese Schläfenseite legen, wo sich der blutende Nasenflügel befindet. Der Blutfluß hört dann allmählich auf. Man kann die Schafgarbe auch auf den Nacken legen. Vollblütige Menschen dürfen das Nasenbluten nicht stillen, da es sich schlecht auswirken könnte.

2. 2 Eßlöffel Eichenrinde — 3 Eßlöffel Schafgarbe
1 Eßlöffel Brennessel — 4 Eßlöffel Blutwurz

1 Eßlöffel der Mischung in ¼ Liter Wasser 3 Minuten lang kochen. In diese Flüssigkeit Watte eintauchen, Tampons formen und in die Nase stecken.

3. 1 bis 2 g Schachtelhalmpulver vor dem Mittagessen und abends ⅓ davon einnehmen. Es ist ein sehr gutes Heilmittel bei Blutungen und beim Nähen von Wunden. Magere Menschen können durch die Einnahme des oben genannten Pulvers zunehmen.

Hoher Blutdruck

1. 2 Eßlöffel Maisgriffel (Stigmata Maydis)
2 Eßlöffel Schafgarbe
1 Kaffeelöffel Waldbeerblätter
1 Kaffeelöffel Maiglöckchen

1 Eßlöffel der Mischung mit ¼ Liter kochendem Wasser übergießen und 10 bis 15 Minuten zugedeckt ziehen lassen. Abseihen und mit echtem Bienenhonig süßen. Dreimal täglich warm jeweils vor den Mahlzeiten 1 Tasse oder schluckweise alle 1 bis 2 Stunden trinken. Jeden Monat 20 Tage lang einnehmen und eine Pause von 10 Tagen einschalten.

2. ½ Kaffeelöffel Weißdornpulver mit etwas Zucker vermischen und mit wenig Wasser zweimal täglich trinken.

3. Im Frühjahr eine frische junge Runkelrübe schaben und mit dem Saft einer Zitrone beträufeln. Täglich einen kleinen Teller davon essen.

4. 5 Eßlöffel Weißdornblüten mit ½ Liter Alkohol (40%) in einem 1-Liter-Glas ansetzen, gut verschließen und wenigstens einmal täglich schütteln. 10 Tage stehen lassen und danach abseihen. Zweimal täglich 20 Tropfen mit etwas Wasser verdünnt nehmen.

Leidet der Kranke an Schlaflosigkeit, verabreicht ihm vor dem Schlafengehen 40 Tropfen mit etwas Wasser verdünnt. Das Heilmittel beruhigt auch das Herz.

5. Zu gleichen Teilen mischen: Mistel, Schafgarbe, Weißdornblüten und Kamillenblüten. – Zubereitung wie unter 1.

6. Einen großen Knoblauch in ½ Liter Wasser 10 Minuten kochen. Kalt in eine Flasche füllen und den Saft von 3 größeren Zitronen hinzufügen. Täglich auf nüchternem Magen eine kleine Tasse davon trinken.

7. 3 Eßlöffel Maismehl mit ¼ Liter kaltem Wasser übergießen und 2 bis 3 Stunden stehen lassen. Über den Tag verteilt schluckweise trinken. Jeden Tag neu ansetzen.

8. 2 Eßlöffel Petersilienblätter und -wurzel mit ¼ Liter Wasser 5 bis 10 Minuten kochen. Dreimal täglich 1 Tasse davon trinken und das Gekochte aufessen.

9. Wenn man jeden Morgen auf nüchternem Magen 1 kleinen Löffel Heidelbeermarmelade nimmt, kann man angeblich den hohen Blutdruck völlig ausheilen. Diese Kur wird über längere Zeit durchgeführt. Ist der Blutdruck sehr hoch, zweimal täglich 2 kleine Löffel Marmelade essen.

10. 1 kleinen Löffel geriebene Muskatnuß mit Wasser übergießen. Wenn das nicht wirkt, am folgenden Tag wiederholen.

11. 1 Eßlöffel Weißdornblüten mit ¼ Liter kaltem Wasser zustellen, einmal aufwallen lassen und sofort vom Herd nehmen. 10 Minuten zugedeckt ziehen lassen, dann abseihen und mit etwas Zitronensaft abschmecken. Mittags und abends vor dem Schlafengehen eine Tasse davon trinken.

12. Eine größere Zitrone waschen und eine gleich schwere Zwiebel schälen. Das Ganze durch den Fleischwolf drehen und soviel Zucker hinzufügen, wie die entkernte Zitrone und die Zwiebel zusammen wiegen. Die Mischung in einem geeigneten Gefäß aufbewahren. Morgens auf nüchternem Magen 1 Kaffeelöffel davon einnehmen.

13. 1 zerkleinerte Zitrone mit 10 g Germ vermischen und diese Menge jeden Morgen auf nüchternen Magen essen. Die Kur dauert 1 bis 2 Jahre.

14. 2 bis 3 Tage nur ungesalzenen gekochten Reis essen und jede andere Nahrung ausschließen. Den Reis muß man breiig weich kochen.

15. Aus 1 Zitrone eine Tasse Limonade zubereiten und jeden Morgen auf nüchternem Magen austrinken. Tagsüber statt Wasser Limonade trinken.

16. ½ kg Zitronen schälen, entkernen und durch den Fleischwolf drehen. Mit ½ kg Zucker vermischen und 10 Tage stehen lassen. Jeden Morgen auf nüchternem Magen 1 Eßlöffel einnehmen.

17. 50 g getrocknete junge Bohnenschoten oder Keime junger frischer Bohnen in ¾ Liter Wasser auf die Hälfte einkochen. 3 Wochen lang stündlich 1 Eßlöffel davon einnehmen. Danach 3 Wochen den Tee von 30 g Bohnenschoten und dann wieder 3 Wochen nur von 10 g trinken.

18. 1 Eßlöffel getrocknete Mistel (Blätter und Zweige) mit ¼ Liter kaltem Wasser ansetzen und über Nacht zugedeckt stehen lassen. Dreimal täglich trinken.

19. 5 bis 10 g getrocknete Mistel (Blätter und Zweige) mit ½ Liter kochendem Wasser übergießen, abseihen und drei- bis viermal täglich trinken.

20. 30 bis 40 Tropfen Mistelextrakt dreimal täglich nehmen. Man erhält ihn in der Apotheke unter dem Namen »Tinctura Visci«.

21. 25 g Weißdornblüten
25 g Knoblauch
25 g Schachtelhalm
25 g Mistel

Zum Aufguß 2 Eßlöffel der Mischung auf ¼ Liter kochendes Wasser nehmen und 2 Stunden zugedeckt ziehen lassen. Abgeseiht vor dem Essen trinken.

22. 25 g Weißdornblüten
25 g Kamillen
25 g Olivenblätter
25 g Mistel
25 g Knoblauch

2 Eßlöffel der Mischung mit ¼ Liter kochendem Wasser übergießen und 2 Stunden zugedeckt ziehen lassen. Danach abseihen und vor dem Essen trinken.

Niedriger Blutdruck

1. Ins Wasser den sogenannten »Chinesischen Schwamm« geben und das Wasser trinken. Der niedrige Blutdruck normalisiert sich nach kurzer Zeit.

2. 2 Eßlöffel Hirtentäschelkraut in ¼ Liter Wasser 2 Minuten lang kochen. 10 Minuten ziehen lassen, abseihen und eventuell mit Honig süßen. Dreimal täglich 1 Tasse trinken. Außerdem empfiehlt es sich, täglich 1 bis 2 Tassen echten Kaffee und 1 Glas Rotwein zu trinken.

Starke Blutungen

Frische Breitwegerichblätter mit Eiweiß bestreichen und auf die Wunde legen. Die Blutungen hören sofort auf.

Starke Blutungen (aus Wunden – durch einen spitzen Gegenstand verursacht)

Ist die Wunde so stark, daß auch der Knochen in Mitleidenschaft gezogen ist, begießt man sie mit Treberbranntwein (20 – 22%), taucht ein weißes, steriles Tuch in den Schnaps und wickelt es um die Wunde. Danach nur trocken wickeln. Die Wunde heilt nach kurzer Zeit ab.

BRANDWUNDEN

1. Rohe Kartoffel anreiben und auf die Verbrennung legen.

2. Die Brandwunde mit einem im Leinöl getauchten Wattebausch betupfen.

3. Ein sauberes, weißes Tuch reichlich mit echtem Honig bestreichen und um die Brandwunde wickeln. Den Umschlag alle 3 Stunden wechseln.

4. Den Saft eines zerquetschten Krautblattes mit einem Eiweiß vermischen und die Brandwunde tagsüber öfter betupfen.

5. Die durch heißes Wasser oder Feuer verursachte Verbrennung kann man mit Umschlägen von Ringelblumenblättern heilen. Anstelle von frischen Blättern kann man im Winter auch trockene, aber im Sommer gepflückte Blätter verwenden. Man muß sie nur im Wasser einweichen und mit einem trockenen, weißen Tuch abwischen.

6. Verbrennt sich eine Hausfrau am Herd, so soll sie die Hände über der heißen Herdplatte halten. Nach kurzer Zeit lassen die Schmerzen nach und es entstehen auch keine Brandblasen, da sich über der Brandwunde eine Schutzhaut bildet.

7. Um die Bildung der Brandblasen zu vermeiden, verwendet man am besten kalte Milchumschläge.

8. 100 g Lindenblüten und -blätter mit 1 Liter kochendem Wasser überbrühen, 3 Stunden zugedeckt ziehen lassen und verwenden.

9. Gleiche Teile Leinöl und Kalkwasser so lange mischen, bis die Flüssigkeit weiß wird und damit die Brandwunde betupfen.

Verbrennungen und Verbrühungen

Aus lauwarmem, süßen Wein Umschläge machen und ½ Stunde behalten. Anschließend 100 ml Olivenöl und ein Stück Wachs (ca. die Größe von 3 Zuckerwürfel) so lange kochen, bis es sich auflöst und mit Öl vermischt. Die ausgekühlte Masse auf die Verbrennungen und Verbrühungen auftragen. Einmal täglich verbinden, aber vorher immer den Weinumschlag wechseln und ½ Stunde behalten. Der Wein soll immer lauwarm sein, da bei kalten Umschlägen die Brandwunden schmerzen. Er verhindert Eiterungen.

CHRONISCHE KRANKHEITEN

Sind eine chronische Erkrankungen oder eine langwierige Krankheit wie Zuckerkrankheit, Krebs, Epilepsie, Tuberkulose, Schwindel u. ä. sowie die Altersanzeichen aufgetreten, muß man dreimal in der Woche einen Einlauf machen und den Unterkörper kräftig massieren (sogenanntes Kneten).

Zu Spülung benötigt man auf 1 Liter Wasser 1 Kaffeelöffel Speisesoda, um die Säuren schneller zu neutralisieren. Während dieser drei Spülungen abends 100 ml reines (ohne jeglichen Zusatz) Olivenöl einnehmen. Am besten ist es, das Öl direkt von den Erzeugern in Dalmatien zu beziehen.

Zu Beginn jeder Jahreszeit die Kur so lange wie nötig wiederholen. Dadurch beseitigt man die im Körper vorhandenen Schadstoffe und das Zellenwachstum wird angeregt. Man verjüngert und fühlt sich wie neugeboren. Lebensfreude erfüllt einen.

Ein Großteil der Menschen in vorgerücktem Alter sollte sich alle Vierteljahre einer kräftigen Massagekur (Kneten) unterwerfen. Auf diese Weise erhält man die Gesundheit und spürt das Altern nicht so stark. Die Ursache besteht darin, daß durch diese Kur der Blutkreislauf verbessert wird (siehe Darmspülungen oder . . .).

Besonders bei der Zuckerkrankheit erlebt man überraschende Erfolge. Nach der dritten Anwendung steigert sich der Blutkreislauf und 70% des Zuckers verschwinden auf natürliche Art. Hat man 16 bis 18% Zucker gehabt, bleiben nach so einer Kur nur 2%, da man durch destilliertes Wasser (Wasserkur) den Zucker leicht »auswaschen« kann. Dabei darf man nicht vergessen, daß man während der drei Spülungen regelmäßig jede halbe Stunde einige Schluck warmes oder lauwarmes Natronwasser (Speisesoda) trinken muß, um den weiteren Zufluß des Zuckers zum Blut zu verhindern. Nur so kann man die Zuckerkrankheit ausheilen, wenn man den Zucker »auswäscht«, das heißt entfernt. Bis heute hat man noch kein Mittel gefunden, um die Zuckerkrankheit zu heilen. Noch immer bleibt die Natur als das einfachste und sicherste Mittel gegen diese Krankheit. Sogar bei den schwersten Fällen muß eine Linderung eintreten. Bei 98% erfolgt sofort eine Linderung und die Genesung kommt von selbst. Bei den übrigen 2% nimmt man für eine kürzere oder längere Zeit ein Desinfektionsmittel, wie zum Beispiel Kaliumpermanganat gegen Krebs.

Hat ein chronisch Kranker diese Kur einmal durchgemacht, muß er sich in der Ernährung völlig umstellen und seine alte Ernährung aufgeben. Man darf dann nicht fragen, wieviel man von dieser oder jener Speise benötigt, sondern mit welcher minimalen Menge man sich ernähren kann. Trauern wir noch immer nach den Torten, so sind wir am besten Weg, unsere Gesundheit zu zerstören. Ebenso wenn man die Schokoladecreme nicht entbehren kann, ist man noch nicht gesund.

Wer zuckerkrank war oder ist, an Gicht bzw. Rheuma leidet, muß besonders viel weiße Rüben essen. Dieses Gemüse ist das ganze Jahr über auf dem Markt zu finden. Gewaschene Rüben im eigenen Saft genau 20 Minuten dünsten, zu einem Brei zerdrücken und etwas Milch oder Rahm hinzufügen. Das ist das beste natürliche Heilmittel. Ißt man diese zugleich auch schmackhafte Speise einige Wochen zweimal täglich, verschwindet die Krankheit bestimmt. Es gibt mehrere Arten der Zubereitung: Morgens kann man die geriebene Rübe mit etwas Haferflocken einnehmen, zu Mittag gedünstet, wie bereits beschrieben und am Abend geröstet mit etwas Haferflocken.

Weiße Rüben absorbieren Säuren und sind wirksamer als Insulin. Immerhin ist Cotoin besser als Insulin, da es weniger gefährlich ist. Analysiert man gedünstete Rüben, findet man, daß sie organische Salze in Verbindung mit Cotoin enthalten. Warum sollten wir Medikamente einnehmen, die nur bis zu einem gewissen Grad wirken und uns dann der alten Krankheit überlassen?

DARMERKRANKUNGEN

Aftervorfall

Man achte darauf, daß der Stuhl nicht hart sei. Es ist ratsam, einmal täglich 1 Tasse Obstkompott zu essen. Es empfehlen sich auch Sitzbäder von Eichenrinde und Kamille.

Blinddarmentzündung

1 Eßlöffel Haselwurzblätter fein zerkleinern, mit ¼ Liter kochendem Wasser überbrühen und 1 Stunde zugedeckt ziehen lassen. Danach abseihen und dreimal täglich 1 Teelöffel voll davon nehmen. Unbedingt schnellstens zum Arzt.

Darm- und Magenblutungen, Durchfälle, Ruhr und Bluthusten

2 bis 5 g junge Eichenrinde mit ¼ Liter kaltem Wasser ansetzen und 2 bis 3 Stunden ziehen lassen. Davon täglich 2 bis 3 Tassen trinken.

Darmfäulnis

Man soll Zwiebel und Knoblauch auch roh essen. Sie beheben nicht nur die Darmfäulnis, sondern heilen auch Leber, Nieren, Blase, Arterienverkalkung und Dünndarmkatarrh.

Darmgeschwüre

Sehr gut ist auch folgendes Rezept:

30 g Brennesselwurzel oder -blätter
50 g Wacholderbeeren (grob zerstoßen)
250 g echter Bienenhonig

Diese Zutaten mit 2 Liter Wasser ansetzen und 8 bis 10 Stunden ziehen lassen. Danach zugedeckt 2 bis 2½ Stunden auf kleiner Flamme kochen und noch weitere 5 Minuten ziehen lassen. Abseihen und eine

Tasse morgens warm auf nüchternem Magen und vor dem Schlafengehen trinken. Noch besser alle 1 bis 2 Stunden schluckweise (2 bis 3 Schluck) trinken. Außerdem soll man alle drei Monate eine Spülung vornehmen, wie das im vorliegenden Buch angeführt wird.

Katarrh – Gastritis

1. 1 Kaffeelöffel Wermut — 2 Eßlöffel Johanniskraut
   3 Eßlöffel Schafgarbe — 1 Eßlöffel Pfefferminze

Alles gut mischen und 1 Eßlöffel davon in ½ Liter Wasser 3 Minuten lang kochen. 10 bis 15 Minuten ziehen lassen und abseihen. Etwas Honig und Zitronensaft dazu geben und dreimal täglich vor dem Essen davon trinken. Die Kur dauert je nach dem Zustand des Kranken 4 bis 6 Monate.

2. Zu gleichen Teilen mischen: Orangenschalen, Schafgarbe, Kalmuswurzel und Kamille.

1 Eßlöffel der Mischung mit ¼ Liter kochendem Wasser überbrühen und 15 bis 20 Minuten ziehen lassen. Danach abseihen und wie unter 1. zubereiten.

3. Zu gleichen Teilen mischen: Lindenblüten, Eibischblätter und Birkenblätter. 1 Eßlöffel nehmen und wie unter 1. zubereiten.

4. Zu gleichen Teilen mischen: rote Rosenblüten und Pfirsichblüten.

Aus dieser Mischung bereitet man Sirup. Kinder, die an Verstopfung leiden, nehmen jeden Abend 1 bis 2 Kaffeelöffel vor dem Schlafengehen. Der Sirup wirkt schmerzlindernd und beruhigend.

5. Jeden Morgen auf nüchternen Magen ein frisches rohes Ei austrinken und danach 2 bis 3 Stunden nichts essen. Dann 1 Tasse Kaffee oder Tee trinken. Die Mittagsmahlzeit sollte von leichter Art sein: Gemüse, Milch und Obst. Zum Abendessen wählt man frischen Käse, Joghurt oder saure Milch und überbackenes Brot (gebähtes Brot).

6. Soviel Zwiebel durch den Fleischwolf drehen, daß man 100 ml Saft daraus bekommt. Dem Saft 200 ml Treberbranntwein hinzufügen. 2 Monate lang dreimal täglich 15 Tropfen auf einen Eßlöffel Honig nehmen.

7. Der Tee aus Heidelbeeren (Vaccinium myrtillus) tötet anscheinend Typhusbazillen und andere im Magen befindliche Bazillen inner-

halb von 24 Stunden. Daher empfiehlt es sich, die Heidelbeeren bei allen anfänglichen Darmentzündungen und Durchfällen als antiseptisches Mittel zu nehmen.

8. Der Tee von der Agave heilt Magen-, Darm- und Lebererkrankungen. Diese Pflanze wächst in Dalmatien. Der Tee ist in Pulverform wirkungsvoller. Man nimmt täglich morgens und abends eine Messerspitze voll mit etwas Wasser oder Tee ein.

9. Gegen Magenkrämpfe, Wassersucht, Leber- und Nierenerkrankungen, Durchfall und Koliken empfiehlt Kneipp den Tee aus Gänsefingerkraut (Potentilla anserina), auch Krampfkraut genannt, und zwar aus Blüten und Blättern.

10. 1 Eßlöffel Silberdistel bzw. Eberwurz (Carlina acaulis) – Blüten und Wurzel – mit ¼ Liter kochendem Wasser übergießen. Dieses Heilmittel hat sich bei Darm-, Magen-, Nierenerkrankungen und Verschleimung bewährt.

11. Anfang Juni 30 ganz junge, von innen noch völlig weiße und milchige Nüsse sammeln. Schälen und nur den weißen Kern fein zerschneiden, in eine Flasche geben und mit Slibowitz oder Treberbranntwein auffüllen. 4 Wochen an der Sonne stehen lassen und dann abseihen. Bei Koliken, heftigen Krämpfen oder Magen- und Darmschmerzen 1 Eßlöffel davon verabreichen.

12. Darmkatarrh heilt man am einfachsten folgendermaßen: Morgens, gleich nach dem Aufstehen ein Handtuch ins kalte Wasser eintauchen, gut auswringen und auf den Bauch legen. Anschließend legt man sich wieder ins Bett und deckt sich gut zu. Da der Umschlag durch die Darmtemperatur schnell trocknet, muß man ihn wieder naß machen. Danach auf nüchternem Magen 1 kleinen Eßlöffel voll getrocknete Heidelbeeren kauen. Ebenso abends vor dem Schlafengehen 10 getrocknete Heidelbeeren kauen. Vergeht der Katarrh innerhalb von drei Tagen nicht, den Vorgang wiederholen.

Zwölffingerdarm- und Magengeschwüre

1. Jede Stunde einen Eßlöffel Salzlake von Sauerkraut mit etwas Wasser verdünnt über längere Zeit hindurch trinken. Die Nahrung besteht dabei nur aus Milch und Obstsäften. Alkohol und Tabak sind streng zu meiden!

2. 50 g Kartoffel schälen, anreiben und pressen. Den Saft auf nüchternem Magen und vor dem Mittagessen trinken. Diese Kur dauert sechs Wochen lang. Während dieser Zeit muß man eine strenge Diät einhalten und der Erfolg ist sicher.

3. Folgende Heilkräuter gründlich mischen:

50 g Johanniskraut	50 g Brennessel (Urtica dioica)
50 g Quendel	30 g Kamillenblüten
50 g Ackerschachtelhalm	30 g Ringelblume
50 g Spitzwegerich	30 g Arnikablüten
40 g Kreuzbeere	30 g Angelikawurzel

50 g Hühnerdarm oder Vogelmiere (Stellaria media)

1 Eßlöffel mit ½ Liter kochendem Wasser übergießen und 1 Stunde zugedeckt ziehen lassen. Abseihen und täglich 1 Tasse Tee vor dem Essen trinken. Die Kur dauert 6 Wochen. Während dieser Zeit kein Aspirin verwenden, da es Anfälle verursachen kann. Gesalzene, saure und scharfe Speisen sowie andere Gewürze vermeiden.

4. ½ Kaffeelöffel Wermut — 50 g Johanniskraut
50 g Beinwell — 50 g Wacholderbeeren

Die Wacholderbeeren grob zerstoßen und das Ganze gut mischen. Einen Eßlöffel dieser Mischung in ¼ Liter Wasser 2 bis 3 Minuten lang kochen. 10 bis 15 Minuten ziehen lassen, abseihen und mit Honig süßen. Den Tee warm ½ Stunde vor dem Essen trinken.

Während der Heilung muß man eine strenge Diät einhalten: keine Suppen, kein Fleisch.

Dr. Gostuski empfiehlt folgende Reihenfolge:

1. fette Speisen
2. mehlige Speisen
3. Milch und Eier
4. Suppe, Fleisch und Fisch

Punkt 4 kann auch weggelassen werden.

5. 2 Eßlöffel Kalmus — 3 Eßlöffel Johanniskraut
2 Eßlöffel Odermennig — 3 Eßlöffel Schafgarbe

Die angeführten Bestandteile gründlich mischen. Zum Aufguß einen Eßlöffel dieser Mischung auf ¼ Liter kochendes Wasser nehmen. Weiter wie unter 1.

6. 20 Tage hindurch 100 ml Kartoffelsaft auf nüchternem Magen

nehmen. Den Saft am Vorabend bereiten und ihn morgens trinken. Abends vor dem Schlafengehen den morgens zubereiteten Saft trinken.

7. Folgende Bestandteile gründlich mischen:

4 Eßlöffel Isländisches Moos
2 Eßlöffel Ringelblume (nur Blütenblätter)
2 Eßlöffel Rosmarin

2 Eßlöffel der Zutaten mit ¼ Liter kochendem Wasser aufgießen und 10 bis 15 Minuten ziehen lassen. Abseihen und mit Honig süßen. Dreimal täglich vor dem Essen davon trinken.

8. Einen Krautkopf durch den Fleischwolf drehen und die Masse über Nacht stehen lassen. Am folgenden Morgen den Saft daraus pressen und 1 Eßlöffel morgens auf nüchternem Magen 7 Tage lang einnehmen.

9. Bei Magengeschwüren, Darmkatarrhen und vielen anderen inneren Krankheiten ist Honig zu empfehlen. Wenn man 3 Monate lang jeden Morgen auf nüchternem Magen und am Abend vor dem Schlafengehen je 30 bis 40 g und über den Tag verteilt 40 bis 50 g Honig löffelweise einnimmt, ist eine Genesung mehr als sicher. Am besten verwendet man Kastanienhonig.

10. 2 Monate lang soll die Nahrung hauptsächlich aus Milch und Butter bestehen. Kurz gesagt, strenge Diät einhalten. Später kann man sie mit Joghurt bereichern. Außerdem etwas Enzianwurzel und Wermut mit ¼ Liter kaltem Wasser ansetzen und davon jeden Morgen auf nüchternem Magen davon trinken.

11. Arnika mit Branntwein 1:20 ansetzen und jeden Morgen 1 Kaffeelöffel auf nüchternem Magen einnehmen. So verschwinden die Geschwüre angeblich auch ohne Diät.

12. 50 g Quitten — 1 g Süßholz
50 g Leinsamen — 1 g Schafgarbe

Alle Zutaten mit 1 Liter kochendem Wasser überbrühen und sechs Stunden zugedeckt ziehen lassen. Dann abseihen und anstelle von Wasser trinken.

13. Den frischen Wegerich zerdrücken, Saft pressen und trinken. Das ist ein vorzügliches Mittel gegen Magen- und Zwölffingerdarmgeschwüre.

14. 50 g Beinwell
    50 g Quittensamen
    50 g Leinsamen
    20 g Süßholz
    20 g Schafgarbe

Alle Zutaten gut mischen, mit 1 Liter kochendem Wasser aufgießen und 6 Stunden zugedeckt ziehen lassen. Danach abseihen und anstelle von Wasser trinken.

15. Kalmus- und Süßholzwurzel mahlen und davon 1 Eßlöffel mit starkem Kamillentee einnehmen.

16. Zu gleichen Teilen mischen: Je 20 g Ackerschachtelhalm, Quendel und Wermut.

1 Eßlöffel mit ¼ Liter Wasser aufkochen. Dann abseihen und jede Stunde einen Schluck davon nehmen.

17. 2 g Geißrautensamen (Galega officinalis) oder Bockshornklee (griechisches Heu) mit Honig süßen und viermal täglich einnehmen. Die Samen muß man mahlen. Der Honig behebt den unangenehmen Geruch der Samen.

18. 1 Eßlöffel Wegerich in ½ Liter Wasser 5 Minuten lang kochen, ½ Stunde ziehen lassen und nach Belieben mit Honig süßen. Davon morgens auf nüchternem Magen, mittags und abends je ¼ Liter trinken. Diese Kur dauert 30 Tage.

Während dieser Kur darf man kein Schweine- und Rindfleisch essen. Auch Schweinefett, Fisch und Alkohol sind zu vermeiden. Empfohlen wird Hühnerfleisch und Kalbfleisch. Dieses Heilmittel hat sich sehr gut bewährt.

DURCHFALL

1. Bei einem länger dauernden Durchfall verwendet man folgende Teemischung:

2 Eßlöffel Gerste
2 Eßlöffel Hafer
2 Eßlöffel Quecke (zerhackte, zerstoßene und sehr trockene)

Alle Bestandteile mahlen, miteinander gründlich mischen und in 1 Liter Wasser ½ Stunde kochen. 15 bis 20 Minuten ziehen lassen und abseihen. Nach Belieben Honig und Zitronensaft hinzufügen und dreimal täglich vor den Mahlzeiten davon trinken.

2. Eine Roßkastanie mit der Schale schaben, mit gutem Hausschnaps übergießen und austrinken. Über Nacht einen Ölumschlag auf den Bauch legen.

3. 2 Eßlöffel Reis wie Kaffee rösten, ¼ Liter kaltes Wasser dazu geben und so lange kochen, bis der Reis weich wird. Ohne Fett und Salz essen.

4. Den abgeseihten Kamillentee mit 1 Kaffeelöffel echten Kaffee (gemahlen) vermischen und möglichst heiß trinken.

5. 4 Stück Knoblauch zerkleinern und mit einem kleinen Gläschen Weinessig vermischen und austrinken.

6. 1 Eßlöffel Stärke mit einem kleinen Gläschen Treberbranntwein mischen und austrinken. Hört der Druchfall nicht auf, wiederholen.

7. 1 Eßlöffel Ampferfrucht mit ¼ Liter Wasser 2 bis 4 Minuten kochen und zugedeckt 10 Minuten ziehen lassen. Mehrmals täglich 1 Tasse trinken. Für Kinder die halbe Dosis.

8. Getrocknete Heidelbeeren sind das wirksamste Heilmittel gegen Durchfall. Aus diesem Grunde dürften sie in keiner Hausapotheke fehlen.

9. Täglich 8 bis 10 getrocknete Holunder- oder Heidelbeeren kauen.

10. 1 Eßlöffel zerkleinerte, entkernte Hagebutten (vom Küstenland) und 50 g Johannisbrot (Ceratonia siliqua) gut vermischen. Alles in ½ Liter Wasser 5 Minuten lang kochen und mehrmals täglich eine kleine Tasse davon trinken.

11. Eine Tasse starken echten Kaffee ohne Zucker kochen, den Saft einer Zitrone hinzufügen und austrinken.

12. 50 g Malvenblätter
50 g Huflattichblätter
50 g Brombeerblätter
50 g Pfefferminze
50 g Eibisch (Wurzel, Blätter und Blüten)

Zum Aufguß 5 Eßlöffel der Mischung auf 1 Liter kochendes Wasser nehmen und 3 Stunden zugedeckt ziehen lassen. Danach abseihen und ungesüßt anstelle von Wasser trinken.

Bei Kindern gibt man noch 50 g Kamillenblüten dazu.

13. Je 50 g Pfefferminze und Kamillenblüten gründlich mischen. 3 Eßlöffel der Mischung mit ½ Liter kochendem Wasser aufgießen und

zugedeckt 2 Stunden ziehen lassen. Danach abseihen und statt Wasser trinken.

14. 20 g Pfefferminze
    20 g Zitronenmelisse
    20 g Edel-Gamander
    20 g Bachweide

3 Eßlöffel der Mischung mit ½ Liter kochendem Wasser aufgießen, 2 Stunden zugedeckt ziehen lassen und abseihen. Ungesüßt anstelle von Wasser trinken.

15. 25 g Heidelbeeren (Blätter und Beeren)
    25 g Quittensamen
    25 g Pfefferminze

3 Eßlöffel der Mischung mit ½ Liter kochendem Wasser aufgießen und 2 Stunden zugedeckt ziehen lassen. Statt Wasser trinken.

16. 30 g Lindenblüten
    30 g Kamillenblüten
    10 g Odermennig
    10 g Rosenblätter
    10 g Hagebutten
    10 g Edel-Gamander

3 Eßlöffel der Mischung mit ½ Liter kochendem Wasser aufgießen und 1 Stunde zugedeckt ziehen lassen. Tagsüber so heiß wie möglich trinken.

Schwerer Durchfall

In den Tee aus getrockneten Heidelbeeren ein kleines Gläschen Treberbranntwein oder Hausschnaps geben. Außerdem gerösteten Sterz und Kompott aus Dörrzwetschken essen. Hat der Kranke gesunde Zähne, soll er getrocknete Birnen kauen und essen.

DURST

Gegen jeden Durst

Im Sommer bei der Arbeit und an unerträglich heißen Tagen ist folgender Tee empfehlenswert: 60 g zerkleinerte Beinwellwurzel in einem Liter Wasser über Nacht stehen lassen. Am nächsten Morgen 5 bis 8 Minuten kochen und 10 Minuten stehen lassen. Dann abseihen und lauwarm jede ½ Stunde 1 Eßlöffel davon einnehmen. Dieses Heilmittel hat sich auch bei Lungenentzündung bewährt, löst den Schleim und löscht den Durst.

DYSENTERIE – RUHR

1. 2 Eßlöffel Beinwellwurzel
   2 Eßlöffel Angelikawurzel
   3 Eßlöffel Walderdbeerblätter
   1 Kaffeelöffel Koriandersamen
   1 Kaffeelöffel Fünffingerkraut

Aus 2 Eßlöffel der Mischung und ¼ Liter kochendem Wasser einen Aufguß bereiten. Jede Stunde 2 bis 3 Schluck davon trinken.

2. Eine Handvoll Stumpfblättrigen Ampfer (Rumex obtusifolius), Frucht, in ½ Liter Wasser 3 Minuten lang kochen. Alles andere wie unter 1. zubereiten.

3. Hagebuttenschalen wie unter 1. zubereiten. (Hagebuttensträucher wachsen bei uns in Dalmatien.) Es empfiehlt sich Stumpfblättrigen Ampfer und Hagebuttenschalen 50 : 50 zu mischen und einen Tee aus 1 Eßlöffel davon und ½ Liter kochendem Wasser zubereiten.

EIERSTÖCKE

Eierstockentzündung

1. Sowohl bei Erwachsenen als auch bei Kindern heilt man die Eierstockentzündung mit Beinwellwurzel. Zu diesem Zweck die Wurzel in kleine Stücke schneiden und gleiche Mengen Honig oder Milch hinzufügen. Das Ganze 2 bis 3 Minuten kochen lassen. Aus dem Brei einen Umschlag bereiten, auf die kranke Stelle legen und alle 12 Stunden wechseln. Diese Anwendung bis zum Abklingen der Entzündung durchführen.

2. Ein weißes, reines Leinensäckchen mit 1 bis 2 kg Sägespänen füllen, fest verbinden und in 3 bis 4 Liter Wasser 10 bis 15 Minuten kochen lassen. Ein reines, weißes Tuch in dieses Wasser tauchen, ausdrücken und so heiß wie möglich auf die entzündete Stelle legen. Vergeht die Entzündung nicht innerhalb von 24 Stunden, ist ein Arzt unbedingt aufzusuchen.

3. 2 Handvoll Salz in einer Pfanne so lange rösten, bis es zu spritzen aufhört. Danach das Salz mit Essig naß machen und auf ein Leinentuch auftragen. Diesen Umschlag jeden Abend vor dem Schlafengehen auf die erkrankte Körperstelle legen. Nach Pelagić ist diese Salzauflage bei Bruchgefahr besonders angebracht.

4. 4 Eßlöffel Kornblume — 4 Eßlöffel Bärentraubenblätter
   2 Eßlöffel Holunderblüten — 3 Eßlöffel Holunderrinde

4 Eßlöffel der Teemischung mit ½ Liter Wasser 10 Minuten kochen und 10 bis 15 Minuten ziehen lassen. Abseihen, nach Belieben mit Honig süßen und mit etwas Zitronensaft abschmecken. Mehrmals über den Tag verteilt je eine kleine Tasse warmen Tee trinken.

5. 4 Eßlöffel Kamille — 8 Eßlöffel Kornblume
   4 Eßlöffel Holunderblüten

3 Eßlöffel der Teemischung in ½ Liter Wasser 15 Minuten lang kochen. 15 bis 20 Minuten ziehen lassen. Dreimal täglich 1 Tasse vor den Mahlzeiten trinken.

6. 6 Eßlöffel Maisgriffel (Stigmata Maydis)
   4 Eßlöffel Ringelblume
   4 Eßlöffel Bärentraubenblätter

4 Eßlöffel der Mischung 15 Minuten lang kochen lassen. Die Zubereitung erfolgt wie unter 1. Stehen uns nicht alle oben angeführten Heilkräuter zur Verfügung, kann man nur Bärentraubenblätter und noch irgendein anderes angeführtes Heilkraut dazu nehmen.

7. Als ausgezeichnetes Heilmittel gilt auch folgendes: 1 Handvoll Quendel mit 1 Liter kochendem Wasser überbrühen und das Ganze in eine Leibschüssel umschütten, die in einer größeren Waschschüssel steht. Man setzt sich auf die Leibschüssel und wickelt eine Decke um den Körper, damit der Dampf nicht entweichen kann. Der Vorgang dauert solange das Wasser dampft. Bei Ausdauer stellt sich Erfolg ein.

Eierstock- und Gebärmutterkrebs

Der Tumor kann oft die Folge einer Verkühlung sein oder durch nicht fachmännisch durchgeführte Schwangerschaftsunterbrechung verursacht sein. Zur Verhinderung weiterer Entwicklung der Geschwulst empfehlen sich folgende Heilmaßnahmen:

5 g junge Eichenrinde — 60 g Schlehdorn
40 g Haselnußkätzchen — 60 g Schwarzpappelblätter

2 Eßlöffel der Teemischung mit ½ Liter Wasser ansetzen und 4 bis 8 Stunden ziehen lassen. Den Tee 2 bis 4 Minuten kochen und weitere 10 Minuten ziehen lassen. Abseihen, mit Honig süßen und Zitronensaft abschmecken. Dreimal täglich 1 Tasse trinken.

Außerdem sind folgende Dampfbäder anzuwenden:

Heublumen — Rosmarin
Schachtelhalm — Kamille
Birkenblätter — Wacholder- oder Tannenwipfel
etwas junge Eichenrinde (die äußere Rinde wird abgeschabt)

Dieses Dampfbad darf nicht länger als 15 Minuten dauern.

EPILEPSIE

1. 2 Eßlöffel Kamillenblüten und 1 Eßlöffel echten Bienenhonig in einer Mischung von ¼ Liter Wasser und 100 ml Essig 1 Minute lang kochen. Davon zweimal täglich trinken.

2. Mistelblätterpulver: Alle 3 Stunden 1 Messerspitze mit etwas Milch, Wasser oder als Nahrungszusatz einnehmen. Die Wirkung erhöht sich unter Zusatz von Baldrianwurzel. Dieses Heilmittel hat sich bei folgenden Krankheiten bestens bewährt: Gebärmutterblutungen, Lungenblutungen und Bluthochdruck.

Epilepsie und Krampfanfälle bei Kindern – Fraisen

Gleiche Teile Hopfenpulver und Zucker mischen und jeden Abend 1 Messerspitze einnehmen. Das ist ebenso angezeigt bei Entzündungen der Gallenblase, der Harnorgane und bei Störungen der Erektion.

ERHÖHTE TEMPERATUR

Falls man gegen Tabletten allergisch ist, nehme man bei Verkühlung und erhöhter Temperatur mehrmals täglich 1 Eßlöffel reinen Himbeersaft. Man darf ihn mit nichts verdünnen. Unsere Hausfrauen kochen gewöhnlich einen sehr guten Himbeersaft ein, man bekommt ihn aber auch in allen Lebensmittelgeschäften.

ERSCHÖPFUNGS-, GEH- und ATEMBESCHWERDEN

Jeden Morgen auf nüchternem Magen 1 Eßlöffel geriebenen Kren mit 1 Eßlöffel Honig einnehmen. Die Kur dauert 30 Tage.

FROSTBEULEN – ERFRIERUNGEN

1. Bei Erfrierungen am ganzen Körper und in den Gelenken muß man Eichenrinden-Bäder anwenden. 3 bis 4 Handvoll Eichenrinde in 5 Liter Wasser 15 Minuten lang kochen und jeden Abend die erfrorenen Körperstellen in diesem Wasser 10 bis 15 Minuten baden. Vor dem Schlafengehen die betroffenen Stellen mit Olivenöl einreiben, warm einwickeln und ins Bett gehen.

2. 2 kg Buchenholzasche mit 4 bis 5 Liter kochendem Wasser überbrühen, 100 ml Terpentinöl und 70 ml rohes Olivenöl hinzufügen. In dieser Mischung die Füße baden. Vor dem Schlafengehen mit Glyzerin einreiben. Die Bäder 8 Tage lang durchführen.

3. Gefrorene Kartoffeln zerquetschen und einige Abende hindurch auf die Frostbeulen legen. Diese vergehen und treten nicht mehr auf.

4. Ein sicheres Heilmittel ist das Abreiben der Frostbeulen mit Gurkensaft. Während des Sommers Gurken der Länge nach schneiden und an der Sonne trocknen. Im Winter die getrockneten Gurken nur in lauwarmem Wasser einweichen und als Umschlag auf die Frostbeulen legen.

5. 100 g zerkleinerte junge Eichenrinde in ½ Liter Wasser 15 Minuten kochen. Vor dem Schlafengehen die Frostbeulen darin baden.

6. Einen Rettich oder eine Rübe aushöhlen und mit ½ Tasse Olivenöl anfüllen. Den Rettich bzw. die Rübe so lange auf der heißen Herdplatte halten, bis das Öl siedet. Das erkaltete Öl in ein geeignetes Gläschen füllen und damit die Frostbeulen mehrmals täglich einreiben.

7. Das beste Heilmittel gegen Frostbeulen ist echter Bienenhonig. Den Honig auf die kranken Stellen auftragen und mit einem dichtporigen Tuch verbinden.

8. Jeden Abend vor dem Schlafengehen die Frostbeulen mit Kampfer einreiben.

FÜSSE

Ekzem auf den Fußsohlen

Mit dem Saft einer größeren Runkelrübe die Sohlen 8 Tage hindurch massieren, eine Pause von 8 Tagen einhalten und danach mit dem Massieren wieder 8 Tage fortfahren.

Erkrankungen des Fußapparates

1. Bei Gehstörungen jeden Abend vor dem Schlafengehen ein heißes Fußbad aus Zitronenmelisse nehmen. Nach dem Bad die Füße in warme Tücher hüllen und sofort ins Bett gehen.

2. Zwei bis drei Handvoll fein gehacktes Haferstroh knöcheltief mit kochendem Wasser übergießen. Ist das Wasser zu heiß, läßt man es bis zur erforderlichen Temperatur auskühlen. Das Bad dauert mindestens 20 bis 30 Minuten. Im Bedarfsfall noch heißes Wasser dazugießen. Nach dem Bad die Füße mit einem in kaltes Wasser getauchten Tuch abreiben und in trockene Tücher wickeln. Sobald die Füße ganz trokken sind, einen Wickel mit Bienenwachs anlegen und ihn gut verbinden. Dann geht man ins Bett. Den Wachswickel behält man bis zum nächsten Fußbad am folgenden Abend. Jedes Mal nach dem Bad den Wickel auflegen und bis zur völligen Genesung wiederholen.

3. Jeden Abend ein heißes Fußbad aus 1 Handvoll Meersalz und 1 Eßlöffel Senfmehl nehmen. Badedauer 20 Minuten. Danach die Füße abwaschen, abtrocknen, Wollstrümpfe anziehen und sich ins Bett legen.

4. Erkrankte Fußsohlen und den unteren Teil des Fußes jeden Morgen mit einem in Weinessig getauchten Tuch befeuchten. Danach die Fußsohle und das Bein bis zum Knie massieren. Anschließend um die Füße warme Tücher wickeln, die man kurz vor dem Schlafengehen abnimmt. Die Kur dauert 15 Tage und im Bedarfsfall auch etwas länger.

5. Zwei Handvoll Buchenholzasche mit 2 Liter kochendem Wasser überbrühen. Den Absud als Fußbad verwenden. Die Anwendung acht Tage jeweils vor dem Schlafengehen durchführen.

Fersenschmerzen

4 Handvoll Feldthymian (Quendel) mit 4 Liter kochendem Wasser überbrühen. In erträglich warmem Wasser die Füße 15 Minuten lang baden. Danach mit feuchtem Handtuch abwischen und in warme Flanelltücher einwickeln. 4 Wochen lang jeden zweiten Abend fortsetzen.

Fußnervenentzündung

Hier kommt es hauptsächlich auf die Diät an: Einige Zeit weniger eiweißstoffreiche Nahrung nehmen. Eier, Fleisch und Käse meiden. Mehr Obst und Gemüse als Rohkost essen oder in Form von Salaten mit Öl und Zitronensaft zubereiten. Jeder Alkoholgenuß ist verboten!

Geschwollene Beine

2 Eßlöffel zerstoßene Taubnessel in ¼ Liter Öl 3 bis 5 Minuten lang kochen. Auf die erkrankten Körperstellen auftragen. Alle im Körper vorhandenen Schwellungen klingen bald ab.

Geschwollene Beine bei Herzkrankheiten

½ Kaffeelöffel Gelee Royal auf nüchternem Magen 3 Wochen lang einnehmen. Unbedingt den Arzt aufsuchen.

Geschwollene Füße mit entzündeter Haut

1. Sind die Füße angeschwollen und treten auf der Haut rote Flecken und Wasserbläschen auf, wendet man folgendes Mittel an: Ein etwas größeres Blatt der Großen Klette auf der behaarten Seite mit Rindstalg bestreichen und über Nacht auf die kranke Stelle legen. Fortsetzen, bis die Schwellung abklingt. Stets junge Blätter verwenden.

2. 12 Eßlöffel Holunderblätter in 3 Liter Wasser kochen. Ohne abzuseihen das Wasser morgens und abends als Fußbad verwenden.

3. In 1 Liter heißem Wasser und einem Eßlöffel Jodsalz die Füße waschen und 20 Minuten lang massieren. Dabei zuerst mit dem linken Arm die Ferse des einen Fußes umfassen und mit dem rechten Arm von den Zehen her über den Unterschenkel bis zum Knie empor massieren. Danach in derselben Weise den zweiten Fuß massieren. Nach Bad und Massage die Füße in warme Tücher wickeln. Diesen Vorgang mindestens 30 Tage lang wiederholen.

4. ½ Meter bis 80 cm unter der Erdoberfläche Lehm ausgraben, von Steinen reinigen und auf der Herdplatte trocknen (oder sterilisierte Lehmerde in der Apotheke kaufen). Mit der pulverisierten Lehmerde und etwas Essig (durch Holzdestillation gewonnen) einen Teig bereiten, ein Tuch damit bestreichen und auf die kranke Stelle vor dem Schlafengehen auflegen. Die Kur bis zur Genesung fortsetzen.

5. Geschwollene Füße sind ein Alarmzeichen für Nieren- und Herzerkrankungen. Daher ist ein Nierentee empfehlenswert. Außerdem sammelt man einjährige Wacholderwipfel und legt sie über Nacht als Wickel auf die kranke Körperstelle. Man kann aus den Wacholderwipfeln auch ein Bad bereiten. Dabei sind die Füße vom Knie bis zur Sohle zwanzig Minuten lang zu begießen. Diese Kur dauert bis zur Genesung.

6. Schlagwunden auf den Füßen oder auf einer anderen Körperstelle mit Arnikatinktur massieren.

7. 10 Eßlöffel Holunderrinde (Oberrinde abschaben) oder Holunderblätter in 1 Liter Wasser unter Zusatz von etwas Salz 5 Minuten lang kochen. In diesem Absud die kranken Füße längere Zeit baden.

8. 5 Eßlöffel getrocknete Taubnessel und 4 Knoblauchzehen durch den Fleischwolf drehen, 100 ml feines Öl hinzufügen und alles vier bis sechs Minuten lang kochen. Weitere 10 Minuten zugedeckt ziehen lassen und durch ein reines ausgekochtes Tuch abseihen. Mit der gewonnenen Masse die Füße zweimal täglich einreiben.

Geschwollenes Knie

Morgens und abends Umschläge aus Bienenwaben auf die Knie legen. Treten Schmerzen unter dem Knie auf, legt man um die kranke Stelle Bienenwaben. Die Schmerzen klingen nach kurzer Zeit ab.

Hühneraugen

Im warmen Wasser mit zerquetschtem Knoblauch die Füße einweichen. Die Haut schält sich allmählich und das Hühnerauge verschwindet.

Kalte Füße

1. Kalte Füße sind ein Zeichen für Kreislaufschwäche und Blutarmut. Man muß mindestens zwei- bis dreimal wöchentlich ein heißes Fußbad aus zerkleinerten Heublumen oder Haferstroh vornehmen. Steht das nicht zur Verfügung, nimmt man einfach 4 bis 6 Eßlöffel Meersalz und fügt es dem Badewasser hinzu.

2. Jeden Abend vor dem Schlafengehen Beine, Arme und Nacken mit kaltem Wasser abwaschen. Dem Wasser etwas natürlichen Essig hinzufügen. 1 Stunde vor dem Frühstück 1 Tasse warmen Holunderblättertee trinken: 10 bis 15 Holunderblätter in ½ Liter Wasser ein bis zwei Minuten kochen.

Krampfadern

50 g Leinsamen in 3 Liter Wasser 20 Minuten kochen. Darin die Füße baden und auf die kranken Stellen Umschläge machen. Außerdem einige saure Krautblätter vorsichtig glätten und in Borsäure (3%) 3 Stunden stehen lassen. Die Blätter auf die kranken Stellen legen.

Krankes Knie

In 1 Liter Wasser 1 Eßlöffel Jodsalz geben und alles erwärmen, bis das Salz aufgelöst ist. In diese heiße Flüssigkeit ein reines weißes Tuch tauchen und damit das kranke Knie umwickeln. Um die Temperatur konstant zu halten, gibt man auf den Umschlag eine Wärmeflasche. Den trocken gewordenen Umschlag sofort durch einen neuen nassen ersetzen. Diesen Vorgang jeden Morgen und Abend 1 Stunde lang bis zur völligen Genesung wiederholen.

Müde Füße

1. 6 Eßlöffel zerkleinerte Wacholderzapfen in 3 Liter Wasser 10 Minuten lang kochen. Jeden Abend vor dem Schlafengehen darin die Füße 15 Minuten lang baden. Anschließend mit einem Flanelltuch abtrocknen.

2. Zu gleichen Teilen Wermut und Klee mischen und daraus ein Fußbad machen. Ein bewährtes Heilmittel bei müden Füßen.

Schmerzen in den Beinen

4 Handvoll Heublumen oder gehacktes Haferstroh in 3 bis 4 Liter Wasser zugedeckt 10 bis 15 Minuten lang kochen. Bevor man das Gefäß vom Feuer nimmt, dem Absud 1 Eßlöffel Kamillenblüten hinzufügen. Anschließend die Flüssigkeit samt den Heublumen in einen Eimer gießen. Quer darüber 2 Latten geben, die Beine darauf legen und sich bis zum Hals mit einem Leintuch zudecken. Das Dampfbad abends ½ bis 1 Stunde lang durchführen. Um eine konstante Temperatur zu erhalten, muß man ständig heißes Wasser dazu geben. Die Kur dauert 30 Tage und kann im Bedarfsfall verlängert werden.

Schwäche in den Beinen im fortgeschrittenen Alter

In 4 Liter Wasser 60 g Weidenrinde 1½ Stunden lang kochen. Wickel vor dem Schlafengehen auflegen.

1 Handvoll fein zerkleinerter Rosmarin
1 ganze, zerkleinerte Zitrone
2 Plättchen Kampfer

Diese Zutaten in eine breithalsige Flasche füllen und mit ¼ Liter 40%igem Alkohol übergießen. 48 Stunden an der Sonne oder an einem anderen warmen Ort stehen lassen. Danach abseihen und den Rest neuerlich mit ¼ Liter Alkohol aufgießen. Nach 48 Stunden den zweiten Aufguß mit dem ersten übergießen und die Flüssigkeit ist gebrauchsfertig. Beine bzw. erkrankte Stellen auf den Beinen und Füßen einreiben.

Schweißfuß (Stinkschweiß)

1. Rindstalg zerlassen, auskühlen lassen, bis er streichfähig ist. Damit morgens und abends die Füße einreiben.

2. 2 Handvoll junge Holunderblätter in 3 bis 4 Liter Wasser einige Minuten kochen und vom Feuer nehmen. Der handwarmen Flüssigkeit 1 Eßlöffel Speisesoda hinzufügen, alles gut vermischen und abseihen. Über längere Zeit jeden Abend darin die Füße baden. Stinkschweiß und Fußschweiß vergehen bald.

3. Morgens die Füße gut waschen und die Strümpfe mit zerstoßenem Salizyl einpudern. Einige Tage hindurch wiederholen. Arzneien, die das Schwitzen hemmen sollen, verrichten mehr Schaden als sie nützen können. Man muß regelmäßig jeden Abend die Füße in warmem Wasser waschen und luftiges Schuhwerk tragen. Im Sommer tut Tautreten auf einer Kleewiese sehr gut. Es ist auch bei Nerven- und manchen anderen Erkrankungen angezeigt. Kalte Füße vermeiden!

4. Eichenrinde ist ein bewährtes Mittel gegen Fußschweiß:
8 Eßlöffel zerkleinerte Eichenrinde in 1 Liter Wasser 15 Minuten lang kochen und dann abseihen. Einige Abende hindurch im Absud die Füße baden.

Starke Knieschmerzen

3 Eßlöffel fein zerstoßene Wacholderbeeren in ½ Liter Apfelessig bis zum Weichwerden kochen, und mit gelber Lehmerde vermischen. Mit dem dicken, heißen Brei die kranken Stellen bestreichen und zuerst mit einem feuchten und dann mit einem trockenen Tuch abdecken. Alle 4 Stunden den Umschlag wechseln. Steht kein Apfelessig zur Verfügung, kann man auch Weinessig verwenden, jedoch ist ersterer vorzuziehen.

Wasseransammlung im Knie

Eine Handvoll Kamillen mit 1 Liter kochendem Wasser überbrühen und so lange zugedeckt ziehen lassen, bis alles handwarm ist. Man legt auf das kranke Knie möglichst heiße Kamillenumschläge, die nicht trocken werden dürfen. Daher muß man sie ständig wechseln, solange man heißes Wasser hat. Dieses Wasseranwendung jeden Abend vor dem Schlafengehen durchführen.

Wenn Zehennägel ins Fleisch wachsen

Mit einem Taschenmesser, das vorher mit starkem Alkohol, Spiritus oder Feuer gereinigt wurde, auf beiden Seiten den Zehennagel abschaben, bis er ganz dünn wird. Den Nagel mit Alkohol reinigen und Strümpfe anziehen.

Ratschläge für jedermann

Jeden Abend die Füße waschen und falls das nicht möglich ist, dann wenigstens mit Alkohol (40%) oder Eau-de-Cologne abreiben. So bleiben die Füße immer rein und kräftig.

GALLENSTEINE

1. 1 Eßlöffel zerkleinerte Eberraute in ¼ Liter Weißwein 3 bis 5 Minuten sieden. Drei- bis viermal täglich eine kleine Kaffeetasse bis zum Beseitigen der Gallensteine trinken.

2. 1 Eßlöffel geschnittenen Ackerschachtelhalm in ¼ Liter Wasser 2 bis 3 Minuten brühen. (Vorher das Kraut im Wasser 1 Stunde weichen lassen.) Drei- bis viermal täglich eine Kaffeetasse davon trinken. Ackerschachtelhalm hat sich ebenfalls bei der Heilung erkrankter Harnorgane, insbesondere bei Harnverschluß, bewährt. Bis zur völligen Genesung trinken.

3. 2 Eßlöffel geschnittene Eibischwurzel in ½ Liter starkem Weißwein 5 Minuten lang brühen. Alle 1 bis 2 Stunden zwei bis drei Schluck nehmen.

4. ½ Liter süßen oder dalmatinischen Naturwein mit ⅛ Liter Olivenöl 5 Minuten lang brühen. 4 bis 5 Tage jeden Morgen auf nüchternem Magen die angegebene Menge trinken. Dann ½ Stunde auf der linken und ½ Stunde auf der rechten Seite liegen.

5. 2 Eßlöffel geschnittene Brennessel (Urtica dioica) in ½ Liter Milch nur kurz aufwallen lassen, abseihen und mehrmals täglich eine kleine Tasse davon trinken.

6. 2 Eßlöffel getrocknete Efeublätter in ½ Liter starkem Weißwein 24 Stunden weichen lassen und dreimal täglich 1 Teelöffel nach den Mahlzeiten davon nehmen.

7. 25 g Schöllkraut — 25 g Schafgarbenblätter und -blüten
25 g Anis — 25 g Strohblume
25 g Pfefferminze — 25 g Sennessamen

1 Eßlöffel davon mit ¼ Liter kochendem Wasser aufgießen und zugedeckt 2 bis 3 Stunden ziehen lassen. Abseihen und dreimal täglich vor dem Essen trinken.

8. 3 Eßlöffel Ruhrkraut (Blüten) mit ½ Liter kochendem Wasser überbrühen und zugedeckt über Nacht stehen lassen. Am nächsten Tag auf dreimal vor dem Essen trinken.

9. 40 g Löwenzahnwurzel — 20 g Pfefferminze
40 g Wegwartenwurzel

3 Eßlöffel der Mischung mit ½ Liter kochendem Wasser überbrühen und zugedeckt 2 Stunden stehen lassen. Alle 2 Stunden 1 Eßlöffel davon einnehmen.

10. 25 g Anis — 25 g Schafgarbenblätter und -blüten
25 g Wermut — 25 g Sennessamen
25 g Sand-Strohblume (Helichrysum arenarium)

1 Eßlöffel mit ¼ Liter kochendem Wasser aufgießen und 2 Stunden ziehen lassen. Abseihen und auf dreimal vor dem Essen trinken.

11. 3 Eßlöffel Strohblumen mit ½ Liter kochendem Wasser übergießen und zugedeckt über Nacht stehen lassen. Dann auf dreimal vor dem Essen trinken.

Gallenkrämpfe und -schmerzen

50 g Pfefferminze — 20 g Gemeiner Adorn
20 g Odermennig — 10 g Rhabarber

1 Eßlöffel mit ¼ Liter kochendem Wasser aufgießen und längere Zeit zugedeckt ziehen lassen. Dreimal täglich vor dem Essen trinken.

Gallensteinkolik

20 g Edel-Gamander — 20 g Berg-Gamander
20 g Faulbaum — 20 g Kamille

1 Eßlöffel der Mischung mit ¼ Liter kochendem Wasser überbrühen, zugedeckt ziehen lassen und dreimal täglich vor dem Essen trinken.

GEBÄRMUTTER

Ausbleiben der Menstruation

1. 15 g Faulbaum
   15 g Wegdorn
   15 g Schafgarbe
   15 g Alantwurzel
   15 g Hirtentäschelkraut
   15 g Gartenraute
   15 g Kamillenblüten

Einen Aufguß aus 2 Eßlöffel dieser Mischung und ½ Liter Wasser herstellen, über Nacht zugedeckt stehen lassen und abseihen. Auf zweimal morgens und abends vor dem Essen trinken.

2. 20 g Rosmarin
   20 g Kamillenblüten
   20 g Gartenraute (schwer verträglich)
   20 g Zitronenmelisse
   20 g Alantwurzel

Aus 1 Eßlöffel der Mischung und ¼ Liter kochendem Wasser einen Aufguß herstellen und zugedeckt 2 Stunden ziehen lassen. Danach abseihen und abends austrinken.

3. 30 g Pfefferminze 30 g Baldrian 40 g Kamillenblüten

4 Eßlöffel der Kräuter mit ½ Liter kochendem Wasser überbrühen und abseihen. Über den Tag verteilt warm trinken.

5. 25 g Pfefferminze
   25 g Kamillenblüten
   25 g Hirtentäschelkraut
   25 g Ringelblumen (Blüten)

4 Eßlöffel der Mischung mit ½ Liter kochendem Wasser aufgießen, abseihen und mehrmals täglich warm davon trinken.

Ausfluß bei Frauen und Mädchen

1. 3 Eßlöffel Efeublätter
   3 Eßlöffel Eichenrinde
   1 Eßlöffel Ackerschachtelhalm (Zinnkraut)
   1 Eßlöffel Birkenblätter
   2 Eßlöffel Kamillenblüten

Alles gut vermischen und 8 Eßlöffel in 1 Liter Wasser 5 Minuten lang kochen. Zweimal täglich 1 kleine Tasse trinken. Mit demselben Tee kann man auch Scheidenspülungen durchführen.

2. 3 Eßlöffel Nußblätter
   3 Eßlöffel Brennessel
   3 Eßlöffel Efeublätter
   2 Eßlöffel Kamillenblüten
   2 Eßlöffel Schafgarbe

Zubereitung wie unter 1.

3. 1 Eßlöffel Schafgarbe
1 Eßlöffel Kalmus
1 Eßlöffel Spitzwegerich
3 Eßlöffel Alantwurzel
3 Eßlöffel junge Nußblätter
2 Eßlöffel Kamillenblüten

4 Eßlöffel der Mischung in 1 Liter Wasser 5 bis 8 Minuten kochen und 15 bis 20 Minuten zugedeckt ziehen lassen. Der Tee dient zu Scheidenspülungen. Außerdem zweimal täglich 1 kleine Tasse Tee trinken. Immer frisch zubereiten.

4. Zu gleichen Teilen mischen: Rosmarinblätter, Hagebutten, Nußblätter, Wasserminze und Ackerschachtelhalm.

Aus 1 Eßlöffel Kräuter und ¼ Liter kochendem Wasser einen Aufguß bereiten und ihn 10 bis 15 Minuten ziehen lassen. Dreimal täglich vor oder nach den Mahlzeiten 1 Tasse trinken. Die Kur dauert bis zur Genesung.

5. 25 g Edel-Gamander
25 g Brennessel
25 g Salbei
25 g Schafgarbe (Blätter, Blüten)
25 g Kamillenblüten
25 g Rosmarin

1 Eßlöffel der Mischung mit 1 Liter kochendem Wasser aufgießen, auskühlen lassen und zu Scheidenspülungen benutzen.

6. 40 g Kamillenblüten
10 g Salbei
40 g Schafgarbe (Blätter, Blüten)
10 g Brennesselblätter

Zum Aufguß 4 Eßlöffel auf 1 Liter kochendes Wasser nehmen. Abseihen und zu Scheidenspülungen verwenden.

7. 25 g Edel-Gamander
25 g Bachweide
25 g Salbei
25 g Taubnessel
25 g Schafgarbe (Blätter, Blüten)
25 g Kamillenblüten
25 g Majoran

Aus 3 Eßlöffel Heilkräuter und ½ Liter kochendem Wasser einen Aufguß herstellen und zugedeckt über Nacht stehen lassen. Abseihen und anstelle von Wasser trinken.

8. 20 g Rosmarin
20 g Salbei
20 g Taubnessel
20 g Kamillenblüten
20 g Schafgarbe

5 Eßlöffel der Teemischung mit ½ Liter kochendem Wasser überbrühen. 3 Stunden zugedeckt ziehen lassen, abseihen und lauwarm zu Scheidenspülungen benützen.

9. 50 g Hirtentäschelkraut 50 g Taubnessel

3 Eßlöffel der Mischung mit ½ Liter kochendem Wasser aufgießen und zugedeckt 2 Stunden ziehen lassen. Statt Wasser trinken. Gleichzeitig führt man Scheidenspülungen aus Kamillen oder Brennesseln durch, wobei das Wasser lauwarm sein muß.

10. 25 g Kamillenblüten 25 g Schafgarbe (Blätter, Blüten)
25 g Edel-Gamander 25 g Brennessel
25 g Salbei 25 g Rosmarin

Die Zutaten gründlich vermengen und 1 Eßlöffel mit einem Liter kochendem Wasser aufgießen. Abseihen, auskühlen lassen und zu Spülungen benützen.

Entzündung der Gebärmuttermuskelwand (Endometritis)

100 g fein gehacktes Hirtentäschelkraut mit 1 Liter bestem Weißwein ansetzen und unter häufigem Schütteln 8 bis 10 Tage stehen lassen. Davon nimmt man jede Stunde 1 Eßlöffel.

Gebärmutterblutungen

1. 4 Eßlöffel Blutweiderich (Lythrum salicaria), Blütenspitzen in 1 Liter Wasser 2 Minuten lang kochen. Den Tee äußerlich zu Scheidenspülungen verwenden. Innerlich dreimal täglich 1 Tasse davon trinken.

2. 5 Eßlöffel Schlangen-Knöterichwurzel in 1 Liter Wasser 10 Minuten lang kochen. Den Tee zu Scheidenspülungen verwenden.

3. 3 Eßlöffel Majoran 2 Eßlöffel Brennessel
3 Eßlöffel Erdrauch 2 Eßlöffel Hirtentäschelkraut
½ Eßlöffel Schlangen-Knöterich

Aus 5 Eßlöffel der Mischung und ½ Liter kochendem Wasser einen Aufguß bereiten. Mehrmals täglich warm trinken.

4. 50 g zerstoßene Zypressenzapfen (Cupressus sempervirens), diese Zypressenart wächst in Dalmatien, mit ½ Liter 40%igem Alkohol ansetzen und 10 Tage stehen lassen. Im Bedarfsfall kann man das Heilmittel schon nach 12 Stunden verwenden. Von dieser Alkoholtinktur 10 bis 20 Tropfen mit etwas Wasser verdünnt morgens und abends vor dem Schlafengehen einnehmen. Bei regelmäßiger Einnahme hört die Blutung bald auf. Dieses Mittel sollte in der Hausapotheke jeder Frau für den Bedarfsfall vorrätig sein.

Gebärmutterentzündung

Jeden Abend bis zur Genesung Unterleibsdampfbäder aus Quendel vornehmen: 1 Handvoll Quendel mit 1 Liter kochendem Wasser in einem Gefäß übergießen. Das Dampfgefäß in eine größere Schüssel geben. Über die größere Schüssel legt man 2 Latten quer, um der Kranken eine Sitzmöglichkeit über dem Dampfgefäß zu geben. Sitzen bleiben, solange das Wasser dampft.

Da die Krankheit sehr langwierig ist und böse Folgen haben kann, empfiehlt es sich, immer auf warmes Schuhwerk zu achten. Bei kaltem Wetter immer warme Hosen anziehen. Es is ratsam, im Bett stets eine Wärmeflasche oder ein elektrisches Heizkissen zu haben.

Krampfartige Schmerzen bei der Menstruation

1. Zu gleichen Teilen mischen: Stockrose (Rosenpappel), Steinbrech (Bibernelle) und Nußbaumkätzchen.

1 Eßlöffel der Mischung mit ¼ Liter Wasser 3 Minuten lang kochen. Mehrmals täglich 1 Tasse davon trinken.

2. Zu gleichen Teilen mischen: Schafgarbe, Fenchel und Gemeiner Andorn.

2 Eßlöffel der Mischung mit ¼ Liter kochendem Wasser aufgießen. 10 Minuten zugedeckt ziehen lassen, abseihen, mit Honig süßen und mehrmals täglich 1 Tasse davon trinken.

Muttermundgeschwüre

2 Eßlöffel zerkleinerte echte Nelkenwurz (Wurzel) kocht man in ½ Liter Wasser 2 bis 3 Minuten lang. Mehrmals täglich trinken. Dieses Heilmittel hat sich ebenfalls bei allgemeinen Blutungen der Frauen bestens bewährt.

Unterentwickelte Gebärmutter

Die betroffenen Frauen können nicht schwanger werden. Um dieses Leiden zu beheben, trinkt man folgenden Tee:

2 Eßlöffel Salbei
2 Eßlöffel Taubnessel
2 Eßlöffel Tannenwipfel

Die angegebenen Mengen gründlich vermischen und 2 Eßlöffel der Mischung mit ¼ Liter Wasser ansetzen. 3 bis 6 Stunden ziehen lassen und gleich danach 2 bis 3 Minuten kochen. Anschließend weitere zehn

Minuten zugedeckt stehen lassen. Abseihen und auf nüchternem Magen 1 Tasse trinken. Nach den Mahlzeiten jede Stunde 1 kleine Tasse Tee nehmen. Außerdem lauwarme Lehmbäder machen:

Mindestens 60 cm unter der Erdoberfläche 2 bis 5 kg Lehm ausgraben und ihn mit 20 Liter Wasser vermischen.

Unregelmäßige Menstruation

1. Zu gleichen Teilen mischen: Baldrian, Gänsefingerkraut, Arnika, Kamillenblüten und Griechisches Heu (Bockshornklee).

1 Eßlöffel der Mischung mit ¼ Liter kochendem Wasser überbrühen. Zweimal täglich 1 Tasse trinken. Über Nacht einen Kamillenumschlag auf den Bauch legen.

2. 1 Eßlöffel Schafgarbe mit ¼ Liter kochendem Wasser aufgießen und dreimal täglich vor den Mahlzeiten trinken.

3. 50 g Efeublätter oder
50 g Salbei oder
30 g Majoran

In 1 Liter Wasser 15 Minuten lang kochen und zwischen den beiden Menstruationen dreimal täglich trinken.

Zu schwache Menstruation

1. Zu gleichen Teilen mischen: Rosmarin, Pfefferminze oder Krauseminze, Akazienblätter und Ringelblume.

1 Eßlöffel der Mischung mit ¼ Liter kochendem Wasser aufgießen. Zugedeckt 10 bis 15 Minuten ziehen lassen, abseihen und dreimal täglich vor den Mahlzeiten oder alle 1 bis 2 Stunden schluckweise trinken.

2. Zu gleichen Teilen mischen: Baldrianwurzel, Wermut und Ringelblumen-Blütenblätter.

1 Teelöffel mit ¼ Liter kochendem Wasser überbrühen. Weitere Zubereitung wie unter 1.

Zu starke Menstruation

1. 2 Eßlöffel Eichenrinde
1 Eßlöffel Birkenblätter
1 Eßlöffel Echter Baldrian
3 Eßlöffel Hirtentäschelkraut
1 Eßlöffel Johannisblätter

1 Eßlöffel der Mischung mit ¼ Liter Wasser überbrühen, 10 bis 15 Minuten zugedeckt ziehen lassen und abseihen. Mit Honig süßen und 1 Tasse vor dem Essen warm trinken.

2. 2 Eßlöffel Hirtentäschelkraut
   1 Eßlöffel Mistel
   1 Eßlöffel Ackerschachtelhalm

Zubereitung wie unter 1. Einnahme der Mischung während der ganzen Menstruation.

3. Zu gleichen Teilen mischen: Taubnessel, Brennessel (Urtica dioica) und Buchsbaumblätter.

1 Eßlöffel in ¼ Liter Wasser 5 Minuten lang kochen, 10 Minuten zugedeckt ziehen lassen und abseihen. Mit Honig süßen und dreimal täglich 1 Tasse vor dem Essen trinken.

4. 1 Eßlöffel fein gehackte Zypressenzapfen mit ¼ Liter kochendem Wasser überbrühen. Zubereitung wie unter 1.

Zu starke und zu lange währende Menstruation

1. Bei zu starker und zu langandauernder Menstruation:

15 g Kamille
15 g Ringelblume
35 g Hirtentäschelkraut
35 g Pfefferminze

3 Eßlöffel der Mischung mit ½ Liter kochendem Wasser aufgießen, zudecken, 2 Stunden ziehen lassen und morgens und abends jeweils eine Tasse trinken.

2. 30 g Vogelknöterich
   30 g Hirtentäschelkraut
   40 g Mistel

2 Eßlöffel der Kräutermischung in ¼ Liter Wasser 15 Minuten lang kochen. 4 Stunden ziehen lassen, abseihen und auf zweimal morgens und abends austrinken.

3. 20 g Kamille
   20 g Mistelblätter
   30 g Hirtentäschelkraut
   30 g Vogelknöterich

3 Eßlöffel der Teemischung mit ½ Liter kochendem Wasser übergießen, zudecken und 2 Stunden ziehen lassen. Morgens und abends warm trinken.

GEHIRNKRANKHEITEN

1. Salbeisaft mit Wasser und Weinessig vermischt trinken. Aus trockenem Salbei (falls kein frischer vorhanden ist) einen starken Tee kochen: 2 Eßlöffel mit ¼ Liter kochendem Wasser aufgießen und dreimal täglich eine Tasse oder alle 1 bis 2 Stunden schluckweise trinken. Während der Heilung sind Fleisch, Gewürze und heiße Speisen verboten! Gemüse wie Gurken, Kraut, Karfiol, Karotten und anderes, sowie frisches und gebratenes Obst essen. Graham-Brot oder anstelle von Brot gekochten Weizen, Haferflocken, Roggen, Mais und Gerste verwenden. Alle Getreidearten vermischen und vor dem Kochen nur in soviel Wasser 6 bis 8 Stunden weichen lassen, daß die Körner bedeckt werden. Dann mehr dämpfen als kochen und statt Brot essen. Durst durch Molke, Tee oder Sauerkrautwasser stillen.

2. Manche Wissenschaftler behaupten, daß Musik und Gesang psychisch Kranke aktivieren. In dieser Richtung laufen bei uns bereits Untersuchungen.

3. Nach Pelagić sollen psychisch Kranke ein in Salzwasser getauchtes Hemd anziehen.

Den ganzen Körper mit Essigwasser abwaschen. Bis zum Knie die Beine mit heißem Wasser begießen, dann ins Bett gehen und sich in Decken einhüllen, um zu schwitzen.

GELBSUCHT

1. 2 gestrichene Eßlöffel geschnittene Schlangenknöterichwurzel in 1 Liter Wein durchkochen und alle 1 bis 2 Stunden einen Eßlöffel davon einnehmen.

2. Im Frühling im Wald Haselnußblätter sammeln und im Schatten an einem luftigen Ort trocknen. 1 Teelöffel geschnittene Blätter mit Weißwein bedecken, in eine Flasche füllen und verschlossen über Nacht stehen lassen. Morgens auf nüchternem Magen die ganze Menge austrinken. 12 bis 16 Tage lang den Vorgang wiederholen und die Gelbsucht klingt ab.

3. Täglich 4 g pulverisierte Kornblume einnehmen.

4. Kleingeschnittene Alantwurzel mit ¼ Liter kochendem Wasser übergießen und zugedeckt 2 Stunden ziehen lassen. Abseihen und alle 2 Stunden 1 Eßlöffel davon einnehmen.

5. 10 g Kamillenblüten
10 g Hopfenblüten
10 g Baldrianwurzel
10 g Zitronenmelisseblätter
10 g Pfefferminzblätter

1 Eßlöffel der Mischung mit ¼ Liter kochendem Wasser überbrühen und drei Stunden zugedeckt ziehen lassen. Abseihen und gesüßt trinken.

Gelbsucht, Gallensteine und Gallengrieß, Blutreinigung

1. 1 Messerspitze pulverisiertes Eisenkraut (Verbena officinalis) zweimal täglich einnehmen.

2. Blätter der Trauerweide im Frühling sammeln und im Schatten an einem luftigen Ort trocknen. Einen Eßlöffel geschnittene Blätter in ¼ Liter Wasser 2 bis 3 Minuten brühen. Dreimal täglich eine Tasse davon trinken.

GESICHT

Haustee

1 Eßlöffel Hagebutten mit ¼ Liter kochendem Wasser aufgießen und 10 bis 15 Minuten zugedeckt ziehen lassen. Abseihen, etwas Zitronensaft hinzufügen und nach Belieben süßen. Der so zubereitete Tee ersetzt den Chinesischen völlig. Gleichzeitig verschönert dieser Tee den Teint und verleiht der Gesichtshaut ein rosiges Aussehen.

Narben im Gesicht

Jeden Abend ein feuchtes Taschentuch auf das Gesicht legen und fünf Minuten behalten. Danach das Gesicht leicht abwischen und die Narben mit warmem Rahm betupfen. Die Kur dauert 6 Wochen.

Pusteln

Die gewöhnlich während der Pubertät auftretenden Pusteln kann man leicht los werden, wenn man regelmäßig frische Germ einnimmt. Dreimal an einem Wochentag ein haselnußgroßes Stück Germ mit dem Essen einnehmen. Außerdem die Haut mit warmem Wasser und antiseptischer Seife waschen und mit reinem Frottierhandtuch abwischen. Ferner Gesichtsdampfbäder vornehmen: 4 Eßlöffel Kamillenblüten mit 1 Liter kochendem Wasser überbrühen. Kopf und Gefäß mit einem Leintuch bedecken und einwirken lassen, solange das Wasser dampft. Danach das Gesicht sanft abwischen, abkühlen lassen und mit kaltem Wasser abwaschen. Die Gesichtshaut mit einer Nährcreme einreiben. Nach dem Dampfbad mindestens eine Stunde nicht ausgehen.

GEWICHTSPROBLEME

Rezepte für Gewichtsabnahme (Übergewicht)

1. Bei einem gesunden und starken Herzen ein möglichst heißes Bad unter Zusatz von 300 g Speisesoda nehmen. Der Körper muß mit Wasser bedeckt sein. Das Bad dauert ½ Stunde. Nach dem Bad rhythmische Übungen ausführen. Danach den Körper mit einem Handtuch kräftig abreiben und 1 Stunde ruhen.

2. Folgendes Rezept hat bei Übergewicht beste Erfolge gezeigt: Junge Eichen- und Holunderrinde abschaben (obere Schichte abschaben) und 2 Eßlöffel in einem halben Liter Wasser fünf Minuten lang kochen. Dreimal täglich eine Tasse davon trinken. Der Aloetee hat sich ebenso gut bewährt. Diese Pflanze hat man oft zu Hause als Zimmerpflanze.

Rezepte für Gewichtszunahme

1. Jeden Morgen eine Schnitte Butterbrot mit Honig auf nüchternem Magen essen, solange, bis man das normale Gewicht wieder erreicht hat.

2. Eine Tasse Milch mit 1 Eßlöffel echtem Bienenhonig aufkochen. Jeden Morgen auf nüchternem Magen und vor dem Schlafengehen trinken. Die Kur dauert längere Zeit an.

3. Zu den gewöhnlichen Mahlzeiten täglich noch zusätzlich drei weichgekochte Eier essen. Außerdem jeden Morgen und jeden Abend, besonders während des Winters, 1 Eßlöffel Lebertran einnehmen. Das ist ein bewährtes Mittel gegen Magerkeit.

GRIPPE

1. 2 Eßlöffel Pfefferminze
   2 Eßlöffel Enzian
   ½ Eßlöffel Wermut

1 Eßlöffel der Kräutermischung mit einem Viertelliter kochendem Wasser überbrühen, 10 bis 15 Minuten ziehen lassen und abseihen. Dreimal täglich 1 Tasse oder jede oder jede zweite Stunde schluckweise trinken.

2. 1 Eßlöffel Kamille — 1 Eßlöffel Schafgarbe
   1 Eßlöffel Walderdbeeren — 1 Eßl. Kornelkirsche (Wurzel)
   ½ Eßlöffel Buchsbaum (Wurzel oder Rinde)

Den Tee wie unter 1. zubereiten.

3. 2 Eßlöffel Huflattich — 1 Eßlöffel Lindenblüten
   2 Eßlöffel Holunderblüten — 1 Eßlöffel Spitzwegerich
   2 Eßlöffel Löwenzahnwurzel

Die Zubereitung erfolgt wie unter 1.

4. Bei Schüttelfrost hat sich folgendes Mittel gut bewährt:

4 Eßlöffel echten Kaffee (fein gemahlen) in ¼ Liter Wasser kochen, den Saft einer größeren Zitrone und 4 Eßlöffel Rum hinzufügen. Bei Schüttelfrost alles auf einmal austrinken.

5. 4 Eßlöffel fein gehackte Löwenzahnwurzel in ½ Liter Treberbranntwein ansetzen und 1 bis 2 Stunden ziehen lassen. Von dem Brei dreimal täglich ein kleines Gläschen trinken.

6. 1 Eßlöffel Holunderblätter — 1 Eßlöffel Johanniskraut
   1 Eßlöffel Angelikawurzel — 1 Eßlöffel Weidenblüten
   1 Eßlöffel Kamille — 1 Eßlöffel Aniswurzel
   1 Eßlöffel Lindenblüten — 1 Eßlöffel Knoblauchzehe
   1 Eßlöffel Kleinblütige Wollblume – Blätter
   (Verbascum phlomoides L.)

Alle Bestandteile zerkleinern und gut miteinander vermischen. Zum Aufguß 1 kleinen Kaffeelöffel auf ¼ Liter kochendes Wasser nehmen, 15 Minuten zugedeckt ziehen lassen, morgens auf nüchternem Magen und am Abend 1 Tasse davon trinken.

HAARAUSFALL

1. Einen Eidotter schaumig rühren. 1 Eßlöffel Rum und 1 Eßlöffel Rizinusöl hinzufügen. Mit dieser Mischung Haarwurzeln und Scheitel gut einreiben. Ein warmes Tuch um den Kopf binden, um einer Erkältung vorzubeugen. 3 bis 6 Stunden oder über Nacht einwirken lassen. Am nächsten Morgen erfolgt die Haarwäsche mit einem Dotter. Dem letzten Spülwasser den Saft einer größeren Zitrone hinzufügen. Eine Woche lang fortsetzen oder bis die Haarwurzeln gesunden.

2. 100 g Brennesselwurzeln waschen und mit 1 Liter starkem Alkohol (40%) ansetzen. 8 Tage an der Sonne stehen lassen, danach abseihen und in eine Flasche füllen. Einige Tropfen Rizinusöl und etwas Kölnischwasser hinzufügen. Mit dieser Flüssigkeit das Haar jeden zweiten Tag einreiben (siehe auch Seiten 299 bis 303 Körperpflege, Haarwachstum, Kräftigung des Haares usw.).

3. 100 g Brennesselblätter in ½ Liter Wasser 20 Minuten lang kochen, zudecken und ca. 8 Stunden ziehen lassen. Abseihen und ¼ Liter Weinessig hinzufügen. Mit dieser Mischung den Kopf jeden Abend einreiben.

HALSKRANKHEITEN

Chronische Mandelentzündung

In ¼ Liter reines Olivenöl 4 bis 5 Arnikablätter und Arnikablüten geben und auf die warme Herdplatte stellen. Das Öl darf man nicht erhitzen, sondern nur erwärmen. Anschließend abseihen, in Flaschen füllen und gut verschließen. Bei Bedarf kann man mit diesem Öl Wunden in der Mund- und Rachenhöhle heilen.

Halsentzündung mit Heiserkeit

1. In einem halben Liter Wasser eine Handvoll Meersalz auflösen und damit gurgeln.

2. In 3 Liter Wasser 100 g Lorbeerblätter 5 Minuten lang kochen. Danach den Topf mit einem etwas größeren Trichter mit dem Hals nach oben abdecken. Der Kranke beugt sich darüber und atmet den aus dem Trichterhals kommenden Dampf ein, wobei er darauf achten muß, daß er sich den Hals nicht verbrennt.

3. 100 g Süßholz — 100 g Fenchel
100 g Eibisch — 100 g Huflattich (Blätter)
50 g Malve (Blätter und Blüten)

Zum Tee 3 Eßlöffel der Kräutermischung mit ½ Liter kochendem Wasser überbrühen und zugedeckt 2 Stunden ziehen lassen. Abseihen und anstelle von Wasser trinken.

Hals- und Mandelentzündung (Angina)

1. 3 Eßlöffel Eibisch und 3 Eßlöffel Beinwell gut vermengen.

1 Eßlöffel der Mischung mit ¼ Liter kochendem Wasser überbrühen und 10 bis 15 Minuten zugedeckt ziehen lassen. Abseihen, etwas Honig einrühren ud damit gurgeln. Man kann jedes Mal auch etwas hinunterschlucken.

2. 1 Eßlöffel Odermennig
1 Gartenmohnkapsel (für Kinder nur ¼ der Kapsel)
1 kleinen Löffel Leinsamen

Zubereitung wie unter 1.

3. Mit einem gut gesalzenen Treberbranntwein mehrmals während des Tages gurgeln.

4. Etwas Weizenkleie mit Essig befeuchten, die Masse vermischen und bis zur Erträglichkeit erwärmen. Daraus einen Halswickel über Nacht machen. Es ist ratsam, den Hals vorher mit etwas warmem Öl einzureiben.

5. 3 kleine Tabakblätter in 1 Tasse Milch kochen und gleich danach abseihen. Mit dieser warmen Flüssigkeit mehrmals täglich gurgeln. Man darf die Milch nicht schlucken, da sie Durchfall verursacht. Die Prozedur wiederholt man, bis man gesund wird.

6. 4 bis 5 Eßlöffel Tannennadeln mit 1 Liter Wasser ansetzen und ein bis zwei Stunden ziehen lassen. 5 Minuten lang aufkochen und zugedeckt 10 Minuten stehen lassen. Abseihen und dann damit gurgeln. Den warmen Tannennadelrest kann man als Halswickel verwenden. Die Prozedur einige Tage hintereinander jeweils morgens und abends wiederholen.

7. Ein frisches Ei in etwas Zuckerwasser einsprudeln und zweimal davon täglich trinken.

8. 2 Eßlöffel helles Maismehl in ½ Liter Wasser 1 bis 2 Minuten lang kochen. Dreimal täglich 1 Tasse nach den Mahlzeiten trinken. Diese Kur muß man längere Zeit durchführen.

9. Folgendes Heilmittel hat sich gegen Angina bestens bewährt: In 2 Liter kochendes Wasser 2 Handvoll Ackerschachtelhalm geben und 10 Minuten lang kochen lassen. Abseihen und den Kräuterrest in ein Säckchen oder einen Damenstrumpf geben. Diesen Wickel so warm wie möglich um den Hals legen und darüber ein Flanelltuch wickeln. Den Umschlag alle 2 bis 3 Stunden wechseln. Nach dem achten Wickel ist die Gesundheit wieder hergestellt.

Halsschmerzen und Mandelentzündung

1 Eßlöffel Griechisches Heu (Bockshornklee) in 30 ml Wasser drei bis vier Minuten lang kochen. 6 Monate lang zwischen und nach den Mahlzeiten trinken. Nach dieser Kur ist man völlig ausgeheilt.

Kropf

1. Die Außenrinde einer alten Eiche oder eines jungen Baumes abschaben und zerkleinern. 6 Eßlöffel in ½ Liter Wasser 15 bis 20 Minuten lang kochen. Ein Handtuch eintauchen und auf den Kropf legen. Um den Hals einen warmen Schal wickeln und Bettruhe wahren. Es empfiehlt sich, mehrmals täglich Salbeitee zu trinken.

2. Den Kropf kann man auch mit Porree heilen. Dazu den inneren Teil des Lauches nehmen, fein zerkleinern und mit etwas Salz und Lilienblüten vermischen. Aus dieser Masse einen Wickel bereiten und jeden Abend vor dem Schlafengehen auf den Kropf legen.

Kleine Wunden im Hals

2 Eßlöffel Kamillenblüten mit ¼ Liter kochendem Wasser überbrühen und ½ Stunde zugedeckt ziehen lassen. Anschließend den Tee abseihen und mit etwas Honig süßen. Damit gurgeln, bis die Halsschmerzen abklingen. Die Heilung dauert längere Zeit.

HALSSCHMERZEN

1. Zu gleichen Teilen mischen: Eibischblätter und -wurzel, Taubnessel, Angelikablätter und Salbei.

1 Eßlöffel der Mischung mit ¼ Liter kochendem Wasser überbrühen und damit mehrmals täglich gurgeln.

2. Kleie mit Essig befeuchten, gut erwärmen und einen reinen Strumpf damit füllen. Den warmen Umschlag über Nacht um den Hals wickeln. Mit einem reinen Handtuch den Wickel überdecken.

3. 2 Eßlöffel Waldmeister
1 Teelöffel Wermut
2 Eßlöffel Brombeerblätter
2 Eßlöffel Walderdbeerblätter

1 Eßlöffel der Mischung mit ¼ Liter kochendem Wasser aufgießen und 10 bis 15 Minuten zugedeckt ziehen lassen. Abseihen, nach Belieben mit Honig süßen, etwas Zitronensaft dazu geben und dreimal täglich 1 Tasse trinken.

4. Zu gleichen Teilen mischen: Kamillenblüten, Holunderblüten und Quendel (Feldthymian).

1 Eßlöffel der Mischung mit ¼ Liter kochendem Wasser übergießen, zudecken und 15 Minuten ziehen lassen. Dann abseihen, mit Honig süßen, mehrmals täglich gurgeln und 1 bis 2 Schluck trinken.

5. Einen Eßlöffel fein gehackte Eibischwurzel in ¼ Liter lauwarmem Wasser zwei Stunden weichen lassen und abseihen. Alles andere wie unter 4.

6. 1 Eßlöffel Meer- oder Steinsalz (zu bevorzugen ist Meersalz) in 100 ml Wasser auflösen und damit gurgeln.

HÄMORRHOIDEN

In der heutigen Zeit leiden sehr viele Männer und Frauen an dieser unangenehmen Krankheit. Sie ist wahrscheinlich die Folge der modernen Lebensweise. Hämorrhoiden befallen hauptsächlich den Mastdarm. Die Ursache ist neben der Verstopfung auch bei inneren Krankheiten zu suchen, wie Lebererkrankungen, Dickdarmkrebs, ferner Schwangerschaft und Überernährung. Mir ist ein Fall bekannt, wo ein Patient längere Zeit von berühmten Fachärzten mit kaltem Wasser und anderen Mitteln gegen Hämorrhoiden geheilt wurde, bis man schließlich feststellte, daß er Mastdarmkrebs und nicht Hämorrhoiden hatte. Leider kam die richtige Diagnose zu spät. Das ist ein offensichtlicher Fall von latentem Krebs.

1. 2 Eßlöffel Kleinblütige Wollblume
   4 Eßlöffel Schafgarbe
   1 Eßlöffel Immergrün

1 Eßlöffel der Mischung mit ¼ Liter kochendem Wasser aufgießen und 10 bis 15 Minuten zugedeckt ziehen lassen. Abseihen, nach Belieben mit Honig süßen und dreimal täglich vor dem Essen trinken.

2. 2 Eßlöffel Spitzwegerich — 1 Eßlöffel junge Eichenrinde
   3 Eßlöffel Schafgarbe — 2 Eßlöffel Ackerschachtelhalm

Zubereitung erfolgt wie unter 1.

3. 2 Eßlöffel Brennesselblätter — 3 Eßlöffel Schafgarbe
   2 Eßlöffel Anis — 1 Teelöffel Wermut

Zubereitung wie unter 1. – Ungesüßt trinken.

4. Schalen der Roßkastanie trocknen und zerkleinern. 5 Eßlöffel in ½ Liter Alkohol (40%) ansetzen, die Flasche gut verschließen und 10 Tage unter mehrmaligem täglichen Schütteln stehen lassen. 20 Tage im Monat täglich 10 Tropfen mit etwas Wasser einnehmen.

5. 1 Teelöffel zerkleinerte Wegwarte-Wurzeln mit ¼ Liter kochendem Wasser übergießen und zugedeckt 15 bis 20 Minuten ziehen lassen. Morgens auf nüchternem Magen und abends einige Tage lang vor dem Schlafengehen 1 Tasse davon trinken. Der Tee beeinflußt die Stuhlbeschaffenheit, was bei Hämorrhoiden von großer Bedeutung ist.

6. 1 Teelöffel Immergrün (Vinca minor)
   5 Eßlöffel Ackerschachtelhalm

Die Zutaten in ½ Liter Wasser ½ Stunde lang kochen. Dreimal täglich eine kleine Tasse davon trinken. Zweimal täglich mit derselben Flüssigkeit den Darm spülen.

7. 1 Teelöffel Zypressenzapfen (Cupressus sempervirens)
   1 Teelöffel Schwarzpappel (Knospen)

Die Bestandteile in ¼ Liter Wasser 5 Minuten kochen und den Darm damit spülen.

8. Eine Handvoll ausgelesenen Weizen 10 bis 12 Minuten weichen lassen und bis zum Aufplatzen kochen. Mit Milch noch einmal aufkochen und zu Mittag und am Abend auf zweimal aufessen. Die Kur dauert, je nach dem Krankheitszustand, 5 bis 6 Wochen.

9. Fein geschnittene und zerquetschte Queckenwurzel (2 Eßlöffel) in 1/4 Liter Wasser 3 bis 4 Minuten lang kochen und dreimal täglich vor den Mahlzeiten 1 Tasse über kurze Zeit trinken.

10. 20 Eßlöffel im Gebirge gesammelte und fein gehackte Brennesselwurzel (Urtica dioica) in 1 Liter Schnaps (Treberbranntwein) ansetzen und 10 Tage stehen lassen. Morgens auf nüchternem Magen und abends vor dem Schlafengehen 1 Tasse davon trinken. Dieses Heilmittel hat sich auch bei inneren Erkrankungen bestens bewährt.

11. 1 kg Weidenwipfel und -blüten in 5 Liter Wasser auf kleiner Flamme langsam und zugedeckt 1 bis 8 Stunden kochen lassen. Dann abseihen, in Flaschen füllen und verschließen. 5 Wochen hindurch dreimal täglich 1 Kaffeetasse trinken.

12. 10 g Dillkraut mit 1/4 Liter kochendem Wasser aufgießen, zwei Stunden ziehen lassen und vor dem Schlafengehen in zwei Zügen austrinken.

Diät

Keine gepfefferten, scharfen und gewürzten Speisen. Mehr Obst und Gemüse als Salat mit Öl und Zitronensaft essen. Von großem Nutzen sind Obstkompotte und Obstsäfte. Vorher in wenig Wasser eingeweichten, in Dampf bis zum Aufplatzen gekochten Weizen in einer Tasse Milch noch einmal aufwallen lassen und essen. Aufenthalt und Spaziergänge an der frischen Luft und leichte Gymnastik sind zu empfehlen.

»Goldene Ader« (Hämorrhoiden)

Ein Sitzdampfbad aus Wacholderzweigen nehmen. Das Wasser kann man zweimal verwenden. Am folgenden Tag nur erwärmen. Man achte darauf, daß sich der Kranke nicht verkühlt.

Innere Temperatur und Hämorrhoiden

6 bis 8 zerkleinerte Holunderblätter
1 Teelöffel Salbei
1 Eßlöffel Honig

Das Ganze mit 1/2 Liter kochendem Wasser übergießen und 10 bis 15 Minuten zugedeckt ziehen lassen. Abseihen und die eine Hälfte morgens und die andere Hälfte vor dem Schlafengehen trinken.

HARNORGANE

Bettnässen

1. Eierschalen gut waschen, trocknen und zu Pulver vermahlen. Jeden Morgen eine Messerspitze auf nüchternem Magen nehmen, bis das Bettnässen aufhört.

2. 2 Eßlöffel Schafgarbe
1 Eßlöffel Johanniskraut
1 Eßlöffel Kleinblütige Wollblume (Blüten)
1 Eßlöffel Ackerschachtelhalm
2 Eßlöffel Bärentraubenblätter

1 Eßlöffel der Mischung mit ¼ Liter kochendem Wasser überbrühen. Dreimal täglich 1 Tasse trinken.

3. Bei Kindern muß man vor allem auf die warme Kleidung und warme Schuhe achten. Kinder unter sieben Jahren müssen mehrmals täglich 1 kleine Tasse Ursi-Tee trinken (in der Apotheke erhältlich). Über Nacht eine Wärmflasche auf den Bauch geben. Außerdem eine Stunde vor dem Schlafengehen nichts mehr trinken lassen. Nahrung mit weniger Flüssigkeit bevorzugen.

4. Jeden Abend vor dem Schlafengehen ½ Kaffeelöffel Odermennigpulver einnehmen. Das gilt auch bei unwillkürlichem Harnabgang bei Frauen. Das Pulver über längere Zeit einnehmen.

5. Dem Saft von ½ kg Zitronen die gewaschenen Schalen von fünf Eiern hinzufügen. Sobald sich die Schalen aufgelöst haben, in eine Flasche füllen. Dreimal täglich mit etwas Wasser verdünnt als Limonade trinken.

6. Bettnässen bei Kindern kann man mit Gersten- oder Hirsetee ausheilen. 1 Eßlöffel Hirse in ¼ Liter Wasser 2 bis 3 Minuten kochen und 1 Tasse vor dem Schlafengehen trinken.

7. 20 g Brennessel zerdrücken, mit 60 g Roggenmehl vermischen, etwas Wasser und Honig hinzufügen und daraus einen Teig kneten. 5 kleine Brötchen formen und 20 bis 30 Tage lang jeden Abend ein gebackenes Brötchen essen.

Blasenschmerzen

1. Einige Abende hindurch vor dem Schlafengehen einen heißen Umschlag aus Weinessig auf die Blase legen. Danach gut zudecken.

2. 20 g Schlangenknöterich
20 g Echter Baldrian
20 g Hopfen
20 g Silberpappel (Rinde)
20 g Bruchkraut (Wurzel)

5 Eßlöffel der Mischung in 1 Liter Wasser zugedeckt 5 Minuten kochen lassen. Nach 2 Stunden abseihen und während des Tages fünf- bis sechsmal trinken.

Blutharnen (Blut im Harn)

1. 1 Kaffeelöffel Bärentraubenblätter in ¼ Liter Wasser 4 bis 5 Minuten kochen. Mehrmals täglich eine kleine Tasse schluckweise trinken. Wirksam ist es, morgens und abends ½ Teelöffel Pulvertee einzunehmen. Zu diesem Zwecke die Blätter in der Kaffeemühle mahlen.

2. 4 Eßlöffel zerkleinerte Schafgarbe in ½ Liter starkem Wein fünf Minuten kochen, einige Minuten zugedeckt ziehen lassen und abseihen. Dreimal täglich eine Tasse davon trinken. Der Tee hat sich auch bei Gelbsucht und Wassersucht bewährt.

3. 2 Eßlöffel Birkenblätter
2 Eßlöffel Fünffingerkraut
2 Eßlöffel Brennessel (Urtica dioica)
1 Eßlöffel Dorniger Hauhechel (Wurzel)
1 Eßlöffel ganze Petersilie (Wurzel und Kraut)

1 Eßlöffel der Mischung mit ¼ Liter kochendem Wasser übergießen. Mehrmals täglich trinken.

4. Zu gleichen Teilen mischen: Ackerschachtelhalm, Hagebutten (Frucht), Bärentrauben, Pfefferminze, Maisgriffel (Stigmata Maydis). Zubereitung wie unter 1.

5. 1 Eßlöffel Spitzwegerich
1 Eßl. Dorniger Hauhechel
1 Eßlöffel wilde Birne (Blätter)
3 Eßlöffel Brennessel

2 Eßlöffel der Mischung mit ¼ Liter kochendem Wasser überbrühen. Mehrmals täglich davon trinken. Man kann den Tee auch kalt trinken.

6. 2 Eßlöffel Maisgriffel
2 Eßlöffel Wegwarte
3 Eßlöffel Bärentraubenblätter
3 Eßlöffel Beinwellwurzel

Zubereitung wie unter 1.

7. 20 g Schlangenknöterich — 20 g Gänseblümchen
20 g Schafgarbe — 20 g Kamillenblüten
20 g Lungenkraut (Pulmonaria officinalis)

4 Eßlöffel der Teemischung mit ½ Liter kochendem Wasser aufgießen. Vier Stunden zugedeckt ziehen lassen und abseihen. Alle zwei Stunden 1 Eßlöffel davon einnehmen.

8. 20 g Vogelknöterich — 30 g Heidelbeerblätter
20 g Brennesselblätter — 30 g Wasserpfefferwurzel

3 Eßlöffel dieser Mischung in ½ Liter Wasser 10 Minuten kochen, drei Stunden stehen lassen und dreimal täglich 1 Tasse vor den Mahlzeiten trinken.

Geschwollene Harnblase

Einige Knoblauchzehen in Öl kochen und den unteren Teil des Bauches damit einreiben. Die Schwellung vergeht dann nach kurzer Zeit. Genau wie bei allen anderen Erkrankungen ist es auch bei den Harnorganen notwendig, Diät zu halten. Empfehlenswert sind vor allem Milch und Milchspeisen, ferner alle Arten Gemüse und Obst. Das Gemüse nicht zu lange, sondern in wenig Wasser und ganz kurz aufkochen. Möglichst Salz vermeiden! Statt Getränke Heiltees verwenden. Fleisch höchstens dreimal wöchentlich, und das nur zu Mittag essen. Gewürze und Alkohol sind verboten! Kräftige Fleischsuppen, Konserven, Geräuchertes ebenfalls!

Unwillkürlicher Harnabgang

1. Jeden Morgen und Abend den ganzen Körper mit kaltem Wasser abreiben und die Geschlechtsorgane mit der Abkochung von Eichenrinde waschen. Viel Bewegung an der frischen Luft und nie ohne Beschäftigung sein.

2. 2 Eßlöffel Johanniskraut — 1 Eßlöffel Kleinbl. Wollblume
2 Eßlöffel Bibernelle — 1 Eßlöffel Ehrenpreis

1 Eßlöffel der Mischung mit ¼ Liter kochendem Wasser aufgießen und dreimal täglich vor den Mahlzeiten einnehmen.

3. 1 Eßlöffel Petersiliensamen (Frucht) in einem halben Liter Wasser 20 Minuten lang kochen. Lauwarm mehrmals trinken, bis man gesund wird.

4. Zwei Handvoll Gerste und zwei Handvoll Hirse waschen und in 1 Liter Wasser kochen, bis das Ganze weich wird. Dreimal täglich je 1 Tasse trinken.

5. 1 Eßlöffel Birkensaft mit 10 ml Milch fünfmal täglich schlucken.

Harnblasenentzündung

1. 20 g Birkenblätter
   20 g Bärentraubenblätter
   20 g Maisgriffel (Stigmata Maydis)
   20 g Süßholz
   20 g Queckenwurzel

1 Eßlöffel der Teemischung mit ¼ Liter kochendem Wasser aufgießen, 10 Minuten zugedeckt ziehen lassen und anschließend abseihen. Dreimal täglich 1 Tasse nach den Mahlzeiten trinken.

2. 25 g Wacholderwipfel in 3 Liter Wasser zwei Stunden weichen lassen. 4 Tassen täglich trinken.

3. 50 g Eibisch
   50 g Birkenblätter
   50 g Schachtelhalm
   50 g Bärentraubenblätter
   50 g Salbei

Zum Aufguß 4 Eßlöffel der Mischung auf ½ Liter kochendes Wasser nehmen, zudecken und 2 bis 3 Stunden ziehen lassen. Danach abseihen und vier- bis fünfmal täglich 1 Tasse trinken.

4. 5 g Eibischwurzel
   5 g Birkenblätter
   5 g Birnenblätter
   5 g Salbei
   5 g Bärentraubenblätter
   5 g Schachtelhalm

4 Eßlöffel mit ½ Liter kochendem Wasser aufgießen, 2 bis 3 Stunden ziehen lassen, abseihen und vier- bis fünfmal täglich 1 Tasse trinken.

5. 50 g Eibischwurzel
   50 g Leinsamen
   50 g Bärentraubenblätter
   50 g Birkenblätter
   50 g Wacholderblätter

4 Eßlöffel der Teemischung mit ½ Liter kochendem Wasser aufgießen, 2 bis 3 Stunden ziehen lassen und abseihen. Vier- bis fünfmal täglich 1 Tasse trinken.

6. 50 g Salbei
   50 g Birke
   50 g Bärentraubenblätter
   50 g Eibisch
   50 g Schachtelhalm

3 Eßlöffel der Teemischung mit ½ Liter kochendem Wasser übergießen und zugedeckt den ganzen Tag ziehen lassen. Über den Tag verteilt in kleineren Mengen anstelle von Wasser trinken.

7. 20 g Liebstöckelwurzel
20 g Birkenblätter
20 g Bärentraubenblätter
20 g Leinsamen
20 g Bruchkraut

2 Eßlöffel mit ¼ kochendem Wasser aufgießen, 2 Stunden ziehen lassen und abseihen. Während des Tages auf dreimal austrinken.

8. 3 Eßlöffel zerstoßene Petersilienfrucht mit ½ Liter kochendem Wasser aufgießen, 2 Stunden zugedeckt ziehen lassen und auf dreimal vor den Mahlzeiten austrinken.

9. 1 Eßlöffel zerstoßene Petersilienfrucht
1 Eßlöffel zerstoßenen Fenchel
1 Eßlöffel zerstoßenen Kümmel

Die Mischung mit ½ Liter kochendem Wasser übergießen, 2 Stunden zugedeckt ziehen lassen und auf dreimal vor dem Essen trinken.

10. 20 g Karotten (Frucht)
20 g Petersilie (Frucht)
20 g Kümmel
20 g Sellerie (Frucht)
20 g Anis (Frucht)

1 Eßlöffel der Teemischung mit ¼ Liter kochendem Wasser überbrühen, 4 Stunden stehen lassen und vor den Mahlzeiten trinken.

11. 20 g Bruchkraut
20 g Bärentraubenblätter
20 g Birkenblätter
20 g Liebstöckelwurzel
20 g Leinsamen

2 Eßlöffel der Mischung mit ½ Liter kochendem Wasser aufgießen, zwei Stunden ziehen lassen und anstelle von Wasser trinken.

12. Dampfsitzbäder aus Ackerschachtelhalm und Efeu nehmen. Über Nacht Umschläge mit Haferstroh machen. Zu diesem Zweck 8 Eßlöffel fein geschnittenes Haferstroh in 1 Liter Wasser 8 bis 10 Minuten kochen.

Harnblasenkatarrh

1. 3 Knoblauchzehen hacken und mit ½ Liter Weißwein 10 Minuten kochen. 15 Minuten stehen lassen und abseihen. Abends vor dem Schlafengehen 1 Tasse warm trinken. Die Kur dauert drei Wochen.

Nebenbei auch Gersten- oder Hafertee trinken: 2 Eßlöffel Gerste mit ½ Liter kochendem Wasser aufgießen und zugedeckt auskühlen lassen. Gerste bzw. Hafer vor der Zubereitung gut waschen. Den Tee anstelle von Wasser trinken.

2. Zu gleichen Teilen mischen: Schachtelhalm, Pfefferminze, Efeu.

1 kleinen Kaffeelöffel der Mischung in ¼ Liter Wasser 2 bis 3 Minuten kochen. Alle 1 bis 2 Stunden 1 Eßlöffel einnehmen. Jeden Abend vor dem Schlafengehen ein Dampfbad mit Schachtelhalm vornehmen: 1 Handvoll Schachtelhalm auf 1 Liter Wasser 5 bis 8 Minuten kochen. Diese Heilmaßnahme bis zur Genesung fortsetzen.

Bei Frauenleiden und anderen Entzündungen hat sich die Abkochung aus den Mandelschalen bewährt. 2 bis 3 Eßlöffel Mandelschalen in 1 Liter Wasser auf die Hälfte einkochen. Mehrmals täglich eine kleine Tasse davon trinken.

Harnblasensteine und Harngrieß

1. 2 Eßlöffel Ackerschachtelhalm
   2 Eßlöffel Walderdbeerblätter
   2 Eßlöffel Bärentraubenblätter
   2 Eßlöffel Wacholderbeeren (gemahlen)
   3 Eßlöffel Bohnenschoten (getrocknet)
   1 Eßlöffel Kolben-Bärlapp

10 Eßlöffel der Mischung in 2 Liter Wasser auf die Hälfte einkochen. Dreimal täglich 1 Tasse vor den Mahlzeiten trinken.

2. 2 Eßlöffel zerstoßene wilde Kirschkerne mit 100 ml 40%igem Alkohol ansetzen, gut verschließen und 10 Tage stehen lassen. Einmal täglich 6 bis 10 Tropfen mit etwas Wasser verdünnt einnehmen.

3. 1 Eßlöffel Zuckermelonensamen zerstoßen und in ¼ Liter Wasser 2 bis 3 Minuten kochen. Mehrmals täglich davon trinken.

4. 3 Eßlöffel Sand-Strohblumen (Blüten) mit ½ Liter kochendem Wasser aufgießen, 8 bis 10 Stunden zugedeckt ziehen lassen und abseihen. Über den Tag verteilt auf dreimal trinken.

5. 25 g fein zerstoßene Kerne von der Wildkirsche mit 80 g gewöhnlichem Schnaps ansetzen, eine Woche lang verschlossen bei mäßiger Temperatur stehen lassen. Täglich 5 bis 6 Tropfen davon einnehmen.

6. Eine Handvoll Leinsamen mit ½ Liter kochendem Wasser überbrühen. Alle zwei Stunden 100 ml davon trinken. Jeden Tag frischen Tee zubereiten.

7. Tee aus Haselnußblättern und Hagebutten trinken.

Harnentleerungsbeschwerden

1. 25 g Petersilie
   25 g Faulbaumbirne
   25 g Pfefferminze (Blätter)
   25 g Hundszahngras (Fäden)

3 Eßlöffel der Mischung mit ½ Liter kochendem Wasser überbrühen, zudecken und über Nacht stehen lassen. Diesen Tee anstelle von Wasser trinken.

2. 20 g Anis
   20 g Petersilie
   20 g Sellerie
   20 g Karotten
   20 g Kümmel

3 Eßlöffel zerdrückte Früchte der genannten Zutaten mit ½ Liter kochendem Wasser überbrühen, zudecken und 3 Stunden ziehen lassen. Auf dreimal nach dem Essen trinken.

Harnröhrenverschluß (Vergrößerung der Prostata)

1. 1 Eßlöffel Schachtelhalm
   2 Eßlöffel Birkenblätter
   1 Eßlöffel getrocknete Petersilienwurzel
   2 Eßlöffel Hirtentäschelkraut
   2 Eßlöffel Huflattichblätter

Die Zutaten in 1 Liter Wasser 5 bis 10 Minuten lang kochen. Danach 1 Stunde stehen lasen, abseihen, mit Honig süßen und über den Tag verteilt anstelle von Wasser trinken.

2. 100 g fein zerkleinerte Roßkastanienschalen mit 1 Liter 40%igem Alkohol ansetzen und in einer verkorkten Flasche 10 Tage stehen lassen. Die Flasche einige Male täglich gut schütteln. 20 Tage im Monat täglich 10 Tropfen mit etwas Wasser verdünnt mittags und abends vor den Mahlzeiten nehmen. 10 Tage Pause einschalten und wiederholen.

3. 1 kleinen Kaffeelöffel Bärentraubenblätterpulver morgens und abends vor dem Schlafengehen einnehmen.

4. Zu gleichen Teilen mischen: Maisgriffel, Schachtelhalm, Blätter der wilden Birne. – 2 Eßlöffel der Mischung mit ¼ Liter kochendem Wasser übergießen. Weitere Zubereitung wie unter 1.

Harnsperre

1. 20 g Petersilienkraut — 20 g Wacholderbeeren
   20 g Petersilienwurzel — 20 g Süßholz
   20 g Dorniger Hauhechel (Wurzel)

1 Eßlöffel der Mischung mit ¼ Liter kochendem Wasser aufgießen und kalt trinken.

2. Bei Harnsperre gleiche Teile (je 50 g) Sellerieblätter und Sellerieknollen in 1 Liter starkem Weißwein 1 bis 2 Minuten lang kochen. Ein weißes Tuch in den heißen Wein tauchen und auf die Blase legen. Mit einem wasserundurchlässigem Tuch abdecken, um die Wärme zu erhalten. Jeden Abend bis zur Genesung wiederholen.

3. 1 Petersilienwurzel durch den Fleischwolf drehen und 10 bis 15 Tropfen Saft auf 1 Würfel Zucker pressen. Dreimal täglich nehmen. Es ist ebenfalls ein bewährtes Mittel bei Wasseransammlung in der Niere, Harnkanalentzündung, Vergrößerung der Prostata und Nierensteinen.

4. 2 Eßlöffel Ackerschachtelhalm in ½ Liter Naturwein kochen und ungesüßt mehrmals täglich 1 kleine Tasse davon trinken.

Unterkühlung der Harnblase

Einige Knoblauchzehen in ¼ Liter Wasser kochen. Einige Tage hindurch jeden Morgen davon trinken.

Verschiedene Erkrankungen des Harnapparates

1. 2 Eßlöffel Birkenblätter — 2 Eßlöffel Brennessel
   2 Eßlöffel Fünffingerkraut — 1 Eßlöffel Dorniger Hauhechel
   1 Eßlöffel Petersilie (Kraut und Wurzel)

1 Eßlöffel der Mischung mit ¼ Liter kochendem Wasser überbrühen. Mehrmals täglich davon trinken.

2. Zu gleichen Teilen mischen: Ackerschachtelhalm, Hagebuttenfrucht, Bärentraubenblätter, Pfefferminze und Maisgriffel.

Zubereitung wie unter 1.

3. 3 Eßlöffel Bruchkraut — 2 Eßlöffel Dorniger Hauhechel
   3 Eßlöffel Heidelbeeren — 1 Eßlöffel Ackerschachtelhalm

1 Eßlöffel mit ¼ Liter kochendem Wasser aufgießen. Dreimal täglich oder alle 1 bis 2 Stunden schluckweise trinken.

HAUTKRANKHEITEN

Eitrige Abszesse am Körper

1. 3 Eßlöffel Brennesselblätter (Urtica dioica)
   3 Eßlöffel Nußblätter
   2 Eßlöffel Ackerschachtelhalm

Aus 1 Eßlöffel der Teemischung und ¼ Liter kochendem Wasser bereitet man einen Aufguß und trinkt dreimal täglich eine Tasse Tee davon. Außerdem tut es gut, wenn man auf die eitrige Wunde eine Breiauflage aus Leinsamen gibt.

2. Eine ständig eiternde Wunde kann man auf folgende Weise ausheilen: 50 g Schierlingsblätter in einem sauberen Gefäß 10 bis 15 Minuten lang kochen. Damit reinigt man zweimal täglich die Wunde. Aus den Blättern einen Teig kneten und eine Seite mit Honig bestreichen. Die Honigseite auf die eiternde Wunde legen und die Auflage bis zur nächsten Reinigung behalten. Den Vorgang 6 Tage hindurch wiederholen. Die verwendeten Blätter sind zu verbrennen.

3. Auf eiternde Wunden fein gehackte Zwiebel legen und mit starkem Verbandzeug verbinden.

Hautpusteln und -flechten, Hauttuberkulose

Im Sommer Hanfblätter sammeln und im Schatten trocknen. Einen Eßlöffel zerkleinertes Kraut in ¼ Liter Wasser 2 bis 3 Minuten kochen, zugedeckt 10 Minuten ziehen lassen und abseihen. Zweimal täglich eine Tasse trinken und außerdem mit diesem Tee die kranken Hautpartien waschen.

Hornhaut auf den Fußsohlen

Ein reines Tuch mit Kiefernharz (Pinus silvestris) bestreichen, auf die Hornhaut legen und 8 Tage behalten und alle 8 Tage das Pflaster wechseln, bis die Hornhaut von selbst abfällt.

Hühneraugen – Schwielen auf den Füßen

1. Auf etwas Watte ein Stückchen frische Zitrone geben, auf die Schwiele legen, verbinden und über Nacht behalten. Wiederholt man diesen Vorgang einige Abende hindurch, fallen die Schwielen ab. Vorher die Füße im warmen Wasser einweichen und soweit es geht, mit einem scharfen Messer die Schwielen zu entfernen versuchen.

2. Das Hühnerauge ausschneiden, auf die betreffende Stelle geriebenen Knoblauch legen und alles gut verbinden. Den Vorgang einige Abende hindurch wiederholen.

3. Eine halbe Dörrzwetschke auf das Hühnerauge legen und gut verbinden. Die Zwetschke jeden Abend wechseln und in einigen Tagen verschwindet das Hühnerauge.

4. Vor dem Schlafengehen eine geriebene rohe Kartoffel auf die Schwiele legen und verbinden. Den Vorgang einige Abende hindurch wiederholen.

5. Etwas Schuhmacherpech auf das Hühnerauge legen und mit Leukoplast verkleben. Dadurch entfernt man die Schwielen bzw. Hühneraugen völlig schmerzlos. 3 Tage lang und bei Bedarf auch längere Zeit wiederholen.

6. Ein Flanelltuch in Holzasche tauchen, auf der Herdplatte erwärmen und auf das Hühnerauge legen. 3 Tage hintereinander wiederholen und bei Bedarf die Anwendung auch länger durchführen.

7. Über Nacht auf die Hornhaut der Fußsohlen und auf die Hühneraugen frische Efeublätter auflegen, bis die Schwielen vergehen.

Schuppenflechte (Psoriasis)

1. Der Grund dieser Krankheit ist im Blut zu suchen. Verursacht wird sie durch Mikroben. Hier muß man in erster Linie das Blut heilen. Übermäßiger Genuß von Schweinefleisch und Geräuchertem verursacht diese schwer zu heilende Krankheit. Die Wissenschaft ist in dieser Hinsicht hilflos. Einen weiteren Verlauf der Krankheit kann man verhindern, wenn man ganz vorsichtig die obere erkrankte Hautschicht abkratzt und die darunterliegende gesunde mit Arnikatinktur betupft. Gleichzeitig muß man folgenden Tee trinken:

15 g Große Klette (Blätter)	15 g Brennessel samt Wurzel
15 g Rosmarin	15 g Hopfen
15 g Wegwarte	15 g Johanniskraut

Die angegebenen Mengen in 1½ Liter Wasser 6 bis 8 Minuten lang kochen. Mehrmals täglich 1 Tasse trinken. Die Kur dauert drei bis sechs Monate.

2. Die erkrankten Hautpartien zweimal täglich mit Öl einreiben und neben dem Ofen wärmen.

HAUTKRANKHEITEN DURCH ÄUSSERE ANSTECKUNG

Feuchtes Ekzem

1. Auf der Hautoberfläche entstehen gewöhnlich Knötchen, also kleine Bläschen, die sich weiter entwickeln und große Hautflächen anstecken können. Dieses Ekzem nennt man feuchtes Ekzem, das sehr schwierig zu heilen, aber nicht unheilbar ist. In der Apotheke 100 bis 200 g Tannen- oder Birkenteer kaufen und auf 100 g Teer 100 g Olivenöl nehmen. Das Ganze 5 Minuten kochen und mit dieser Salbe morgens und abends vor dem Schlafengehen die erkrankte Stelle bestreichen. Während dieser Zeit Wasser vermeiden. Die Hautstelle mit einem geeigneten wasserundurchlässigen Tuch verbinden. Die Krankheit vergeht in einigen Tagen.

2. Im Frühling den Saft des Weinstocks beim Schneiden in einer Flasche sammeln. Das Ekzem mit dem Saft einige Tage lang waschen.

3. Das Ekzem (Flechte) mit Zitronensaft bestreichen und danach flüssiges Puder auftragen (in der Apotheke erhältlich). Die Behandlung jeden Abend bis zum Abklingen des Ekzems wiederholen.

4. Vor dem Schlafengehen Ekzem auf den Händen mit Glyzerin massieren. Die Massage jeden Abend bis zum Verschwinden der Krankheit wiederholen.

5. Jeden Abend die kranke Hautpartie mit Meersalz abreiben.

6. Das nasse Ekzem mit starkem Juckreiz heilt man mit Heidelbeerextrakt: Die Beeren zu einem dicken Sirup kochen, ein Stück Gaze oder sauberes Tuch damit bestreichen und auf die erkrankte Stelle legen. Den Umschlag 10 bis 14 Tage behalten. Da das Tuch trocken wird, bleibt der Sirup auf der Haut kleben und dadruch wird der Juckreiz gestillt.

7. Eine größere Kartoffel in die Hälfte schneiden und in ungesalzenem Wasser kochen. Bei Juckreiz die betroffenen Körperpartien mit diesem Wasser waschen. Das Wasser kan man 3 Tage lauwarm oder kalt verwenden, dann ein frisches Kartoffelwasser bereiten. Nach dem Waschen weder die Hände noch die kranke Stelle abtrocknen, sondern trocknen lassen und danch mit Lebertran oder irgendeinem anderen geeigneten Öl (Olivenöl u. ä.), das die Haut am besten verträgt, einreiben. Die Therapie dauert 8 Wochen.

8. Mehrmals täglich die kranke Hautstelle mit folgendem Wasser waschen: 1 Eßlöffel raffiniertem Petroleum ¼ Liter Wasser hinzufügen. Weder während der Heilung noch längere Zeit danach Seife verwenden.

9. Herr Pelagić heilte das nasse Ekzem folgendermaßen:

Etwa ½ Liter Olivenöl und 50 g Birken- oder Tannenteer auf ¼ der Menge einkochen. Damit die kranke Hautpartie bestreichen.

Hautflechten (Ekzeme)

1. Es gibt mehrere Arten von Hautflechten, die sich in zersprungener Haut äußern. Man unterscheidet: Juckende, trockene, nasse, Schuppenflechten und andere. Die Heilung ist langwierig und schwer, da die Flechten hartnäckig sind.

2 Eßlöffel Breitwegerich
2 Eßlöffel Spitzwegerich
2 Eßlöffel Salbei
2 Eßlöffel Tausendguldenkraut
1 Eßlöffel Eichenrinde
½ Kaffeelöffel Wermut

2 Eßlöffel der Teemischung in ¼ Liter Wasser 5 Minuten kochen. Zweimal täglich 1 Tasse über den Tag verteilt schluckweise trinken. Einmal täglich die erkrankte Stelle über Heublumenwasserdampf halten. Während des Teildampfbades die Heublumen im Wasser behalten.

2. Befindet sich das Hautekzem bzw. die Flechte auf einer Körperstelle, daß man Umschläge auflegen kann, verwendet man folgende Teemischung:

Zu gleichen Teilen mischen: Große Klette (Wurzel), Birkenblätter, Ulmenrinde (mittlere Rinde), Eichenrinde oder Eicheln, Pappelblätter und Schafgarbe.

4 Eßlöffel in 1 Liter Wasser ½ Stunde lang kochen. Daraus Umschläge bereiten und auf die erkrankten Körperstellen legen. Tagsüber Buchsbaumblättertee trinken. 2 Eßlöffel fein zerkleinertes Kraut in ½ Liter Wasser auf ¼ Liter einkochen. Reichlich mit Honig süßen, da der Tee sonst sehr bitter schmeckt. Dreimal täglich eine kleine Tasse davon trinken.

3. Bei »fressender Flechte« verwendet man folgenden Tee: Zu gleichen Teilen werden gemischt: Salbei, Rosmarin, Schachtelhalm und Breitwegerich.

1 Kaffeelöffel der genannten Bestandteile mit ¼ Liter kochendem Wasser überbrühen, ½ Stunde zugedeckt ziehen lassen, abseihen und über den Tag verteilt trinken.

4. Hartnäckiges Ekzem bzw. hartnäckige Hautflechte: 13 Eßlöffel fein zerkleinerte Alantwurzel in ½ Liter Wasser kochen. Während des Kochens muß man die holzigen Wurzelfasern entfernen. Das Gefäß vom Feuer nehmen und 5 Eßlöffel ungesalzene Butter hinzufügen. Damit die erkrankten Körperstellen behandeln.

5. Jeden Abend eine Handvoll Weizen mit soviel Wasser ansetzen, soviel er bis zum nächsten Morgen aufsaugen kann. In der Frühe etwas Wasser dazugeben und das Ganze mehr dünsten als kochen lassen, bis der Weizen springt. Den gekochten Weizen mit 1 Tasse abgekochter Milch vermischen und die Menge während des Tages aufessen. Man kann auch Weizenkleietee trinken. Außerdem 1 Eiklar mit etwas Lindenkohlepulver vermischen und auf die erkrankte Stelle auftragen.

6. Zu gleichen Teilen mischen: Ackerschachtelhalm, Spitzwegerich und Kamillenblüten.

3 Eßlöffel Kräuter in ½ Liter Wasser 6 bis 8 Minuten kochen. Damit zweimal täglich die betroffenen Stellen waschen. Danach die Haut einpudern.

7. Empfohlen wird auch folgendes Heilmittel gegen Ekzeme bzw. Hautflechten:

Zweimal täglich irgendeinen Blutreinigungstee trinken; morgens, mittags und abends 1 kleinen Löffel Hefe nehmen. Den Vorgang bis zum Abklingen des Ekzems wiederholen.

8. 1 Eßlöffel Schwefelblumenpulver (in der Apotheke erhältlich) mit Lebertran zu einem mitteldicken Brei verrühren. Mit dieser Schwefelsalbe die kranke Stelle tagsüber und am Abend bestreichen. Während der Behandlung darf man die kranken Körperpartien nicht mit Wasser in Berührung bringen, auf keinen Fall aber mit kaltem. Beim Gesichtsekzem die Haut mit einem in feines Öl eingetauchten Wattebausch betupfen.

9. 1 Eßlöffel Hanfblätter in ¼ Liter Wasser 5 Minuten lang kochen. Dann abseihen, mit echtem Honig süßen und dreimal täglich vor den Mahlzeiten trinken. Die Kur dauert 6 bis 8 Monate.

Die kranken Hautstellen mit folgender Salbe behandeln:

15 g Kiefern- oder Birkenteer
130 g Schweinefett oder ungesalzener Talg
10 bis 15 g »Schwefelblumen«

Unerträglicher Juckreiz

1. 10 Eßlöffel fein gehacktes Roggenstroh mit 1 Liter Wasser ansetzen und auf kleiner Flamme 15 Minuten lang kochen. Mit dem lauwarmen Tee die erkrankten Hautpartien zwei- bis dreimal täglich waschen. Außerdem ein ausgezeichnetes Mittel gegen Wasserpusteln.

2. Eine Handvoll Wacholderwipfel in 1 Liter Wasser ½ Stunde lang kochen. Ein sauberes Tuch eintauchen, leicht ausdrücken und auf die kranke Stelle legen. Darüber ein Flanell- oder Wolltuch geben. Alle zwei Stunden den Umschlag wechseln. Den vor dem Schlafengehen aufgelegten Umschlag über Nacht behalten.

HEISERKEIT

1. 35 dag Eichenrinde abschaben und in ½ Liter Wasser 20 Minuten kochen (äußere Rinde entfernen). Abseihen und damit gurgeln.

2. Einen größeren Schwarzen Rettich aushöhlen und mit 1 Eßlöffel geriebenen Kren und 2 Eßlöffel Honig füllen. Abends bereitet man den Rettich für den nächsten Morgen und am Morgen für den Abend. Also 2 Rettiche täglich bis zur Genesung.

3. In Kamillentee 1 Eßlöffel Meersalz geben und inhalieren. Ein Meeraufenthalt ist zu empfehlen, ebenso Gurgeln mit Meerwasser. Rauchen, zu kalte, zu heiße Getränke, scharfe und saure Speisen sind verboten!

HERZKRANKHEITEN

1. 2 Eßlöffel Maisgriffel (Stigmata Maydis)
   2 Eßlöffel Meerzwiebel
   2 Eßlöffel Birkenblätter
   1 Kaffeelöffel Roter Fingerhut (Digitalis purpurea)

Von der Mischung ¾ Eßlöffel in ¼ Liter Wasser 2 bis 3 Minuten kochen und 10 bis 15 Minuten ziehen lassen. Abseihen und vor dem Mittag- und Abendessen 1 Tasse ungesüßt davon trinken.

2. Die Zitrone ist ein vorzügliches Heilmittel für Herzkrankheiten. Den Saft von 3 Zitronen mit 1 kleinen Löffel Salz vermischen und in einer Flasche so lange schütteln, bis die Flüssigkeit zu schäumen beginnt. Jede Stunde 1 Eßlöffel davon nehmen. Das ist gleichzeitig auch ein Heilmittel für Verdauungsstörungen und Leberkrankheiten.

3. Rosmarinwein heilt viele Krankheiten, insbesondere das Herz, wenn man morgens und abends 2 bis 4 Eßlöffel davon einnimmt.

Zubereitung: Getrocknete, fein zerkleinerte Rosmarinblätter in eine Flasche geben, mit 1 Liter starkem, weißen Naturwein übergießen und 24 Stunden ziehen lassen. Dreimal täglich vor dem Essen drei bis vier Eßlöffel einnehmen. Das Heilmittel hat sich bei Wassersucht, Herzerkrankungen und Blutreinigung bewährt und ist harntreibend.

4. 1 Kaffeelöffel Adonisröschen in ¼ Liter Wasser 2 Minuten lang kochen und 10 Minuten zugedeckt ziehen lassen. Alle 2 Stunden einen Eßlöffel davon einnehmen.

5. In ¼ Liter Wasser drei Eßlöffel Herzgespann drei Minuten lang kochen. Zweimal täglich 1 Tasse davon trinken. Das frische Kraut ist wirksamer, davon nur die halbe Dosis nehmen.

Angina pectoris

15 g Baldrian
15 g Weißdornblüten
15 g Lavendelblüten
15 g Herzgespann (Leonurus Cardiaca)
10 g Zitronenmelisse
15 g Kümmel
15 g Fenchel

3 Eßlöffel der Teemischung mit ½ Liter kochendem Wasser überbrühen und 2 Stunden ziehen lassen. Mit Honig süßen und während des Tages auf drei- bis viermal austrinken.

Heilkräuter für alle Herzerkrankungen

4 Eßlöffel Rosmarinblätter
4 Eßlöffel Zitronenmelisse
4 Eßlöffel Baldrian

1 Eßlöffel der Mischung mit ¼ Liter kochendem Wasser aufgießen und dreimal täglich 1 Tasse nach dem Essen trinken.

Herzenge und Herzstiche

4 bis 5 Eßlöffel Schlehdornblüten mit 1 Liter Schnaps ansetzen und 10 Tage stehen lassen. Bei Bedarf ein kleines Gläschen nehmen.

Herzfehler

25 g Pfefferminze (Blätter)
10 g Kamille
10 g Schafgarbenblüten
10 g Birnenrinde
25 g Zitronenmelissenblätter
10 g Fenchel
10 g Weißdornblüten

3 Eßlöffel der Teemischung mit ½ Liter kochendem Wasser aufgießen und zugedeckt über Nacht stehen lassen. Nach dem Essen anstelle von Wasser trinken.

Herzklopfen

1. 2 Eßlöffel Fenchel
   2 Eßlöffel Lavendel
   2 Eßlöffel Zitronenmelisse
   2 Eßlöffel Orangenschalen

1 Eßlöffel der Mischung mit ¼ Liter Wasser ansetzen, 8 bis 12 Stunden stehen lassen und danach 3 bis 4 Minuten lang kochen. Täglich vor dem Schlafengehen nur 1 Eßlöffel einnehmen. Einmal wöchentlich ein Fußbad aus Heublumen nehmen (Kochzeit 10 bis 15 Minuten). Danach sofort die Füße bis zur halben Wade in kaltes Wasser stellen und mit den Füßen wassertreten.

2. Bei starkem Herzklopfen dem Kranken 1 Tasse Zuckerwasser mit etwas Zitronensaft verabreichen und die Brust mit kaltem Wasser abwaschen.

Herz- und Nervenkrankheiten

8 Eßlöffel Rosmarinblätter in zwei Liter Wasser auf die Hälfte einkochen und abseihen. ½ kg Zucker und vier geschälte, in Scheiben geschnittene Zitronen dazugeben. Eine weitere halbe Stunde kochen lassen und kalt abseihen. Kleine Flaschen füllen und verschließen. Dreimal täglich 1 Eßlöffel einnehmen.

Herzneurose

10 g Baldrian
10 g Weißdornblüten
10 g Lavendelblüten
10 g Herzgespann
10 g Kümmel
10 g Fenchel
10 g Zitronenmelisse

3 Eßlöffel der Mischung mit ½ Liter kochendem Wasser überbrühen, 2 Stunden zugedeckt ziehen lassen und abseihen. Mit Honig süßen und über den Tag verteilt in 3 bis 4 Zügen austrinken.

Herzwasser

Getrocknete Arlesbeeren (Sperberbaum) essen oder bei Fehlen derselben Wacholderbeeren mit Schnaps ansetzen. Morgens auf nüchternem Magen und abends vor dem Schlafengehen nehmen. Äußerlich werden Ackerschachtelhalm-Umschläge aufgelegt: 2 Handvoll Ackerschachtelhalm (Zinnkraut) in 1 Liter Wasser 5 bis 10 Minuten lang kochen.

Schwacher Herzmuskel

Das beste Heilmittel dafür ist die Massage. Eine 1-Liter-Flasche bis zur Hälfte mit dem zerkleinerten Hirtentäschelkraut (Capsella Bursapastoris) füllen und mit starkem Alkohol (40%) auffüllen. 10 Tage an der Sonne oder in einem mäßig warmen Raum stehen lassen. Dann die Flasche in einem kühlen Raum aufbewahren und mit der Flüssigkeit jeden Abend die Herzgegend einmassieren. Von unten nach oben, auf der linken Seite des Brustkorbes massieren.

HODEN, ENTZÜNDETE UND GESCHWOLLENE

Ein Säckchen mit Sägespänen füllen (ca. 1 kg Späne), vernähen und in einem Topf Wasser 10 Minuten lang kochen. Tücher eintauchen und als möglichst heiße Umschläge auflegen. Sobald das Wasser erkaltet, das gefüllte Säckchen wieder 10 Minuten darin kochen lassen. Falls es sich um keine andere Krankheit handelt, vergeht die Entzündung gewöhnlich schon nach 24 Stunden. Jedenfalls ist es ratsam, einen Facharzt aufzusuchen, um die richtige Diagnose zu stellen.

HODGKINSCHE KRANKHEIT

Man kann mit Sicherheit fast 50% der von der Hodgkinschen Krankheit Betroffenen durch intensive Bestrahlung und entsprechende Therapie ausheilen. Die Ärzte Dr. Erie C. Eason aus Manchester und Doktor Henry Kaplan aus Kalifornien behaupten, daß man diese Kranken mittels Bestrahlung genau so lange am Leben erhalten kann, wie andere gesunde Menschen.

Sie empfehlen folgende Therapie:

1. An der frischen Luft im Stehen den Brustkorb vorwölben. Alle anderen Körperteile entspannen.

2. In Augenhöhe ohne Anspannung einen Punkt fixieren. Den Blick nicht wenden.

3. Die Luft langsam, aber ununterbrochen und ohne Verspannung (Verkrampfung) völlig ausatmen.

4. Anschließend ohne sich zu bewegen und bei völliger seelischer Entspannung einatmen. In Gedanken anfangs bis 16 und später bis 25 bzw. 38 zählen.

5. Danach sofort völlig ausatmen. Diesen Vorgang zweimal täglich 4 bis 6 Minuten lang wiederholen.

HUSTEN

1. 1 Eßlöffel Basilikum und 1 Eßlöffel Honig mit ¼ Liter kochendem Wasser überbrühen und 10 Minuten zugedeckt ziehen lassen. Abseihen, mit Honig süßen und dreimal täglich vor den Mahlzeiten eine Tasse trinken. Die Kur dauert bis zur Genesung.

2. 800 g Honig 200 ml Schnaps 800 g frische Butter

Die angegebenen Zutaten gut miteinander vermischen und morgens auf nüchternem Magen 2 Eßlöffel davon 30 Tage lang einnehmen.

3. 150 ml Obstsaft, 150 ml Holundersirup, 150 ml Lindenblütentee

Die angegebenen Mengen zum Kochen bringen und 1 danach Eßlöffel Honig hinzufügen. Mehrmals täglich eine Tasse warmen Tee davon trinken.

4. 3 Eßlöffel Thymianblätter mit ½ Liter kochendem Wasser überbrühen und 2 Stunden zugedeckt ziehen lassen. Abseihen, mit Honig süßen und alle 2 Stunden 1 Eßlöffel davon einnehmen.

5. 20 g Spitzwegerich 20 g Huflattich (Blätter)
20 g Eibisch (Blätter) 20 g Fenchel

Zum Aufguß 3 Eßlöffel der Mischung nehmen und mit ½ Liter kochendem Wasser übergießen. 3 Stunden zugedeckt ziehen lassen und dann abseihen. Mit Honig süßen und alle 2 Stunden 1 Eßlöffel davon einnehmen.

6. 20 g fein zerkleinerte Alantwurzel mit ¼ Liter kochendem Wasser überbrühen und 2 Stunden zugedeckt ziehen lassen. Abseihen und alle 2 Stunden 1 Eßlöffel davon einnehmen.

7. 50 g Eibisch 50 g Fenchel 50 g Huflattich (Blätter)

1 Eßlöffel der Mischung mit ¼ Liter kochendem Wasser überbrühen und 2 Stunden zugedeckt ziehen lassen. Abseihen und 1 Eßlöffel alle 10 bis 15 Minuten einnehmen.

8. 25 g Eibisch 25 g Kleinbl. Wollblume (Blüten)
25 g Malve 25 g Huflattich

3 Eßlöffel der Teemischung mit ½ Liter kochendem Wasser aufgießen und 1 Stunde zugedeckt ziehen lassen. Danach abseihen, mit Honig süßen und alle 2 Stunden 1 Eßlöffel warm einnehmen.

9. 25 g Anis 25 g Süßholz
25 g Fenchel 25 g Majoran

1 Eßlöffel der Mischung mit ¼ Liter kochendem Wasser überbrühen und 2 Stunden ziehen lassen. Abseihen und nach den Mahlzeiten trinken.

10. 5 g Fenchel 20 g Pfefferminze (Blätter)
5 g Eibischwurzel 20 g Huflattich (Blätter)
5 g Isländisches Moos 20 g Eibisch
5 g Ysop (Blätter) 20 g Malve

3 Eßlöffel der Teemischung mit ½ Liter kochendem Wasser aufgießen und 2 Stunden zugedeckt ziehen lassen. Abseihen und stündlich 1 Eßlöffel trinken.

11. 20 g Eibisch (Blüten) 20 g Spitzwegerich (Blätter)
20 g Fenchel 20 g Huflattich (Blätter, Blüten)

3 Eßlöffel der Mischung mit ½ Liter kochendem Wasser überbrühen und 3 Stunden zugedeckt ziehen lassen. Abseihen, mit Honig süßen und alle 2 Stunden 1 Eßlöffel davon einnehmen.

Asthmatischer Husten

Zu gleichen Teilen mischen: Alantwurzel, Huflattichblätter, Beinwell und Schafgarbe.

1 Eßlöffel der Mischung mit ¼ Liter kochendem Wasser übergießen und 10 bis 15 Minuten ziehen lassen. Danach abseihen und trinken.

Chronischer Husten

2 Eßlöffel fein gehacktes Eisenkraut mit ½ Liter Treberbranntwein ansetzen und einige Tage ziehen lassen. Danach abseihen und 15 Tropfen davon mit etwas Wasser mehrmals täglich verabreichen. Es ist ein bewährtes Mittel gegen Husten und bei Katarrh.

Hartnäckiger Husten

1. Zu gleichen Teilen mischen: Wegerich, Gundelrebe, Schafgarbe und Quecke.

Alle Bestandteile fein zerkleinern und im Mörser zerstoßen. Zum Abkochen 2 Eßlöffel der Mischung auf ¼ Liter Wasser nehmen und 3 bis 4 Minuten kochen. Mit Kandiszucker oder Honig süßen und dreimal täglich vor dem Essen trinken.

2. 3 Eßlöffel Augentrost
3 Eßlöffel Alantwurzel
2 Eßlöffel Isländisches Moos
2 Eßlöffel Stechpalme

Zum Tee 1 Eßlöffel der Mischung auf ¼ Liter kochendes Wasser nehmen, 10 bis 15 Minuten zugedeckt ziehen lassen und abseihen. Mit Kandiszucker süßen und dreimal täglich jeweils vor den Mahlzeiten 1 Tasse davon trinken.

3. 20 g Augentrost
20 g Isländisches Moos
20 g Lavendel
20 g Malvenblätter und -wurzel
20 g Schafgarbe
20 g Breitwegerich
20 g Holunderblüten

1 Eßlöffel der Mischung in ¼ Liter Wasser über Nacht einweichen. Am folgenden Morgen 1 bis 2 Eßlöffel Honig hinzufügen, einmal aufwallen lassen und vom Feuer nehmen. 10 Minuten zugedeckt ziehen lassen, abseihen und mit etwas Zitronensaft abschmecken. Dreimal täglich vor dem Essen 1 Tasse oder alle 1 bis 2 Stunden 2 bis 3 Schluck davon trinken. Außerdem empfiehlt es sich, jeden Abend eine Handvoll Weizen auszulesen, in Wasser einweichen und mehr dünsten als kochen, bis der Weizen platzt. Die Weizenspeise kann man entweder mit Honig oder Kandiszucker süßen. In kleinen Mengen über den Tag verteilt essen. Die Kur dauert so lange, bis der Husten abklingt.

Diese Teemischung sandte ich Frau P. L., die mir folgendes zurückschrieb: »Vor 1 Monat verbrauchte ich Ihren Tee gegen Husten. Ich finde nicht die Worte, mit denen ich Ihnen für dieses Heilmittel danken könnte. Ich kann mit Sicherheit behaupten, daß mein Husten aufgehört hat. Bevor ich Ihren Tee bekam, versuchte ich, leider ohne Erfolg, den Husten mit verschiedenen Siruparten und Arzneien zu heilen. Ihr Heilmittel hat sozusagen ein wahres Wunder gewirkt.«

Husten (durch Erkältung verursacht)

1. 2 Eßlöffel Huflattichblüten 4 Eßlöffel feingehackte Zwiebel
   2 Eßlöffel Schafgarbe 3 Eßlöffel Lindenblüten

1 Eßlöffel der Teemischung in ¼ Liter Wasser 15 Minuten lang kochen. Alle 2 Stunden schluckweise trinken.

2. ½ Eßlöffel fein zerstoßene Wacholderbeeren mit 1 Eßlöffel Honig mischen. Davon 1 Eßlöffel dreimal täglich vor den Mahlzeiten einnehmen. Außerdem einmal täglich die Fußsohlen mit Knoblauch gut abreiben.

3. 3 Eßlöffel Kamille 3 Eßlöffel Walderdbeerblätter
   3 Eßlöffel Schafgarbe 2 Eßlöffel Tausendguldenkraut

2 Eßlöffel der Mischung mit ¼ Liter kochendem Wasser überbrühen und 10 bis 15 Minuten ziehen lassen. Dann abseihen, mit Honig oder Kandiszucker süßen und dreimal täglich vor dem Essen trinken.

4. 3 Eßlöffel Zucker in einer Kasserolle unter ständigem Rühren erhitzen. Mit ½ Liter Wasser aufgießen. 2 fein gehackte Zwiebeln hinzufügen und einige Minuten lang kochen lassen. Abseihen und mehrmals täglich 1 Eßlöffel davon einnehmen.

Hustenreiz

1. 10 g fein zerkleinerte Alantwurzel mit ¼ Liter kochendem Wasser aufgießen, 2 Stunden zugedeckt ziehen lassen und abseihen. Alle zwei Stunden einen Eßlöffel davon einnehmen.

2. 5 g Alant 3 g Quendel 2 g Edelkastanienblätter

Diese Teemischung mit ¼ Liter kochendem Wasser überbrühen und 2 Stunden zugedeckt ziehen lassen. Danach abseihen und alle 2 Stunden 1 Eßlöffel davon einnehmen.

3. 20 g Holunderblüten 20 g Edelkastanienblätter
   20 g Wegerich 20 g Quendel
   20 g Rundblättriger Sonnentau (Drosera rotundifolia)

3 Eßlöffel der Mischung mit ½ Liter kochendem Wasser aufgießen, 2 Stunden zugedeckt ziehen lassen und alle 2 Stunden einen Eßlöffel davon einnehmen.

4. 50 g Eibischwurzel   50 g Fenchel   50 g Huflattichblätter

1 Eßlöffel der Mischung mit ¼ Liter kochendem Wasser überbrühen und zugedeckt 2 Stunden ziehen lassen. Alle 10 bis 15 Minuten einen Eßlöffel davon warm einnehmen. Tee mit Weichsel- oder Himbeermarmelade süßen.

Keuchhusten

20 g Pfefferminzblätter   20 g Thymianblätter
20 g Quendel   20 g Edelkastanienblätter
20 g Spitzwegerich
20 g Rundblättriger Sonnentau (Drosera rotundifolia)

3 Eßlöffel dieser Mischung mit ½ Liter kochendem Wasser übergießen, 2 Stunden zugedeckt ziehen lassen und abseihen. Stündlich einen Eßlöffel davon einnehmen.

Trockener Husten

1. Einen Eßlöffel getrocknete und fein zerstoßene Hagebutten mit ¼ Liter kochendem Wasser übergießen und mit gelbem Kandiszucker süßen. Dreimal täglich vor den Mahlzeiten bis zum Abklingen des Hustens davon trinken.

2. 2 Eßlöffel Eibisch (Blätter und Blüten)
   2 Eßlöffel Beinwell (Blätter und Blüten)
   1 Eßlöffel Quendel
   1 Eßlöffel Walderdbeerblätter
   2 Eßlöffel Kleinblütige Wollblume (Blüten)

Zum Aufguß 2 Eßlöffel der Teemischung auf ¼ Liter kochendes Wasser nehmen und 15 Minuten ziehen lassen. Etwas Zitronensaft hinzufügen und nach Belieben mit Honig süßen. Alle 1 bis 2 Stunden schluckweise oder dreimal täglich je eine Tasse vor den Mahlzeiten trinken.

3. 6 Eßlöffel Sonnenblumensamen
   3 Eßlöffel Sonnenblumenblätter
   3 Eßlöffel Huflattichblätter
   1 Eßlöffel Lungenkraut

2 Eßlöffel der Teemischung 3 bis 5 Minuten kochen. Weitere Zubereitung wie unter 2.

4. 2 Eßlöffel Holunderblüten — 2 Eßlöffel Isländisches Moos
2 Eßlöffel Löwenzahn — 2 Eßlöffel Eibischwurzel
3 Eßlöffel Dorniger Hauhechel

Zubereitung wie unter 2.

5. Weißdornzweige schälen und zerreiben. 2 Eßlöffel davon in ¼ Liter Wasser 5 Minuten lang kochen.

HYSTERIE UND HYPOCHONDRIE

1. Täglich 2 Kaffeelöffel Tinktur von der »Schwarzen Brennessel« (Ballota nigra = Schwarznessel) mit etwas Wasser verdünnt nehmen.

2. Zu gleichen Teilen mischen: Walderbeerblätter, Quendel (Feldthymian), Waldmeister und Edel-Gamander.

1 Eßlöffel mit ¼ Liter kochendem Wasser überbrühen, 10 bis 15 Minuten ziehen lassen und abseihen. Nach Belieben süßen und alle 1 bis 2 Stunden schluckweise trinken.

3. 50% Pfefferminze
30% zerkleinerte Baldrianwurzel
20% Bitterklee

1 Eßlöffel der Mischung mit ¼ Liter kochendem Wasser übergießen, 2 Stunden zugedeckt ziehen lassen, abseihen und nach den Mahlzeiten trinken.

4. Zu gleichen Teilen mischen: Zitronenmelisse, Pfefferminze, Hopfen und Baldrianwurzel.

1 Eßlöffel der Mischung mit ¼ Liter kochendem Wasser aufgießen und zugedeckt 3 Stunden ziehen lassen. Danach abseihen und trinken.

5. 50 g Pfefferminze
25 g Bitterklee
25 g fein zerkleinerte Baldrianwurzel

Zum Aufguß 3 Eßlöffel der Mischung auf ½ Liter kochendes Wasser nehmen und 2 Stunden zugedeckt ziehen lassen. Danach abseihen und morgens und abends 1 Tasse davon trinken.

6. 20 g Pfefferminze 20 g Hopfen
20 g Zitronenmelisse 20 g Lavendelblätter

3 Eßlöffel mit ½ Liter kochendem Wasser überbrühen, zudecken und 2 Stunden ziehen lassen. Abseihen und morgens und abends eine Tasse trinken.

7. 20 g Pfefferminze 20 g Basilikum
20 g Zitronenmelisse 20 g Hopfen
20 g Gundelrebe

3 Eßlöffel der Kräutermischung mit ½ Liter kochendem Wasser überbrühen, zudecken und 2 Stunden ziehen lassen. Abseihen und morgens und abends 1 Tasse davon trinken.

INNERE KRANKHEITEN

Hauswurz ist ein bewährtes Heilmittel gegen innere Krankheiten. 1 Eßlöffel Hauswurz in ¼ Liter Wasser 2 Minuten lang kochen. Mehrmals täglich 1 kleine Tasse davon trinken. Die Blätter im Sommer während der Blütezeit sammeln und an der Sonne trocknen.

ISCHIAS UND GELENKSENTZÜNDUNG

1. 4 Eßlöffel Schafgarbe 2 Eßlöffel Hirtentäschelkraut
4 Eßlöffel Große Klette 2 Eßlöffel Dorniger Hauhechel

2 Eßlöffel der Teemischung in ¼ Liter Wasser 3 Minuten lang kochen, 15 bis 20 Minuten ziehen lassen und abseihen. Danach den Saft 1 größeren Zitrone hinzufügen und nach Belieben mit Honig süßen. Alle 1 bis 2 Stunden schluckweise trinken.

2. 1 Eßlöffel hochwertigen, reinen Hafer in ¼ Liter Wasser 2 bis 3 Minuten lang kochen, abseihen und mehrmals täglich eine Tasse trinken. Gleichzeitig alle 4 Stunden Umschläge mit gekochtem, warmen Hafer auf die erkrankte Körperstelle legen. Zu diesem Zweck kann man zwei reine Strümpfe nehmen. So hat man immer einen zweiten Strumpf zum Auswechseln bereit. Nimmt die zu behandelnde Körperstelle eine größere Fläche ein, verwendet man gleichzeitig beide Strümpfe nebeneinander.

3. ¼ kg Honig mit reinem ungelöschten Kalk mischen und ein Leinentuch damit reichlich bestreichen. Diese Auflage auf die kranke Stelle legen. Alle 4 Stunden wechseln.

4. Roßkastanien mit einem reinen Holzhammer zerstoßen und ein 1-Liter-Glas bis zur Hälfte damit füllen. Mit starkem Alkohol (40%) bis oben hin aufgießen, mit Pergamentpapier verschließen und vier Wochen stehen lassen. Nach Ablauf dieser Zeit den Alkohol abseihen und dreimal täglich die kranken Körperpartien einreiben, bis der Schmerz völlig verschwindet.

5. Die zu behandelnde Körperstelle täglich mit Wacholderharz einreiben.

6. Eine 1-Liter-Flasche mit ¾ Liter Treberbranntwein füllen und offen in einen Ameisenhaufen stellen. Sobald die Flasche mit genügend Ameisen angefüllt ist, verschließen und 4 Wochen an der Sonne stehen lassen. Danach den Treberbranntwein abseihen und die erkrankten Körperpartien damit einreiben. Nach einigen Monaten wird jeder Kranke durch dieses Heilmittel gesund.

7. 100 bis 200 g Kristallmeersalz mit 20 bis 25 Liter kochendem Wasser überbrühen und kurz aufkochen. Anschließend die heiße Flüssigkeit in ein größeres Gefäß übergießen und in möglichst heißem Salzwasser die erkrankten Körperteile baden.

Diesen Vorgang jeden Abend vor dem Schlafengehen wiederholen. Nach dem Bad legt man sich ins warme Bett. Eine Hilfsperson massiert dem Kranken anschließend die betroffenen Körperteile mit einer Mischung aus Weinessig und Efeu ein. Zu diesem Zweck 150 bis 200 g Efeuwurzel mit reinem Weinessig ansetzen und 10 Tage an einem warmen Ort stehen lassen.

Einmal täglich muß man die Flasche schütteln. Nach 5 Abenden die Meersalzbäder mit Heublumenbädern abwechseln.

Zubereitung: 5 bis 10 Handvoll Heublumen in 20 Liter Wasser 15 Minuten lang kochen. Während des Dampfbades die erkrankte Körperregion und das Gefäß mit einem Leintuch oder einer Decke zudecken, damit der Dampf nicht entweichen kann. Anschließend die angeführte Massage mit der Weinessig-Efeumischung anwenden.

8. Gegen Ischias haben sich Auflagen mit faulen Äpfeln bestens bewährt. Die Heilung dauert 14 Tage.

Lumbago (Ischias – Hexenschuß)

Eine geriebene Krenwurzel, einige Knoblauchzehen, 2 Plättchen Kampfer und 1 glattgestrichenen Eßlöffel Wermut.

Die angeführten Bestandteile in 1 Liter Treberbranntwein ansetzen und 1 Tag ziehen lassen. Am folgenden Tag die erkrankten Körperteile mehrmals täglich damit einreiben. Jeden Abend wickelt man sich in frisches Farnkraut ein. Die Kur dauert vom Frühjahr bis zum Herbst, und bei Ausdauer wird der Kranke gesund.

KINDERKRANKHEITEN

Erbrechen beim Säugling

1. Etwas Sauerteig mit kochender Milch vermischen. Die noch warme Masse in ein Tuch wickeln und als Umschlag auf den Magen legen. Den Vorgang einige Tage lang wiederholen. Das Kind vor Erkältung schützen und nur warme Windeln verwenden.

2. ½ Liter Wasser mit 1 Eßlöffel Honig aufkochen und davon alle ½ Stunde 1 Kaffeelöffel verabreichen. Auf den Magen einen Umschlag aus Essigwasser (50 : 50) legen und jede Stunde wechseln.

Rachitische Kinder

Rachitische Kinder in Gerstenwasser baden. Zu diesem Zweck nimmt man 1 kg Gerste und kocht diese 15 Minuten lang in 5 Liter Wasser. Das Gerstenwasser wird dem Badewasser zugesetzt.

Zur Unterstützung des Wachstums

Falls die Krankheit nicht zu fortgeschritten ist, kann man folgendes unternehmen: Rohe oder gekochte Rindsknochen eines gesunden Tieres auf Buchenholzkohle verbrennen, bis sie ganz schwarz werden. Danach die Knochen zu Pulver vermahlen. 1 Messerspitze zu den Mahlzeiten nehmen. Außerdem soll man täglich ein haselnußgroßes Stück Sauerteig (Germ) essen. Weiters esse man zweimal wöchentlich ein in der Mitte nicht ganz durchgebratenes Schnitzel. Morgens und abends folgende Turnübungen durchführen: Das Kind auf den Rücken legen und den Körper mit beiden Händen so heben, daß er nur auf unseren Armen liegt. In dieser schwebenden Lage kann man mit den Beinen und dem Körper des Kindes Turnübungen ausführen.

Wurmkrankheiten bei Kindern und Erwachsenen

1. 2 Eßlöffel Ackerschachtelhalm 2 Eßlöffel Eberraute
6 fein gehackte Knoblauchzehen

Alle Zutaten gut vermischen und mit 100 ml kochendem Wasser einen Aufguß bereiten. Sechs Tage hintereinander auf nüchternem Magen ½ Eßlöffel davon einnehmen.

2. 1 kleinere Zwiebel oder 6 bis 8 Knoblauchzehen in einer Tasse Milch kochen. Den Brei mehrmals über den Tag verteilt essen. Die Kur dauert einige Tage.

3. Karottensaft mit Honig süßen und mehrmals täglich 1 Eßlöffel davon einnehmen.

4. Handelt es sich um kleine Madenwürmer, die gewöhnlich im Dickdarm schmarotzen, so kann man sie mit einem Einlauf entfernen. Vorher den After mit Öl oder Fett betupfen. Den Einlauf kann man mit Knoblauchsaft oder mit warmem Wasser unter Zusatz von etwas Essig, Zitronensaft oder starkem Rainfarntee durchführen. Vor dem Einlauf den After mit lauwarmem Wasser abwaschen und dann den Darm mit Rainfarntee spülen: 2 Eßlöffel Rainfarn mit ¼ Liter Wasser überbrühen.

5. Man kann auch alle 2 Stunden 1 kleine Tasse Baldriantee trinken.

6. 2 bis 3 Knoblauchzehen fein zerschneiden und mit kaltem Wasser ansetzen. 8 Tage lang vor dem Frühstück davon trinken.

7. Gegen Würmer, auch gegen die kleinsten Schmarotzer (½ mm lang) ist der Rainfarntee sehr wirksam. Dazu muß man 1 Eßlöffel Rainfarnblüten (Tanacetum vulgare) mit ¼ Liter Wasser ansetzen. Die eine Hälfte der Flüssigkeit nüchtern und die andere vor dem Schlafengehen trinken.

8. Hauptsächlich werden Kinder von Würmern befallen. Das wirksamste Mittel dagegen ist der Knoblauch. Einige Knoblauchzehen zerkleinern und in einer Tasse Milch aufkochen. Jeden Morgen nüchtern ½ Stunde vor dem Frühstück 14 Tage lang trinken.

9. Sind die Kinder von Madenwürmern befallen, gibt man ihnen folgenden Tee zu trinken: Eine fein zerkleinerte Zwiebel mit ½ oder 1 Liter Wasser (je nach der Größe der Zwiebel) ansetzen. Davon mehrmals täglich 2 bis 3 Schluck trinken.

10. Jeden Morgen einige grob gehackte Knoblauchzehen in einem Topf Milch aufkochen. Diese Kur dauert 14 Tage.

11. 2 g Wermut 2 g Süßholzpulver 1 g Anis

Alle Zutaten gut vermengen und mit etwas Marmelade morgens 5 bis 6 Tage lang einnehmen.

Bei Kindern nur echten Bienenhonig verwenden

Die Entwicklung des kindlichen Organismus erfordert viel Zucker. Der im Honig enthaltene Invertzucker ist für die Kinder viel gesünder als der normale Weißzucker, da er von den Organen nicht verarbeitet werden muß.

Schwache und magere Kinder erholen sich durch Honig sehr rasch. Der echte Bienenhonig enthält Kalzium, Glukose, Fruktose und andere Mineralsalze, die für die Entwicklung und Gesundheit eines Kindes erforderlich sind. Außerden wirkt er auch bei Rachitis günstig. Zu dem Zweck nimmt man Honig mit Lebertran ein, da Kinder meistens den Tran allein weniger mögen.

KNOCHEN

Gicht

Der verstorbene Vaso Pelagić heilte Gicht folgendermaßen: Frisches geschnittenes Weißkraut in Öl zu einer breiigen Masse rösten. Die Masse auf ein Leinentuch auftragen, um die kranke Stelle wickeln und 24 Stunden behalten. Den Vorgang bis zur Genesung wiederholen.

Knochenbruch

Bei einem Verkehrsunfall, der heute keine Seltenheit ist, oder einem anderen Unfall, wo die Knochen in Mitleidenschaft gezogen werden, wendet man Beinwell an: Eine Handvoll Beinwell mit einer Tasse Milch aufkochen und vom Feuer nehmen. Die Wurzel natürlich fein zerkleinern. Diesen Brei auf den Knochenbruch legen.

Knochenbruch und alte Wunden

Bei alten eitrigen Wunden und Knochenbrüchen wendet man folgendes Heilmittel an: 2 Eßlöffel frischen Ackerschachtelhalm in ½ Liter Wasser 4 bis 5 Minuten kochen. Die Wunde mit dem Tee waschen und auf die kranke Stelle das Kraut legen. Außerdem hilft Schachtelhalm bei Magerkeit: 1 Messerspitze mit etwas Honig, Milch oder Wasser einnehmen.

Weiche Knochen bei Kindern

1. 4 Eßlöffel Rosmarin und ¼ kg Butter in 1 Liter starkem Weißwein einige Minuten lang kochen und mit der Flüssigkeit die Beine des Kindes einreiben. Zweimal wöchentlich das Kind im Absud junger Eichenrinde baden. Nach dem Bad das Kind in alte Windeln wickeln, da das Wasser durch die Eichenrinde abfärbt.

2. Sind die Knochen des Kindes weich und es fängt nicht rechtzeitig zu gehen an, wendet man folgendes Mittel an:

Zum Aufguß 10 Eßlöffel Rosmarinblätter auf 1 Liter kochenden Wein nehmen. Morgens und abends die Beine des Kindes einreiben. Über Nacht Umschläge aus dem Wein bereiten, auf die Beine legen und mit einem trockenen Tuch umwickeln.

KNOCHENMARK-ENTZÜNDUNGEN NERVEN- UND WIRBELSÄULENSCHWÄCHE

Etwas frisches Tannen- oder Wacholderharz erwärmen und auf ein Tuch streichen. Danach das Tuch auf die erkrankte Stelle andrücken und so lange behalten, bis es sich von selbst löst. Sofort danach den Vorgang wiederholen.

KOPFSCHMERZEN

Nach medizinischen Erkenntnissen sind die Kopfschmerzen keine selbständige Krankheit, sondern nur eine Begleiterscheinung. Jede Verkühlung und jede ansteckende Krankheit beginnt mit Kopfschmerzen und erhöhter Temperatur. Sklerose, Kiefereiterungen, Herzerkrankungen, Schlaflosigkeit und Bluthochdruck verursachen ebenso Kopfschmerzen. Hunger und zu üppiges Essen können auch als Ursache angeführt werden. Daher muß man sich zuerst fragen, woher die Schmerzen kommen, statt jahrelang schmerzstillende Tabletten zu schlucken. Es empfiehlt sich, unbedingt einen guten Facharzt aufzusuchen. Bei manchen Menschen kann die Ursache in irgendeinem

Augenleiden liegen, so daß das Kopfweh durch eine Brille verschwindet. Andere wieder haben ein Nasen- oder Kieferleiden.

1. 2 bis 3 Zwiebelköpfe durch den Fleischwolf drehen und mit etwas feinem Öl und Salz vermischen. Mit dieser Masse zuerst den Kopf einmassieren. Den Rest auf ein dichtporiges Tuch auftragen und die Auflage um den Kopf binden. Mit einem trockenen Tuch abdecken. Man legt sich dann ein wenig nieder.

2. 1 Eßlöffel Löwenzahnwurzel — ½ Eßlöffel Quendel
1 Eßlöffel Angelikawurzel — 1 Eßlöffel Holunderblüten
1 Eßlöffel Zitronenmelisse — 2 Eßlöffel Pfefferminze

Aus 1 Eßlöffel der Mischung und ¼ Liter kochendem Wasser einen Aufguß bereiten und 10 bis 15 Minuten ziehen lassen. Abseihen und mehrmals täglich kalt trinken.

3. 1 Eßlöffel Tausendguldenkraut — 1 Eßlöffel Enzian
2 Eßlöffel Baldrianwurzel

1 Eßlöffel der Mischung mit ¼ Liter kochendem Wasser übergießen. Alles andere wie unter 2. zubereiten.

4. Den Saft einer größeren Zitrone mit 1 Eßlöffel fein gemahlenem Kaffee vermischen und austrinken. Danach sich ein wenig niederlegen.

5. 2 Eßlöffel Baldrianwurzel — ½ Eßlöffel Kümmel
1 Eßlöffel Gänsefingerkraut

Die Teemischung in Milch aufkochen und den Tee mehrmals täglich warm trinken.

6. Dreimal täglich einige im Ofenrohr erwärmte und dadurch weichgewordene Krautblätter auf den Kopf legen. Bis zum Abklingen der Schmerzen einige Male wiederholen.

7. Hat man ununterbrochen Kopfschmerzen, so empfiehlt es sich, zwei- bis dreimal täglich den Kopf mit starkem Hausschnaps 8 Tage lang einzureiben.

8. Bei heftigen Kopf-, Zahn- und Ohrenschmerzen hat sich folgendes Heilmittel bewährt:

1 Eßlöffel Knoblauchschalen — 1 Eßlöffel Lorbeerblätter
1 Eßlöffel Zwiebelschalen — 1 Eßlöffel Wacholderbeeren
1 Eßlöffel Kamille — 1 Eßlöffel Rosmarin

Die Kräutermischung mit etwas feinem Öl in einer Pfanne erwärmen und sobald sie zu rauchen beginnt (sie darf nicht brennen) über den Rauch ein warmes Tuch halten. Hat das Handtuch genügend Rauch aufgenommen, wickelt man es schnell dem Kranken um den Kopf. Darüber noch ein zweites warmes Handtuch legen. Sind die Kopfschmerzen nicht vergangen, den Vorgang wiederholen.

9. Bei Kindern verwendet man gegen Kopfschmerzen Auflagen aus rohen, geschabten Kartoffeln, die man mit einem Tuch um die Stirn bindet.

10. Zu gleichen Teilen Zitronensaft und Wasser mischen und mit Zucker süßen. Bei Bedarf nimmt man davon mehrmals täglich.

11. Leidet man an nervösem Kopfweh, muß man Germauflagen verwenden. Man benötigt dazu 10 g Germ und 1 Eßlöffel Honig.

12. Es ist ratsam, bei Kopfschmerzen Stirn und Hals mit starkem Zwetschkenschnaps oder Treberbranntwein einzureiben.

Kopfschmerzen bei Verkühlung

Bohnen mit Knoblauch kochen, bis sie weich werden, dann zerdrücken und mit etwas feinem Öl vermischen. Diese Masse auf die Schläfen legen.

KÖRPERSCHWÄCHE UND BLUTREINIGUNG

Einige vor der Blütezeit gepflückte Holunderblätter in ¼ Liter Wasser 2 bis 3 Minuten kochen. Anstelle von Tee trinken.

KRÄMPFE IN DEN ADERN

Am Abend vor dem Schlafengehen zwei Waschschüsseln vor das Bett stellen. In eine 8 bis 10 Liter brunnenkaltes Wasser gießen und die andere leer lassen. Die Füße in die leere Schüssel halten und abwechselnd mit dem vorbereiteten Wasser vom Knie abwärts begießen. Man muß das ganze Wasser aufbrauchen und die Prozedur darf nicht länger als 5 bis 7 Minuten dauern. Nach den Güssen ist Bettruhe angezeigt. Diese Prozedur jeden Abend 10 bis 20 Tage hindurch wiederholen. Dadurch werden die Adern gekräftigt. Sich vor Verkühlung schützen!

KRÄTZE (SKABIES)

1. Rosmarin in Öl weichen lassen und kranke Körperstellen damit betupfen. Eine Stunde danach dieselben Stellen mit echtem Honig bestreichen. Einige Tage wiederholen.

2. 2 Eßlöffel Holunderblätter 3 Eßlöffel Blutweiderich

Die oben angeführten Zutaten in 1 Liter kochendes Wasser geben und ½ Stunde stehen lassen. Mit diesem Tee mehrmals täglich die kranken Körperpartien waschen.

3. Krätzen auf den Geschlechtsorganen oder auf einem anderen Körperteil mit einem Gemisch aus Wasser, 1 Eßlöffel Essig und einem Eßlöffel Salz waschen. Einen Tee aus gleichen Teilen von Schafgarbe und Blutweiderich bereiten und gleichzeitig trinken.

4. In 3 Liter Wasser 1 kg weiße Bohnen weichkochen und abseihen. Mit dem Wasser die betroffenen Körperstellen spülen. Nach einigen Waschungen tritt ein sichtlicher Erfolg ein.

5. Gegen Krätzen und Räuden hat sich folgendes Heilmittel bewährt: 5 Eßlöffel reines Schwefelpulver (man kann auch den in Weingärten gebräuchlichen Schwefel verwenden) und 5 Eßlöffel gelöschten oder ungelöschten Kalk mit 1 Liter Wasser begießen und auf stillem Feuer 10 bis 15 Minuten kochen. Dann auskühlen lassen. Sobald sich Kalk und Schwefel absetzen, reines Wasser in ein anderes Gefäß leeren.

Mittlerweile ist das Wasser gelblich geworden. Kalk und Schwefel wegwerfen. Mit dem Wasser 3 Tage lang den ganzen Körper zwei- bis dreimal bestreichen. Nach 3 Tagen ist der Kranke ganz gesund.

6. 2 Eßlöffel Sauerampferwurzeln in einer Tasse Milch kochen und mit der Flüssigkeit die Krätze morgens und abends bestreichen.

7. Als sicheres Heilmittel wendet unser Volk folgendes an: Einige Tabakblätter in ½ Liter Wasser aufkochen und mit dem Absud die kranken Stellen waschen. Den Rest gut zudecken, aus dem Raum entfernen, da er einen unangenehmen Geruch verbreitet. Man behauptet, daß dieses Heilmittel ohne irgendwelche Folgen Krätzen heilt.

8. Regelmäßiges Trinken von Schafgarben- und Queckentee, Essen von gekochtem Weizen und häufiges Wechseln der Unterwäsche können Krätzen ausheilen.

9. Hagebutten und rote Wacholderbeeren (Juniperus Oxycedrus) vermengen (zu gleichen Teilen) und kochen. Damit die kranken Körperteile waschen.

10. 2 bis 3 Handvoll zerkleinertes Haferstroh in 1 Liter Wasser eine halbe Stunde kochen und auf die kranken Körperpartien als Umschlag auflegen.

KREUZSCHMERZEN

1. 1 Eßlöffel Johanniskraut
   1 Eßlöffel Silber- und Schwarzpappel (Blätter und Knospen)
   1 Eßlöffel Schlüsselblumenwurzel
   1 Eßlöffel Wacholderbeeren

Zum Aufguß 1 Eßlöffel der Mischung auf ¼ Liter kochendes Wasser nehmen. Den Tee dreimal täglich vor den Mahlzeiten trinken. Das Kreuz mit einer Alkoholtinktur aus den Früchten der Herbstzeitlose oder mit warmem Weinessig einreiben. Um das Kreuz ein warmes Wolltuch wickeln. Außerdem empfehle ich Schwitzkuren und Einhalten einer Diät.

2. 4 Eßlöffel Labkraut 3 Eßlöffel Wacholderbeeren
   6 Eßlöffel Schlüsselblume (Blüten)

1 Eßlöffel der Mischung mit ¼ Liter kochendem Wasser übergießen und mit Honig süßen. Mehrmals über den Tag verteilt davon trinken.

3. Das Kreuz mit Arnikaöl vor dem Schlafengehen einreiben.

4. Sind die Kreuzschmerzen so heftig, daß man sich nicht aufrichten kann, so reibt man das Kreuz mit Senföl ein. Man betupft ein Leinentuch mit Senföl und legt es auf das Kreuz. Den Umschlag so lange als möglich behalten.

5. Aus einer Handvoll reinem Weizenmehl und etwas Essig einen weichen Teig kneten, auf ein Leinentuch dick auftragen und auf die kranke Stelle legen. Den Umschlag trotz eventueller Schmerzen möglichst lange behalten. Erst wenn die Schmerzen wirklich nicht mehr zu ertragen sind, den Umschlag entfernen und die Haut mit reinem Öl (Olivenöl) betupfen. Steht kein Öl zur Verfügung, verwendet man auch ungesalzene Butter, um die durch den Umschlag verursachten Hautbläschen zu heilen. Die Bläschen muß man täglich mit Öl betup-

fen, damit sie abheilen. Während der Kur ist viel Bewegung an frischer Luft angebracht, wobei man verschiedene Arbeiten verrichten kann.

6. Tannen- und Wacholderharz so lange erwärmen, bis es weich wird und auf ein Tuch auftragen. Das sogenannte Pflaster auf die kranke Stelle legen und behalten, bis es sich von selbst loslöst. Danach den Vorgang wiederholen. Dieses Mittel ist auch bei Knochenmarkentzündung angebracht.

7. Jeden Abend vor dem Schlafengehen einen Umschlag aus den jungen Blättern der Großen Klette (sie kann auch über 1 m hoch sein) um das Kreuz und die Brust legen und über Nacht behalten. Den Vorgang bis zur völligen Genesung wiederholen. Es ist ratsam, noch vierzehn Tage nach der Genesung diesen Umschlag anzuwenden.

8. 2 bis 3 Handvoll Eierschalen
500 g reife Tomaten
500 g Kürbis
500 g Trauerweide (Blätter)
500 g Zuckerrübe
500 g Gurkensprossen

Die angegebenen Mengen in ein Fläschchen geben und mit kochendem Wasser übergießen. Soweit auskühlen lassen, daß man die Hitze ertragen kann und ein Teildampfbad nehmen (Kreuz).

LEBER

Kranke Leber

1. 4 Eßlöffel Wegwarte (Wurzel)
3 Eßlöffel Löwenzahn (Wurzel und Blätter)
3 Eßlöffel Schafgarbe
3 Eßlöffel Wegwarte (Blüten und Blätter)

1 Eßlöffel der Mischung in ¼ Liter Wasser 3 bis 4 Minuten kochen, 10 bis 15 Minuten ziehen lassen, abseihen und mehrmals täglich eine kleine Tasse davon trinken. Hängt die Erkrankung der Leber mit der Gallenblase, Milz, Gallensteinen oder kranken Bauchorganen zusammen, so ist dieser Tee besonders wirksam.

2. 2 Eßlöffel unreife Hopfenzapfen und junge Triebe
2 Eßlöffel Buchsbaum (Rinde)
2 Eßlöffel Windengewächse (Convolvulus scammonia), Blüten, Blätter und Wurzel
3 Eßlöffel Engelsüß
3 Eßlöffel Wegwarte

Die Zubereitung erfolgt wie unter 1.

3. 3 Eßlöffel Odermennig — 2 Eßlöffel Majoran
2 Eßlöffel Eisenkraut — 2 Eßlöffel Gemeiner Andorn
2 Eßlöffel Sauerdorn (Berberitze), Wurzel, Rinde und Blätter

Die Zubereitung des Tees wie unter 1.

4. Samen des dreilappigen Leberblümchens (Hepatica triloba) sind ein vorzügliches Heilmittel bei Leber- und Gallenerkrankungen sowie bei Gallensteinen. 1 Teelöffel Samen in ¼ Liter Wasser 1 Minute lang kochen. Frische zerkleinerte Blätter des dreilappigen Leberblümchens auf alte nicht ausgeheilte Wunden gelegt, verhelfen zu einer raschen Heilung.

5. 2 Eßlöffel Gemeiner Andorn — 2 Eßlöffel Tausendguldenkraut
1 Eßlöffel Schafgarbe — 1 Eßlöffel Hopfen
1 Eßlöffel Wegwarte (Wurzel) — 1 Eßlöffel Hirtentäschelkraut
2 Eßlöffel Wegwarte (Blätter und Blüten)

Einen Eßlöffel der Teemischung in ¼ Liter Wasser 2 bis 3 Minuten kochen und 10 bis 15 Minuten zugedeckt ziehen lassen. Abseihen, mit Honig süßen und dreimal täglich vor den Mahlzeiten trinken. Man kann den Tee auch alle 1 bis 2 Stunden schluckweise trinken.

6. Getrocknete Agaveblätter zu Pulver zerreiben und davon 1 Messerspitze mit Gänsefingerkrauttee zweimal täglich einnehmen.

7. Zu gleichen Teilen Odermennig und Wegwarte mischen. Einen Eßlöffel davon in ¼ Liter Wasser 2 bis 3 Minuten kochen. Über den Tag verteilt mehrmals täglich 1 Tasse davon trinken.

8. Bei Gallensteinen dreimal täglich 1 Eßlöffel Olivenöl trinken.

9. Jeden Morgen eine Messerspitze Wermutpulver mit 1 Tasse Tee trinken oder mittags dieselbe Menge der Suppe hinzugeben. Morgens nimmt man das Pulver auf nüchternem Magen.

10. Zweimal täglich eine Messerspitze Wermutpulver einnehmen (bei Unverträglichkeit der Suppe hinzufügen). Diese Kur 20 Tage im Monat durchführen und eine Pause von 10 Tagen einschalten. Den Vorgang bis zur Genesung wiederholen.

11. 2 bis 3 Blätter Breitwegerich zerkleinern und mit ¼ Liter kochendem Wasser überbrühen. 20 bis 30 Minuten ziehen lassen, abseihen, mit Honig süßen und mit Zitronensaft abschmecken. Morgens und mittags vor den Mahlzeiten und abends vor dem Schlafengehen

trinken. Auf den regelmäßigen Stuhl achten. Blähende und stopfende Nahrung sowie Tomaten vermeiden! Alkohol und Gewürze sind verboten! Weder körperliche noch geistige Anstrengung ist erlaubt! Die Kur dauert 12 bis 18 Monate.

12. 200 g »Schwarze Minze« (Blätter) mit 1½ Liter kochendem Wasser überbrühen, 2 bis 3 Stunden zugedeckt ziehen lassen und anstelle von Wasser trinken. Man kann den Tee gesüßt oder ungesüßt auch über längere Zeit gebrauchen.

Leberdiät

Die Leberdiät besteht meistens aus Karotten, gekochtem Weizen und jeder Art Milchnahrung. Geräuchertes Fleisch, Konserven und ähnliche Nahrungsmittel sind zu meiden. Mit Salz soll man möglichst sparsam umgehen, dafür umso mehr Rohkost genießen. Es ist ratsam, vor dem Mittagessen einen kleinen Teller Salat oder einen Apfel zu essen.

Leberflecken im Gesicht

Eine 1-Liter-Flasche bis zur Hälfte mit fein geriebenem Kren füllen und mit hochprozentigem (96%) Alkohol bis oben aufgießen. Die Flasche gut verkorken, in die Erde eingraben und dort 14 Tage stehen lassen. Danach die Flasche ausgraben, die Flüssigkeit abseihen und die Leberflecke mehrmals täglich damit betupfen.

Leberzirrhose

1 kleinen Löffel reines Holzkohlenpulver mit ¼ Liter Milch übergießen und auf nüchternem Magen 3 Wochen lang einnehmen.

Wasseransammlung in der Leber und Herzgegend

1 Eßlöffel geröstete und gemahlene Rübensamen in 150 ml Wasser aufkochen, abseihen und kalt jeden Morgen diese Menge trinken.

LEISTENBRUCH

1. Es kommt oft vor, daß beim Heben schwerer Gegenstände Männer und sogar Frauen einen Leistenbruch erleiden. Ist so etwas eingetreten, muß man die kranke Körperstelle einige Wochen mit Mandelöl massieren.

2. Etwas zerkleinerten Wermut mit Wein erwärmen. Ein sauberes Tuch in den heißen Wein eintauchen, auf die kranke Stelle legen und mit einem trockenen Tuch umwickeln.

LUNGENKRANKHEITEN

1. In eine Schüssel oder in ein Glas 2 Handvoll Weizenkleie geben und mit 4 bis 5 Liter warmem Wasser gründlich mischen. Zugedeckt 24 Stunden an einem mäßig warmen Ort stehen lassen. Danach das Wasser abseihen und wegleeren. Der abgeseihten Kleie eine Handvoll frische Kleie hinzufügen und alles wiederum mit 3 bis 4 Liter lauwarmem Wasser übergießen. 24 Stunden stehen lassen und dann abseihen. Die Flüssigkeit in Flaschen füllen und bei jeder Gelegenheit anstelle von Wasser trinken. Während dieser Zeit darf man kein anderes Getränk nehmen.

2. Dieselbe Kleie kann man 7 Tage lang verwenden, aber jedes Mal nach dem Abseihen eine Handvoll frische Kleie hinzufügen. Nach sieben Tagen ist die Kleie unbrauchbar und wegzuwerfen. Nun wieder ganz frische Kleie verwenden. Dieses Heilmittel ist noch 4 Monate nach der Genesung einzunehmen.

3. Dreimal täglich ein sehr weich gekochtes, ungesalzenes Ei mit etwas Kandiszucker essen. Dazu einige Eßlöffel gekochten Weizen, den man vorher mindestens 10 Stunden in soviel Wasser eingeweicht hat, soviel er aufsaugen konnte. Danach in wenig Wasser mehr dünsten als kochen, bis der Weizen aufplatzt.

4. 1 Liter Treberbranntwein
½ kg echter Bienenhonig ½ kg Butter

Alles auf ⅔ einkochen und morgens auf nüchternem Magen und abends 2 Stunden nach dem Abendessen 1 Eßlöffel einnehmen. In einigen Wochen kann Besserung eintreten.

5. 4 Eßlöffel Wegerich 6 Eßlöffel Lungenkraut
4 Eßlöffel Salbei 6 Eßlöffel Schafgarbe
4 Eßlöffel Kleinblütige Wollblume (Blätter und Blüten)

2 Eßlöffel der Mischung in ¼ Liter Wasser 3 Minuten kochen. Dreimal täglich vor den Mahlzeiten trinken.

6. Bei Lungen mit vereiternden Drüsen: 1 Eßlöffel zerkleinerten Ackerschachtelhalm in ½ Liter Wasser 3 bis 4 Minuten kochen und über längere Zeit drei- bis viermal täglich 1 kleine Tasse davon trinken. Der Kranke muß im Bett bleiben. Auf Brust und Bauch lauwarme Umschläge mit gesalzener Milch legen und alle zwei bis drei Stunden wechseln.

7. 1 Eßlöffel Gerste und 1 Eßlöffel Wacholderwipfel in ½ Liter Wasser 10 Minuten kochen. 1 bis 2 Eßlöffel Honig dazu geben und 10 Minuten zugedeckt ziehen lassen. Dann abseihen und die eine Hälfte auf nüchternem Magen und die andere Hälfte vor dem Schlafengehen trinken.

Lungenentzündung

1. Je ¼ Liter Wasser und kräftigen weißen Naturwein mit 2 Eßlöffel zerkleinertem Beinwell vermischen, auf der Herdplatte nur erwärmen (nicht kochen), vom Feuer nehmen und 1 Stunde ziehen lassen. Danach abseihen und mehrmals täglich 1 Eßlöffel einnehmen. Unbedingt den Arzt aufsuchen!

2. Einige Wipfel der Eberraute in ¼ Liter Wasser 2 bis 3 Minuten kochen. Dreimal oder mehrmals täglich 1 Kaffeetasse davon trinken. Auf Brust und Rippen kalte Essigwasser-Umschläge (50:50) legen. Weinessig verwenden.

Lungenkatarrh

1. 3 Eßlöffel Eibischwurzel (fein zerkleinern)
3 Eßlöffel Isländisches Moos
3 Eßlöffel Kleinblütige Wollblume

Alle Zutaten gründlich mischen und 1 Eßlöffel Heilkräuter mit ¼ Liter kochendem Wasser überbrühen. 10 Minuten ziehen lassen und abseihen. Nach Belieben mit echtem Bienenhonig süßen und dreimal täglich vor dem Essen trinken.

2. Zu gleichen Teilen mischen: Malvenwurzel, Gundelrebe, Tannenwipfel und Kiefernwipfel. – Zubereitung wie unter 1.

3. 2 Eßlöffel Quendel
2 Eßlöffel Kleinblütige Wollblume (Blätter)
2 Eßlöffel Gemeiner Andorn
½ Eßlöffel Mohn — Zubereitung wie unter 1.

Lungenkatarrh – Schleimauswurf, Husten

1. Gegen diese Krankheiten dreimal täglich 1 Kaffeetasse Süßholz trinken.

2. ¼ Liter Milch mit 1 Eßlöffel Salbei und 2 bis 3 Knoblauchzehen aufkochen und jeden Vormittag trinken.

Lungenkrankheiten – stechende Schmerzen, Keuchhusten

Dreimal täglich 1 Eßlöffel Leinsamen einnehmen. Bis zur Genesung fortsetzen.

Ein bewährtes Heilmittel gegen Lungenkrankheiten

Im Frühjahr Föhren- bzw. Kiefernwipfel sammeln, waschen, trocknen und mit Zucker ansetzen: Eine Lage Wipfel, eine Lage Zucker, bis das Glas voll ist. Dann verschließen und 3 bis 4 Wochen in mäßig warmem Raum halten. Auf nüchternem Magen je 1 Kaffeelöffel davon einnehmen.

MAGENERKRANKUNGEN

Chronischer Magenkatarrh

1. 30 g Schafgarbenblätter
   30 g Berg-Gamander
   10 g Edel-Gamander
   10 g Odermennig
   10 g Kamille

1 Eßlöffel mit 100 ml kochendem Wasser überbrühen und zugedeckt ziehen lassen. Abgekühlt ½ Stunde vor dem Essen trinken.

2. 150 g Faulbaum
   50 g Kümmel
   100 g Süßholz (Glycyrrhiza glabra)
   50 g Anis
   50 g Fenchel

2 Eßlöffel der Mischung mit ¼ Liter kochendem Wasser überbrühen und 3 Stunden zugedeckt stehen lassen. Jede Stunde 1 Eßlöffel davon warm einnehmen.

3. 30 g Thymian
   30 g Schafgarbe
   30 g Kamille
   10 g Süßholz

Alles gut mischen und 3 Eßlöffel mit ½ Liter kochendem Wasser überbrühen. 3 Stunden zugedeckt stehen lassen und stündlich 1 Eßlöffel davon warm einnehmen.

4. 10 g Kamille — 30 g Schafgarbenblätter
   10 g Odermennig — 30 g Berg-Gamander
   10 g Edel-Gamander — 10 g Kümmel

1 Eßlöffel der Mischung mit 100 ml kochendem Wasser überbrühen und zugedeckt auskühlen lassen. ½ Stunde vor dem Essen trinken.

5. 25 g Anis — 25 g Schafgarbenblätter, -blüten
   25 g Wermut — 25 g Ruhrkraut (Sanduhrkraut)
   25 g Pfefferminze — 25 g Sennessamen (Apotheke)

Magen- und Darmgeschwüre

Bäder aus dem Absud junger Eichenrinde haben sich sehr bewährt. 4 Handvoll zerkleinerte Eichenrinde in 5 Liter Wasser 15 Minuten lang sieden. Den Absud dem Badewasser beimengen und jeden zweiten Tag bis zur Genesung darin baden.

Gegen Magengeschwüre (siehe: Darmkrankheiten)

1 Eßlöffel gemahlenen Leinsamen in eine Tasse Milch aufwallen lassen und über den Tag verteilt in kleinen Mengen essen. Diesen Brei kann man auch als Umschlag auf die Eiterwunden legen. Es empfiehlt sich eine Tasse Milch (8 bis 10°) zu trinken. Das verringert den Einfluß des Magensaftes auf den Zwölffingerdarm.

Magenkatarrh

1. 2 Eßlöffel Kamillenblüten mit ¼ Liter kochendem Wasser aufgießen und zugedeckt 20 Minuten ziehen lassen. Abseihen und morgens auf nüchternem Magen und abends vor dem Schlafengehen eine Tasse davon trinken.

2. 20 g Wegwarte (Wurzel) — 20 g Schafgarbe
   20 g Quendel — 20 g Nußblätter
   20 g Berg-Gamander (Teucrium montanum)

3 Eßlöffel mit ½ Liter kochendem Wasser übergießen, zugedeckt über Nacht stehen lassen und abseihen. Ungesüßt anstelle von Wasser trinken.

3. 4 Eßlöffel Kamille und 4 Eßlöffel Schafgarbenblätter mit 1½ Liter kochendem Wasser übergießen und zugedeckt 2 bis 3 Stunden auf warmer Platte halten, ohne kochen zu lassen. Bei Durst trinken.

4. 20 g Edel-Gamander — 20 g Berg-Gamander
20 g Quendel — 20 g Kamille
20 g Schafgarbenblüten und -blätter

1 Eßlöffel mit 100 ml kochendem Wasser aufgießen, zugedeckt stehen lassen und ½ Stunde vor dem Essen trinken.

5. 20 g Schöllkraut — 20 g Kreuzdorn (Frucht)
20 g Huflattich — 20 g Odermennig

3 Eßlöffel mit ½ Liter kochendem Wasser überbrühen und 2 Stunden zugedeckt ziehen lassen. Abseihen und dreimal täglich ½ Stunde vor dem Essen trinken.

6. 20 g Thymian — 20 g Kamille
20 g Schafgarbe — 10 g Süßholz

3 Eßlöffel mit ½ Liter kochendem Wasser übergießen und 3 Stunden zugedeckt stehen lassen. Jede Stunde 1 Eßlöffel davon einnehmen.

Zur Magenkräftigung und Verbesserung des Blutes

Salbeiblätter pulverisieren und einmal täglich mit der Hauptmahlzeit ½ Teelöffel einnehmen.

Magenkrämpfe

Zu gleichen Teilen mischen: Esche und Salbei.

1 Eßlöffel der Mischung mit ¼ Liter kochendem Wasser übergießen. 10 Minuten ziehen lassen, abseihen, und mit Honig süßen. Dreimal täglich vor dem Essen eine Tasse davon warm trinken.

Magensäuremangel

1. Bei Allergie und Säuremangel am 1. Tag 3 Heidelbeeren, am 2. Tag 4 Stück und bis 15 Stück steigern. Dann wieder zurück auf 3 Stück.

Eine andere Art der Zubereitung: 10 Heidelbeeren in ¼ Liter Wasser 1 Stunde stehen lassen und nach Belieben mit Honig süßen. Dreimal täglich 1 Eßlöffel davon einnehmen.

2. 10 Heidelbeeren zerstoßen und in ⅛ Liter Wasser 5 bis 8 Minuten sieden. Abgekühlt abseihen und dreimal täglich nach den Mahlzeiten 1 Eßlöffel davon einnehmen.

3. Salzlake (Sauerkrautwasser): Am 1. Tag ein kleines Gläschen, am 2. Tag zwei Gläschen und am 3. Tag drei Gläschen davon trinken.

Man steigert die Menge bis zum fünften Glas und dann zurück bis zu einem Glas. Während dieser Zeit sind allopathische Arzneien verboten. Nach dieser Kur erübrigen sich Medikamente.

Magenschleimhautentzündung

1. 2 Eßlöffel Kamillenblüten mit ¼ Liter kochendem Wasser überbrühen und 20 Tage lang einnehmen. 10 Tage unterbrechen und dann bis zur völligen Genesung wiederholen.

2. Auf nüchternem Magen den Schnee eines Eiweißes nehmen und eine Stunde später 1 Eßlöffel Olivenöl trinken. Während der Heilung strenge Diät einhalten.

Magenschmerzen

1. Zu gleichen Teilen mischen (sind nicht alle Teearten vorhanden, kann man auch nur eine davon nehmen): Kalmuswurzel, Kamille, Tausendguldenkraut und Rosmarin.

1 knappen Eßlöffel mit ¼ Liter kochendem Wasser aufgießen, 10 bis 15 Minuten stehen lassen und abseihen. Mit echtem Bienenhonig süßen, etwas Zitronensaft hinzufügen. Dreimal täglich vor dem Essen eine Tasse davon warm trinken.

2. 1 Teelöffel Wermut — 1 Eßlöffel Johanniskraut
1 Eßlöffel Pfefferminze — 2 Eßlöffel Schafgarbe

Zubereitung wie unter 1.

3. 2 Eßlöffel Enzianwurzel — 2 Eßlöffel Rosmarinwurzel

Die angegebenen Mengen mischen, mahlen und pulverisieren. Zweimal täglich ½ Teelöffel mit Wasser einnehmen. Kindern die halbe Dosis verabreichen.

4. Gegen Magenschmerzen ist folgendes Heilmittel angezeigt:

1 Eßlöffel Lorbeerblätter
2 Eßlöffel getrocknete Orangenschalen

Alles in ½ Liter Wasser 10 Minuten lang sieden, 10 bis 15 Minuten ziehen lassen und abseihen. Mit Honig süßen und dreimal täglich nach dem Essen eine Tasse davon trinken. Das hilft auch bei Völlegefühl und Magenübersäuerung. – Nur Lorbeerblätter (ohne Orangenschalen) helfen bei Halsentzündung und rheumatischen Schmerzen.

5. 2 Eßlöffel Essig und 2 Eßlöffel Zucker mit 100 ml Wasser vermischen. Dann 1 Eßlöffel Speisesoda hinzufügen und gut verrühren. Die hergestellte Emulsion sofort austrinken. Man nehme ein größeres Glas, da die Flüssigkeit gerne überschäumt. Bei Magenschmerzen, Sodbrennen oder nach fetten Speisen sofort trinken.

6. 1 Liter Wald- oder Gartenerdbeeren in 1 Liter Speiseöl ansetzen und 2 Monate an der Sonne stehen lassen. Dreimal täglich 1 Eßlöffel davon nehmen.

7. Es kommt oft vor, daß man nach bestimmten Speisen oder Getränken krampfartige Magenschmerzen bekommt. Für so einen Fall bereitet man eine Alkoholtinktur aus Enzian und Schnaps und bewahrt sie in der Hausapotheke auf. Bei Bedarf 1 bis 2 kleine Gläschen davon nehmen.

8. 2 Handvoll Hafer und 2 Eßlöffel Honig in ½ Liter Wasser 40 Minuten lang sieden. Mehrmals täglich 1 Tasse davon statt Wasser trinken.

Magensenkung

Zu gleichen Teilen mischen: Wermut, Pfefferminze, Salbei, Enzian und Johanniskraut.

1 Eßlöffel mit ¼ Liter kochendem Wasser übergießen und 2 bis 3 Stunden zugedeckt ziehen lassen. Dann 2 bis 3 Minuten lang sieden, 10 Minuten zugedeckt nachdünsten lassen und abseihen. Mehrmals täglich eine Tasse davon trinken.

Eine leichtverdauliche Nahrung ohne Gewürze und Tomaten ist zu bevorzugen. Hauptsächlich Milchnahrung, Rohkost (Obst und Gemüse) seltener Fleisch und wenn, dann nur faschiertes Hühnerfleisch. Kleine, aber häufige Mahlzeiten nehmen. Alles mit Öl und möglichst wenig Flüssigkeit kochen (mehr dünsten als kochen). Nach jeder Mahlzeit 10 Minuten liegen. Bei Säuremangel Hagebutten-Wasserauszug trinken: trockene Hagebutten vorher im Mörser zerstoßen. 5 Eßlöffel in 1 Liter Wasser über Nacht weichen lasen und nach dem Essen eine Tasse davon trinken oder soviel, bis der Durst gelöscht wird.

Trägheit und Schwäche des Magens und der Verdauungsorgane

1. ½ Teelöffel Anis und ½ Teelöffel Kümmel mischen und mit ¼ l kochendem Wasser überbrühen. 10 Minuten ziehen lassen, abseihen, mit Honig süßen. Dreimal täglich vor dem Essen trinken.

2. Anis pulverisieren und ⅕ eines Teelöffels mit etwas Wasser zweimal täglich nehmen.

3. 1 Eßlöffel getrocknete, fein gehackte Kalmuswurzel (Radix Calami) mit ½ Liter kochendem Wasser überbrühen und 20 Minuten ziehen lassen. Nach Belieben süßen und über den Tag verteilt in kleinen Mengen trinken.

Übersäuerung des Magens

1. 4 bis 6 kg Breit- und Spitzwegerich durch den Fleischwolf drehen und den Saft abpressen. Über den Tag verteilt die gewonnene Saftmenge austrinken und bis zur Genesung wiederholen.

2. Jeden Tag vor dem Essen über längere hindurch Zeit 1 Eßlöffel Rahm einnehmen.

Harter Bauch und harte Brustdrüsen

Täglich 1 Eßlöffel Saft aus Ringelblumenblättern und -blütenblättern einnehmen.

Brot als Heilmittel bei schwachem Magen

Aus gemahlenem Weizenschrot mit heißem Wasser ohne Sauerteig und Salz einen Teig kneten und über Nacht an einem warmen Ort stehen lassen. In der Frühe Semmeln formen und 1½ Stunden im Rohr backen. Heiße Semmeln gleich nach dem Herausnehmen in heißes Wasser tauchen und 3 Minuten darin stehen lassen. Dann wieder ins Rohr stecken und trocknen lassen.

MALARIA

Ein 1-Liter-Glas mit breitem Hals bis zur Hälfte mit frischen, jungen Wermutblättern füllen, 1 Eßlöffel Enzian und 1 Handvoll Isländisches Moos hinzufügen. Die Flasche mit Alkohol (96% Weingeist) auffüllen, gut verschließen und 10 bis 14 Tage an der Sonne stehen lassen. Danach abseihen, abmessen und die gleiche Menge abgekochtes, ausgekühltes Wasser hinzufügen. Auf nüchternem Magen und vor dem Schlafengehen 1 Eßlöffel davon einnehmen. – Bei Malaria unbedingt den Arzt aufsuchen!

MELANCHOLIE

Diese Krankheit heilt man durch kalte Bäder und Aufenthalt an der frischen Luft. Jeden Morgen sofort nach dem Aufstehen und am Abend vor dem Schlafengehen im kalten Wasser knöcheltief waten. Diese Wasseranwendung wiederholt man acht Tage lang im Monat. Außerdem abends 1 Tasse der Teemischung aus 3 Teilen Baldrian und 4 Teilen Zitronenmelisse trinken.

MUNDHÖHLEN- UND HALSENTZÜNDUNG

1. 20 g Heidelbeeren in ½ Liter Wasser aufkochen und abstellen. Als Gurgelwasser verwenden. Selbst die Farbe der Heidelbeeren ist wirksam, da sie in die kranken Stellen eindringt und die Entwicklung der Bakterien verhindert.

2. Mit frischem Salbeitee gurgeln.

NASENKRANKHEITEN

1. Bei Schnupfen empfiehlt sich folgender Tee:

2 Eßlöffel Holunderrinde	2 Eßlöffel Heidelbeere
2 Eßlöffel Salbei	2 Eßlöffel Pfefferminze

Zum Aufguß 2 Eßlöffel der Teemischung auf ¼ Liter kochendes Wasser nehmen, 10 bis 15 Minuten zugedeckt ziehen lassen und dann abseihen. Den Tee zu Nasenspülungen und zum Aufschnupfen verwenden.

2. Jeden Abend vor dem Schlafengehen Kopfdampfbäder und heiße Fußbäder aus Heublumen vornehmen. Als Nasentropfen Arnikatinktur verwenden (einige Tropfen).

Zu gleichen Teilen mischen: Kamillenblüten, Spitzwegerich und Angelikawurzel.

1 Eßlöffel Heilkräuter mit ¼ Liter kochendem Wasser aufgießen und 2 Eßlöffel echten Bienenhonig hinzufügen. Dreimal täglich eine Tasse davon trinken.

Nasenflügeleiterungen

3 Eßlöffel Leinsamen und 1 Eßlöffel Salbei in ½ Liter Wasser zwei bis drei Minuten kochen. Der Tee dient zum Nasenspülen und Aufschnupfen. Hilft das nicht, dann Leinsamen in Milch kochen, daraus Umschläge machen und auf die Nase legen. Die Umschläge müssen lauwarm sein, damit sich der Kranke keine Erkältung zuzieht.

Nasenpolypen – verschiedene Katarrhe Milz- und Leberkrankheiten

½ Kaffeelöffel Süßholzpulver drei- bis viermal täglich einnehmen. Bei Polypen einmal täglich den Saft aus Efeublättern aufschnupfen.

Verstopfte Nase und schwer heilende Wunden

Pulver der Kleinblütigen Wollblume mehrmals täglich aufschnupfen. Schwer heilende Wunden mit dem Pulver mindestens zweimal täglich betupfen.

NERVENKRANKHEITEN

1. Die Hektik des modernen Lebens zerstört unsere Nerven: jeder beeilt sich, so schnell wie möglich ein Moped zu besteigen, einen eigenen Wagen zu besitzen, den größtem Teil der Nacht vor dem Fernseher zu verbringen usw. Wenn dann noch die unnatürliche Ernährung, Übergenuß an Kaffee, Alkohol und Tabak dazu kommen, brauchen wir uns nicht wundern, daß jeder zweite Mensch nervenkrank wird. Zur Nervenberuhigung schlucken wir eine Menge Tabletten, die die Gesundheit vernichten. Hier einige Rezepte, wie man mit natürlichen Mitteln die Nerven heilt. Außerdem können die Heilkräuter unserem Körper nie schaden.

2. Zu gleichen Teilen gründlich mischen: Schlüsselblume (Himmelschlüsselchen, Hohe Schlüsselblume), Wurzel und Blüten, Zypressenzapfen und Buchsbaum.

1 Eßlöffel Kräuter mit ¼ Liter kochendem Wasser übergießen, zehn bis fünfzehn Minuten zugedeckt ziehen lassen und abseihen. Mit Honig süßen und Zitronensaft abschmecken. Dreimal täglich nach dem Essen davon trinken.

3. Eine Messerspitze Baldrianpulver mit etwas Wasser oder Milch einnehmen.

4. 1 bis 2 Stunden vor dem Schlafengehen an der frischen Luft spazieren gehen und dabei tief atmen.

5. 2 Eßlöffel Lindenblüten
2 Eßlöffel Echte Bergminze, Waldbohnenkraut (Fl. Calaminthae)
1 Eßlöffel Wilder Buchsbaum (Blätter)
3 Eßlöffel Schafgarbe

Alle Zutaten gut mischen und 1 Eßlöffel davon mit ¼ Liter kochendem Wasser überbrühen. Weitere 10 Minuten ziehen lassen, abseihen und mit Honig süßen. Dreimal täglich eine Tasse vor dem Essen und eine Tasse vor dem Schlafengehen trinken.

6. 100 g Mohn mit 1 Liter kräftigem Naturwein ansetzen und unter täglichem Schütteln 10 Tage stehen lassen. Vor dem Schlafengehen ein bis zwei kleine Gläser Wein trinken.

7. Den Saft von zwei Zwiebelköpfen vor dem Schlafengehen bis zur Genesung trinken.

8. Vor dem Schlafengehen eine kleine Tasse Tee mit dem Saft einer Zitrone und etwas Honig vermischt trinken.

9. Siehe unter »Hysterie«, Punkt 3.

10. 50 g Pfefferminze 25 g Bitterklee 25 g Baldrian

3 Eßlöffel der Mischung mit ½ Liter kochendem Wasser aufgießen und 2 Stunden zugedeckt ziehen lassen. Danach abseihen und anstelle von Wasser trinken.

Nachtschweiß

Der Hauptmahlzeit eine Messerspitze pulverisierte Blätter und junge Triebe von Salbei hinzufügen. Dieses Pulver hat sich auch bei Husten, Magenkatarrh und Kropf bewährt.

Nervenentzündung

Den entzündeten Nerv massieren. Dem Saft einer Zitrone etwas Salz hinzufügen und in die Flüssigkeit ein sauberes, weißes Taschentuch tauchen. Auf den entzündeten Nerv legen und darüber ein trokkenes Flanelltuch wickeln.

Neuralgie

1. 50 g Pfefferminze | 50 g Klee | 25 g Baldrian

3 Eßlöffel der Mischung mit ½ Liter kochendem Wasser aufgießen, zugedeckt 2 Stunden ziehen lassen und dann abseihen. Morgens und abends 1 Tasse davon trinken.

2. 40 g Pfefferminze | 20 g Hopfen
   20 g Zitronenmelisse | 20 g Lavendelblüten

3 Eßlöffel der Mischung mit ½ Liter kochendem Wasser aufgießen, zudecken und 2 Stunden ziehen lassen. Abseihen, morgens und abends eine Tasse davon trinken.

3. 20 g Pfefferminze | 20 g Gundelrebe
   20 g Zitronenmelisse | 20 g Basilikum
   20 g Hopfen

3 Eßlöffel der Heilkräuter mit ½ Liter kochendem Wasser aufgießen, zudecken und 2 Stunden ziehen lassen. Abseihen und morgens und abends 1 Tasse trinken.

4. 50 g Pfefferminze
   30 g zerkleinerter Baldrian
   20 g Bitterklee

1 Eßlöffel davon mit ¼ Liter kochendem Wasser aufgießen, 2 Stunden ziehen lassen und abseihen. Mit Honig süßen und morgens und abends nach den Mahlzeiten 1 Tasse warm trinken.

5. 10 g Baldrian | 10 g Herzgespann
   10 g Weißdornblüten | 10 g Kümmel
   10 g Lavendelblüten | 10 g Salbei
   10 g Zitronenmelisse

3 Eßlöffel der Teemischung mit ½ Liter kochendem Wasser übergießen. Zugedeckt 2 Stunden ziehen lassen, abseihen und mit Honig süßen. Über den Tag verteilt drei- bis viermal trinken.

Nervosität

1. Vor allem ist die Ursache der Nervosität festzustellen. Äußert sie sich in einer ununterbrochenen Angst und Sorge um den nächsten Tag, muß man die Lebensweise ändern und umdenken lernen. Düstere Gedanken vermeiden. Weder Sonnenbäder noch Alkohol, russischen

Tee oder starken Kaffee. Geben Sie das Rauchen auf! Jeden Morgen 2 Minuten in kaltem Wasser treten. Drei Tage hintereinander vor dem Schlafengehen eine Tasse Wasser mit einem Würfel Zucker nehmen. Dann drei Tage lang je zwei Würfel Zucker, bis zu sechs und umgekehrt, das heißt von sechs auf einen Würfel. Alle 2 bis 3 Monate den Vorgang wiederholen.

2. 1 Eßlöffel Kamille — 2 Eßlöffel Baldrian
1 Eßlöffel Lavendel — 3 Eßlöffel Fenchel
1 Eßlöffel Pfefferminze — 3 Eßlöffel Schafgarbe

1 Eßlöffel der Mischung mit ¼ Liter kochendem Wasser aufgießen und einige Minuten zugedeckt ziehen lassen. Abseihen, etwas Honig und Zitronensaft hinzufügen und zweimal täglich eine Tasse davon warm trinken.

Schlaflosigkeit

1. Man darf nicht zu spät das Abendbrot zu sich nehmen. Die letzte Mahlzeit soll 3 Stunden vor dem Schlafengehen erfolgen. Zum Abendessen frischen Topfen, Joghurt und Äpfel essen.

2. Das Schlafzimmer darf nicht zu warm, sondern muß gut durchlüftet sein. Am besten ist es, bei offenem Fenster zu schlafen, falls es sich nicht in der Nähe des Bettes befindet. (In einem solchen Fall kann man die Tür des benachbarten Zimmers offen lassen.)

3. Man wasche sich vor dem Schlafengehen mit kaltem Wasser. Noch besser die Füße in abgekühltem Wasser kurze Zeit baden. Wäscht man den ganzen Körper (Vollbad), fügt man dem Wasser etwas Holzessig hinzu.

4. Gegen Schlaflosigkeit Anisfrüchte kauen.

5. 1 bis 2 Stunden vor dem Schlafengehen an der frischen Luft spazieren gehen und tief atmen.

6. 2 Eßlöffel Lindenblüten
3 Eßlöffel Echte Bergminze
1 Eßlöffel Wilder Buchsbaum (Blätter)

Alles gründlich mischen und 1 Eßlöffel davon mit ¼ Liter kochendem Wasser übergießen. 10 bis 15 Minuten zugedeckt ziehen lassen, abseihen, mit Honig süßen und dreimal täglich vor den Mahlzeiten und 1 Tasse vor dem Schlafengehen trinken.

7. 100 g Mohn mit 1 Liter kräftigem Naturwein ansetzen und zehn Tage stehen lassen. Täglich die Flasche gut schütteln. Vor dem Schlafengehen 1 bis 2 kleine Tassen davon trinken.

8. Den Saft von 2 Zwiebelköpfen vor dem Schlafengehen trinken. Fortsetzen, bis die Krankheit abklingt.

9. Eine kleine Tasse Tee mit dem Saft von 2 Zitronen und etwas Honig vor dem Schlafengehen trinken.

10. 1 Eßlöffel zerkleinertes Dillkraut mit ¼ Liter kochendem Wasser aufgießen und warm vor dem Schlafengehen trinken.

11. 20 g Pfefferminze
20 g Bachweide
20 g Baldrian
20 g Zitronenmelisse
20 g Ringelblume

3 Eßlöffel der Kräuter mit ½ Liter kochendem Wasser aufgießen, zwei Stunden zugedeckt ziehen lassen und abseihen. Morgens und abends 1 Tasse trinken.

12. 5 g Baldrian zerkleinern, mit ¼ Liter kaltem Wasser ansetzen und 12 Stunden stehen lassen. Abseihen und vor dem Schlafengehen trinken.

13. 1 Eßlöffel zerstoßene Dillsamen mit ¼ Liter kochendem Wasser überbrühen und 15 bis 20 Minuten ziehen lassen. Drei- bis viermal täglich 2 Eßlöffel davon einnehmen.

14. 30 g Baldrian
40 g Hopfen
15 g Pfefferminze
15 g Zitronenmelisse

1 Eßlöffel der Mischung mit ¼ Liter kochendem Wasser aufgießen und zugedeckt 2 Stunden ziehen lassen. Abseihen, mit Honig süßen und 1 Tasse vor dem Schlafengehen trinken.

15. Etwas Weißdorn, Lindenblüten, Majoran und 3 kleine Salatblätter mit ½ Liter kochendem Wasser aufgießen, stehen lassen, abseihen und 4 Tassen täglich davon trinken.

16. 10 g Kopfsalat
2 g Feldmohn-Blütenblätter
1 Handvoll Weißdornblüten

Alles in 3 Liter Wasser kochen und täglich 2 Tassen vor dem Schlafengehen trinken.

17. Ein reines Leinensäckchen oder einen Strumpf mit Lindenblättern und etwas Lindenblüten füllen, zubinden und in das vorbereitete Badewasser tauchen. Mit dem Säckchen das Gesicht und den ganzen Körper massieren. Das Gesicht und das Bett, in dem man schlafen wird, mit Lavendelwasser besprühen. Das fördert den Schlaf. Ebenso wenn man nachts das Fenster offen hält. Auch das Wehen des Windes oder das Rauschen der Meereswellen kann beruhigend wirken.

18. 150 ml Spitzwegerichsaft mit ¼ Liter Wasser und ebensoviel Weißwein vermischen und 4 bis 6 Minuten kochen lassen. Das reinigt Lunge, Leber, Nieren und ist auch gegen Asthma empfehlenswert.

19. 30 g Baldrian — 40 g Hopfen
15 g Pfefferminze oder Zitronenmelisse

Alles mit ½ Liter kochendem Wasser aufgießen und vor dem Schlafengehen trinken.

20. Ein spezieller Schlaftee:
25 g Lavendelblüten
5 g Baldrianwurzeln
50 g Schlüsselblumen
10 g Johanniskraut
15 g Fruchtzapfen vom Hopfen

Ein gehäufter Teelöffel dieser Mischung wird mit ¼ Liter Wasser abgebrüht und 3 Minuten ziehen gelassen. Man trinkt den Tee sehr warm, schluckweise vor dem Schlafengehen. Mit etwas Honig süßen.

Schwache Nerven

Petersilienwurzeln und -blätter waschen, mit Obstsaft oder Honig vermischen. Jeden Abend vor dem Schlafengehen 1 Eßlöffel davon nehmen.

Zerrüttete Nerven

Zu gleichen Teilen mischen: Kalmus, Kamille, Pfefferminze, Baldrian, Angelikawurzel und -blätter.

1 Eßlöffel mit ¼ Liter kochendem Wasser überbrühen und 10 Minuten ziehen lassen. Abseihen, mit Honig süßen und etwas Zitronensaft beimengen. Dreimal täglich nach dem Essen warm trinken.

Aus der oben angegebenen Mischung kann man auch eine Alkoholtinktur herstellen: dreimal täglich 30 Tropfen mit etwas Wasser verdünnt nehmen. Viel Obst und Gemüse essen. Alkohol und Bohnenkaffee vermeiden.

NIERENERKRANKUNGEN

1. Zu gleichen Teilen mischen: Stigmata Maydis (Maisgriffel), Kirschenstengel und Birkenblätter.

1 Eßlöffel der Mischung in ¼ Liter Wasser 1 Minute lang kochen. Danach handwarm auskühlen lassen. Anschließend 1 Messerspitze Speisesoda dazu geben und nach 10 bis 15 Minuten abseihen. Mit Honig süßen und warm dreimal täglich vor dem Essen trinken. Diese Teemischung trinkt man 3 bis 9 Wochen hindurch.

2. 1 Eßlöffel Ackerschachtelhalm
1 Eßlöffel Holunderblüten
2 Eßlöffel fein zerkleinerte Queckenwurzel
2 Eßlöffel wohlriechender Waldmeister
2 Eßlöffel mittlere Holunderrinde
2 Eßlöffel Krauseminze oder Pfefferminze

Die angeführten Bestandteile gründlich mischen und alles andere wie unter 1.

3. 4 Eßlöffel Schafgarbe
2 Eßlöffel Walderdbeerblätter
2 Eßlöffel Holunderblüten

1 Eßlöffel der Mischung in ¼ Liter Wasser 2 bis 3 Minuten lang kochen, 10 bis 15 Minuten ziehen lassen und danach abseihen. Dreimal täglich jeweils vor dem Essen trinken.

4. 1 Eßlöffel Spitzwegerich in ¼ Liter Wasser 2 bis 3 Minuten lang kochen. Dreimal täglich 1 Tasse davon trinken.

5. 1 Eßlöffel Wegwarte (ganze Pflanzen) in ¼ Liter Wasser drei bis vier Minuten lang kochen. Dreimal oder mehrmals täglich 1 Tasse davon trinken.

6. Getrocknete Maiskörner wie Kaffeebohnen rösten und heiß ins kalte Wasser schütten. Sobald das inzwischen warm gewordene Wasser erkaltet ist, dreimal täglich 1 Tasse davon trinken.

7. Einen Schwarzen Rettich schaben und mit Roggenmehl vermengen. Mit kochendem Wasser aufgießen und zu einem weichen Teig verarbeiten. Diese Masse auf ein reines, weißes Tuch 1 cm dick auftragen und auf die kranke Stelle auflegen. Darüber ein warmes Tuch geben und um den Körper wickeln.

8. 8 Eßlöffel Salbei in ½ Liter Wein und ½ Liter Wasser kochen und einige Minuten zugedeckt ziehen lassen. Abseihen und mehrmals täglich 1 Tasse davon trinken.

9. Bei Nierenblutungen empfiehlt sich folgender Tee: 50 g Hirtentäschelkraut und 50 g Birkenblätter gut vermischen.

3 Eßlöffel der Mischung mit ½ Liter kochendem Wasser überbrühen, 2 Stunden zugedeckt ziehen lassen und abseihen. Über den Tag verteilt trinken.

Chronische Nierenentzündung

1. 30 g Bohnenschoten (Hülsen)
   30 g Haferstroh
   20 g Ackerschachtelhalm
   10 g Kirschenstengel
   10 g Petersilienwurzel
   10 g Waldmeister
   30 g Birkenblätter (Blätter der Weißbirke)
   20 g Holunderrinde (man entfernt die Außenrinde und verwendet die mittlere Rinde)

1 Eßlöffel dieser Mischung am Abend mit ¼ Liter Wasser ansetzen und über Nacht stehen lassen. Am nächsten Morgen 1 bis 2 Eßlöffel Honig hinzufügen und kurz aufkochen lassen. Den Topf vom Feuer nehmen und noch weitere 10 Minuten ziehen lassen. Danach abseihen und den Saft einer Zitronen beimengen. Mehrmals täglich 1 kleine Tasse trinken. Es empfiehlt sich, so viel Trauben und Wassermelonen wie nur möglich zu essen. Diät bei »Nierenerkrankung« einhalten.

2. 30 g Brombeerwurzel
   30 g Eibischwurzel
   30 g Angelikawurzel
   30 g Queckenwurzel
   30 g Holunderwurzel

Die angeführten Mengen in 2 Liter starkem Weißwein ansetzen und 8 bis 10 Stunden ziehen lassen. Zuerst die Masse auf stillem Feuer auf ¾ Liter einkochen und dann noch weitere 1 bis 3 Stunden zugedeckt nachdünsten lassen. Abseihen und dreimal täglich 1 Tasse trinken.

3. 2 bis 3 Eßlöffel Schlehdornbeeren mit ½ Liter hochwertigem Rum ansetzen und 24 Stunden ziehen lassen. Davon morgens nüchtern ½ bis 1 Tasse davon trinken. Es ist auch ein bewährtes Mittel bei Harnblasenerkrankung.

4. Zu gleichen Teilen mischen: Salbei, Hagebutten, Ackerschachtelhalm, Wacholderbeeren und Spitzwegerich.

1 Eßlöffel mit ¼ Liter kochendem Wasser überbrühen und 10 bis 15 Minuten ziehen lassen. Morgens nüchtern und abends vor dem Schlafengehen davon trinken.

5. Zu gleichen Teilen mischen: Wermut, Salbei, Tausendguldenkraut, Quendel, Wacholderwipfel, Ackerschachtelhalm und Holunderblätter.

4 bis 5 Eßlöffel der Mischung in 1 Liter Wasser 4 bis 5 Minuten kochen, einige Minuten zugedeckt ziehen lassen und abseihen. Den Tee ungesüßt mehrmals täglich trinken. Abends vor dem Schlafengehen ½ Liter auf einmal trinken. Die Kur dauert längere Zeit.

6. 40 g Ackerschachtelhalm 40 g Birkenblätter 20 g Mistel

3 Eßlöffel in ½ Liter Wasser 10 Minuten lang kochen und über Nacht stehen lassen. Auf fünfmal verteilt trinken.

7. 2 bis 3 Eßlöffel Birkenblätter mit ¼ Liter kochendem Wasser überbrühen, 15 Minuten ziehen lassen und abseihen. Eine Messerspitze Speisesoda hinzufügen und zwei- bis dreimal täglich davon trinken.

Erkrankung von Nieren und Harnblase

2 Eßlöffel Haferstroh fein zerkleinern und in ¼ Liter Wasser drei Minuten lang kochen. Davon mehrmals täglich 1 kleine Tasse trinken.

Nieren-, Gallen- und Harnblasensteine

Steine, die sich in der Niere, Gallen- oder Harnblase bilden, entfernt man am sichersten (falls keine eitrige Entzündung vorhanden ist) mit Herminium monirehis. Diese Pflanze wächst in den Wäldern Sloweniens. Das frisch gepflückte Heilkraut in Streifen schneiden und mit Olivenöl im Verhältnis 1:10 ansetzen. Das Gefäß 3 Monate lang an der Sonne und ebenso lang in einem mäßig warmen Raum halten. Danach ist das Heilmittel gebrauchsfertig. 1 Eßlöffel morgens auf nüchternem Magen nehmen. Fügt man vorher einige Tropfen Zitronensaft hinzu, wird der unangenehme Geschmack leicht überdeckt. Abends einige Streifen des Heilkrautes aus der Flasche nehmen, gut kauen und aufessen. Erweist sich der Magen als zu empfindlich für diese Kur, kann man die Pflanze auch als Tee kochen, nach Belieben mit Kandiszucker süßen und warm trinken. Diese Art der Heilung half vielen Kranken eine Operation zu vermeiden.

Ist die Niere erkrankt, halte man folgende Diät ein:

Milch, Milchspeisen mit Reis und Grieß; Kartoffelpüree mit Milch und salzlose Kost. Ferner Frischobst und Frischgemüse: Geriebene Kartoffel mit Honig, Blumenkohl, Kohlrabi u. ä., am besten als Rohkost, sonst mit wenig Wasser dünsten, und dann erst mit Öl anrichten. Vor jedem Essen einen Teller Salat oder einen Apfel essen.

Jeden Abend eine Handvoll Weizen oder eine andere Getreideart (Hafer, Roggen, Gerste, Mais usw.) mit wenig Wasser ansetzen. Gerade soviel nehmen, wie der Weizen aufsaugen kann und über Nacht stehen lassen. Am nächsten Morgen unter Zusatz von etwas Wasser den Weizen zum Kochen bringen. Man achte darauf, daß der Weizen bis zum Aufplatzen mehr im Dampf kocht. Die Speise nach Bedarf süßen und über den Tag verteilt essen.

Sobald sich der Kranke etwas besser fühlt, kann er in kleinen Mengen gebratenes und gebackenes Fleisch mit Reis essen. Alkohol und Tabak sind verboten!

Nierenblutung

50 g Hirtentäschelkraut, 50 g Ackerschachtelhalm und 50 g Birkenblätter gut miteinander vermischen.

3 Eßlöffel der Mischung mit ½ Liter kochendem Wasser aufgießen und 2 Stunden zugedeckt ziehen lassen. Über den Tag verteilt trinken.

Gegen Nieren- und Bauchschmerzen und zur Blutreinigung

9 größere Porree waschen ohne zu schälen und in 5 Liter Weißwein auf die Hälfte einkochen. Danach die Masse in ein kleineres Gefäß gießen und noch 1 Stunde kochen lassen. Abseihen und in Flaschen abfüllen. Jeden Morgen auf nüchternem Magen ein kleines Gläschen davon trinken.

Gegen Nieren- und Blasensteine

1. 30 bis 35 trockene Judenkirschen in ½ Liter Wasser 4 bis 5 Minuten lang kochen, dann vom Feuer nehmen und 10 bis 15 Minuten zugedeckt ziehen lassen. Abseihen und mehrmals täglich ein kleines Gläschen davon trinken.

2. 2 Eßlöffel Hagebutten mit 1 Liter kochendem Wasser überbrühen, 8 bis 10 Stunden zugedeckt ziehen lassen und abseihen. 4 Eßlöffel echten Bienenhonig und den Saft einer Zitrone hinzufügen. Dreimal täglich 1 Tasse davon vor den Mahlzeiten trinken.

3. 60 g Beinwellwurzel
   10 g Waldmeister
   10 g Wacholderbeeren
   20 g Brennessel (Urtica dioica)
   20 g Gundelrebe
   30 g Blätter der Mostbirne

8 Eßlöffel der Kräutermischung mit 1 Liter Wasser ansetzen und über Nacht stehen lassen. Am nächsten Morgen zum Kochen bringen, dann vom Feuer nehmen und 10 Minuten ziehen lassen. Abseihen und morgens und abends je ½ Liter davon trinken.

4. Der Saft vom Schwarzen Rettich beseitigt Nierensteine. Zu diesem Zweck schabe man einen Rettich und lasse ihn 2 bis 3 Stunden stehen. Danach den Saft auspressen und täglich 50 ml davon trinken. Die Kur dauert 20 bis 30 Tage und bringt die Nieren- bzw. Blasensteine zum Verschwinden.

5. 1 kg getrocknete Zuckermelonenkerne in 5 Liter Wasser auf drei Liter einkochen. Lauwarm abseihen und in Flaschen abfüllen. Dreimal täglich 50 ml davon bis zur völligen Genesung trinken.

6. 1 Eßlöffel Schlehdornblüten (Prunus spinosa) mit ½ Liter kochendem Weißwein übergießen und 10 bis 15 Minuten zugedeckt ziehen lassen. Abseihen und zweimal täglich 1 Tasse davon trinken.

7. 3 Eßlöffel Efeu und 3 Eßlöffel Eberraute mit 1 Liter starkem Weißwein ansetzen und 2 bis 5 Stunden ziehen lassen. Abseihen und ½ Liter Olivenöl hinzufügen. Dreimal täglich ein kleines Gläschen davon ½ Stunde vor den Mahlzeiten trinken. Vor Gebrauch Flasche gut schütteln.

8. Täglich 1 Eßlöffel gemahlenen Leinsamen mit Milch oder Wasser einnehmen. Auch Leinsamenumschläge auf die kranken Körperstellen haben sich bestens bewährt.

9. 50 g Hirtentäschelkraut
   50 g Maisgriffel (Stigmata Maydis)

3 Eßlöffel der Mischung mit 1 Liter kochendem Wasser aufgießen und 2 Stunden ziehen lassen. Den Tee anstelle von Wasser trinken.

10. 20 g Schafgarbenblätter
    20 g Birkenblätter
    20 g Bärentraubenblätter
    20 g Maisgriffel
    20 g Weichselstengel

3 Eßlöffel mit ½ Liter kochendem Wasser übergießen und zugedeckt über Nacht stehen lassen. Statt Wasser trinken.

NESSELSUCHT (URTICARIA)

1. Oft treten am ganzen Körper durch Nahrungsallergie verursachte Quaddeln auf. Die Haut schaut aus, als hätte man Brennesseln berührt. Die »verbrannten« Körperstellen mit fein gemahlenem Mehl abreiben. Außerdem eine Handvoll Weizen in soviel Wasser einweichen, daß er bedeckt wird und 6 Stunden stehen lassen, bis das Wasser ganz aufgesogen ist. Danach das Ganze dünsten, bis der Weizen springt. Den gekochten Weizen anstelle von Brot während des ganzen Tages essen.

2. In 100 ml Wasser 1 Eßlöffel gereinigten, gelöschten Kalk geben und gut vermischen. Durch ein ausgekochtes weißes Tuch das Wasser abseihen und davon nur 1 Eßlöffel einnehmen. Den Rest wegwerfen und den Vorgang dreimal täglich wiederholen.

OHRENKRANKHEITEN

1. Bei starken Schmerzen 2 bis 5 Tropfen Mispelsaft ins Ohr träufen. Die Tropfen nur im liegenden Zustand geben, damit sie tief in die Ohrmuschel eindringen können. Beim Fehlen der Mispel Hauswurz (Sempervivum tectorum) verwenden.

2. Ohren mit warmem Malventee spülen.

3. ½ kg Bohnen weichkochen und anschließend den Topf mit einem mit dem Hals nach oben gerichteten Trichter zudecken. Kopf und Gefäß mit einem Tuch verdecken und das Ohr auf den Trichterhals legen. Solange Dampf vorhanden ist, unter dem Tuch bleiben.

4. Bei rheumatischen Ohrenschmerzen auf einen Wattebausch fünf Tropfen Kampfer und 30 Tropfen Olivenöl geben, die Watte erwärmen und ins Ohr legen. Mehrmals täglich wiederholen.

5. Rühren die Schmerzen von einer Verkühlung her, hilft gewöhnlich ein Kamillendampfbad. Andernfalls folgenden Tee kochen: sechs bis sieben grüne Mohnkapseln in ¼ Liter Wasser einige Minuten kochen und dann auskühlen lassen. Mehrmals täglich einige Tropfen ins kranke Ohr träufeln.

6. Bei Ohreiterungen Hanfsamen in Milch kochen und einträufeln.

7. Bei Kindern, die nach Scharlach schwerhörig wurden, über längere Zeit Kopf und Schultern zweimal täglich mit kaltem Wasser begießen. Danach Kopf, Schulter und Brust mit einem Handtuch kräftig abreiben. Täglich einmal in beide Ohren 3 bis 5 Tropfen Süßmandelöl träufeln.

8. Ein gutes Heilmittel gegen Schwerhörigkeit ist folgendes: einen Kaffeelöffel Weinraute und genau soviel Kamillenblüten mit 30 ml Olivenöl begießen und einige Tage an der Sonne oder in der Nähe eines mäßig warmen Ofens halten. In das Ohr, mit welchem man schlecht hört morgens und abends einige Tropfen geben und 5 bis 10 Minuten liegen, damit das Öl tiefer in die Ohrmuschel eindringen kann.

9. Gegen Ohrensausen: Gleich zu Beginn 2 bis 3 Tropfen Arnikatinktur ins Ohr träufeln und mit Watte verstopfen. Oder einen Wattebausch in Kampfer eintauchen und 3 bis 4 Sekunden im Ohr halten. Alle ¼ Stunden wiederholen. Statt Kampfer kann man auch Äther verwenden.

10. 3 Eßlöffel Kleie
2 Eßlöffel Wermut
1 Eßlöffel frische oder getrocknete, zerschnittene Blätter der roten Rose

Das Ganze vermengen und in ¼ Liter dunkelrotem Wein zum Aufwallen bringen. Handwarm auskühlen lassen und für Umschläge verwenden.

11. Ein Leinentüchlein mit Wachs bestreichen und daraus einen Trichter formen. Das schmälere Ende ins Ohr stecken und das breite mit einem Streichholz anzünden. Brennen lassen, bis es in die Nähe des Ohres kommt und dann entfernen. Anschließend in das kranke Ohr schwach gesalzenen Treberbranntwein geben.

Ohreiterung

1. 2 Eßlöffel Rosmarin in ½ Liter starkem Weißwein aufkochen. Umschläge auf das kranke Ohr legen.

2. Jeden Morgen und Abend einige Tropfen Salzlake vom Sauerkraut ins Ohr geben.

3. Hanfsamen in Milch kochen und einträufeln.

Ohrensausen

1. 3 Eßlöffel Weizenkleie
   1 Eßlöffel Blütenblätter frischer oder getrockneter roter Rosen
   ½ Eßlöffel Wermut

Das Ganze in ¼ Liter dunkelrotem Wein aufkochen und abseihen. Den Rest in ein reines Tuch geben und aufs Ohr legen. Das Sausen klingt bald ab.

2. Mandelöl oder Kamillendampfbäder: Einen Wattebausch in Öl tauchen und ins Ohr stecken. Bis zur Genesung mehrmals wiederholen.

3. 1 Eßlöffel Maismehl mit 1 Tasse Wasser gut vermischen und über Nacht stehen lassen. Am Morgen noch einmal vermischen und auf nüchternem Magen austrinken. Den Vorgang 3 Wochen hindurch fortsetzen. Schweinefleisch und Alkohol sind verboten! Etwas Milch trinken und wenig Brot essen. Maisbrot ist zu bevorzugen.

4. Ohrendampfbäder mit Malventee durchführen.

5. Jeden Morgen über längere Zeit auf Kleewiesen tautreten.

Ohrenschmerzen – Ohrenfluß

1. Hanföl ins Ohr träufeln. Die Schmerzen klingen bald ab.

2. Bei Ohrensausen: Am Abend vor dem Schlafengehen Rosmarin auf der Glut so brennen lassen, daß der Rauch ins Ohr gelangen kann. Dann den Kopf in ein Tuch einhüllen.

3. Zu gleichen Teilen mischen: Kamille, Pfefferminze, Spitzwegerich und Hagebutten.

1 Eßlöffel der Mischung mit ¼ Liter kochendem Wasser übergießen.

4. Zu gleichen Teilen Wermut und Tausendguldenkraut mischen. Einen Eßlöffel davon mit ¼ Liter kochendem Wasser aufgießen.

Schwaches Hörvermögen

Ein reines Taschentuch oder einen Wattebausch in Sauerkrautwasser tauchen und vor dem Schlafengehen ins Ohr stecken. Ist das Trommelfell nicht beschädigt, bessert sich das Hörvermögen innerhalb kürzester Zeit.

RACHITIS

1 kg Gerste in 5 Liter Wasser 15 Minuten kochen. Das Wasser samt der Gerste dem Badewasser hinzufügen.

RHEUMA

1. 40 Eßlöffel fein gehacktes Haferstroh und 40 Wacholderzäpfchen in 10 Liter Wasser 2 Stunden kochen und dem Badewasser beimengen. Das Bad dauert 20 Minuten. Danach sofort ins Bett gehen und schwitzen. Diese Bäder muß man 8 Tage hintereinander machen.

2. 3 Eßlöffel geriebenen Kren mit 50 ml starkem Hausschnaps (40%) aufgießen und vermischen. Die Masse auf die kranke Stelle auftragen, verbinden und ein Säckchen heißen Flußsand darauf geben. Ungefähr 2 Stunden spürt man starkes Brennen, aber der Erfolg bleibt nicht aus.

3. Bei starkem Rheuma und Blutfetten: In Treberbranntwein Kupfervitriol auflösen und geriebenen scharfen Kren dazugeben. Damit den Körper abreiben. Außerdem folgenden Tee trinken:

30 g Brennessel
30 g Johanniskraut
15 g Schafgarbe
15 g Pfefferminze
8 g Taubnessel
8 g gemahlener Kümmel
8 g Salbei
8 g Tausendguldenkraut
75 g Spitzwegerich
40 g Wacholderwipfel

Die Bestandteile in eine Schüssel geben, mit 1 Liter Wasser aufgießen und 24 Stunden stehen lassen. Danach 3 Stunden garkochen. Alles abseihen, mit Honig oder Kandiszucker etwas süßen und noch weitere 40 bis 60 Minuten kochen, bis der Sirup dick wird. Ausgekühlt in Gläser füllen und hermetisch verschließen. 6 Wochen lang jeden Morgen auf nüchternem Magen 1 bis 3 Teelöffel davon einnehmen.

4. In einem 1-Liter-Glas ¼ Liter Terpentin, ¼ Liter Ammoniak und 1 Ei gut vermischen bzw. durchschütteln. Damit die kranken Körperstellen dreimal täglich einreiben. M. J. aus Split behauptet, daß man mit diesem Heilmittel Arthritis deformans heilen kann.

5. Auf rheumatisch erkrankte Körperstellen Gänsefingerkraut auflegen (ganze Pflanze).

6. Rheumatische Gelenksentzündung: Mit raffiniertem Petroleum einreiben und mit einem trockenen Flanelltuch verbinden. Mehrere Male wiederholen.

7. Bei Gelenksentzündung verwendet man folgende Teemischung:

Zu gleichen Teilen mischen: Salbei, Wacholderbeeren, Birkenblätter, Brennessel, Bohnenhülsen oder Erbsenschoten und Huflattichblätter.

1 Eßlöffel der Heilkräuter in ¼ Liter Wasser zwei bis drei Minuten kochen. Dreimal täglich vor dem Essen trinken.

8. Zu gleichen Teilen mischen: Roßkastanienblüten, Holunderblüten, Lindenblüten, Weidenblüten, Ackerschachtelhalmblüten und Birkenrinde.

Zubereitung wie unter 7.

9. Auf 2 bis 3 Eßlöffel Wacholderbeeren ½ Liter guten Treberbranntwein gießen, in Flaschen füllen, gut verschließen und 4 Tage an einem warmen Ort stehen lassen. Abseihen und die erkrankten Körperpartien damit einreiben.

10. ½ Liter guten Weißwein auf 70° erwärmen. Mit dem heißen Wein jeden Abend ½ Stunde lang die betroffenen Körperpartien einreiben. Dann mit einem warmen Flanelltuch verbinden und sofort ins Bett gehen. Die Anwendung bis zur Genesung wiederholen.

11. Bäder aus Haferstroh haben sich sehr gut bewährt:

4 bis 5 Handvoll zerkleinertes Haferstroh in 5 Liter Wasser 15 Minuten kochen. Aus dem Wasser kann man auch Umschläge machen, jedoch muß das Wasser heiß sein.

12. 1 Handvoll Meersalz gut rösten und mit Haus-Treberbranntwein (Hausschnaps) mischen. Die kranken Körperstellen damit einreiben.

13. 1 Eßlöffel zerquetschte Wacholderbeeren mit ¼ Liter kochendem Wasser überbrühen und 5 Minuten ziehen lassen. Über den Tag verteilt je 100 ml davon trinken.

14. Sauerteigauflagen: Den Sauerteig auf ein Wolltuch verteilen, mit feinem Paprikapulver bestreuen und mit Olivenöl übergießen. Den Umschlag 12 Stunden behalten. Die Kur dauert einige Tage.

15. Alle ¼ Stunden 1 Tasse heißes Wasser trinken. Während der Trinkkur im Bett bleiben.

16. Lehm durchkneten und 5 cm dick auftragen. Den Umschlag über Nacht behalten.

17. Aus Weizenmehl und warmem Essig einen Teig kneten und diesen auflegen.

18. Auf Gaze Kren anreiben und auf die kranke Stelle legen.

Alter Rheumatismus

Erkrankte Körperpartien jeden Morgen und Abend mit raffiniertem Heizöl (Naphtha) einreiben. Die Schwellungen und Schmerzen vergehen dann bald.

Muskelrheumatismus

1 Eßlöffel trockene Eschenblätter (Fraxinus excelsior) mit ¼ Liter kochendem Wasser aufgießen und zugedeckt 5 bis 10 Minuten ziehen lassen. Abseihen und dreimal täglich 1 Tasse davon trinken.

Reißen in den Gliedern (Rheuma – Podagra – Ischias)

1. Kranke Stellen mit warmem Speiseöl zweimal täglich einreiben, turnen und danach die betreffenden Körperpartien in warme Flanelltücher wickeln.

2. 2 Eßlöffel fein zerstoßenen Alaun mit ½ Liter Olivenöl vermischen und gut erwärmen. Die kranken Körperteile jeden Abend zuerst damit einreiben. Danach mit einer Handvoll reinen Alaun massieren und ins Bett gehen.

3. Ischias: 1 Eßlöffel Hafer in ¼ Liter Wasser 15 Minuten kochen. Den Tee dreimal täglich jeweils vor dem Essen trinken. Gleichzeitig Umschläge machen. Ein Säckchen oder einen Strumpf mit gekochtem, heißen Hafer füllen und auflegen. Alle 4 Stunden die Kompressen wechseln, damit sie immer heiß bleiben.

4. Ischias: Honig mit ungelöschtem Kalk mischen, auf ein Tuch dick aufstreichen und um die kranke Stelle wickeln. Den Umschlag alle 4 bis 5 Stunden wechseln.

5. Geschwollene kranke Körperstellen mit raffiniertem Heizöl einreiben und in trockene Tücher wickeln. Mehrmals wiederholen.

6. Gekochtes oder gedünstetes warmes Kraut in ein weiches Tuch wickeln und auflegen.

7. 1 kg Maismehl
200 g geriebenen Kren
½ Liter starker Schnaps

Alles gründlich vermischen und als Umschlag auflegen. Dabei muß man im Bett bleiben. Die Kur dauert 24 Stunden.

ROTLAUF

1. Zuerst die äußere Rinde des Holunderstammes entfernen, um zur frischen Rinde zu kommen.

8 Eßlöffel der Rinde in 1 Liter Wasser 8 Minuten lang kochen. Danach Tücher in den Absud tauchen und auf die schmerzenden Stellen legen.

2. Heublumen und Huflattichblätter mit kochendem Wasser überbrühen, und als Umschlag auf die kranke Körperstelle legen.

3. Überbrühte Kamillenblüten in ein Leinensäckchen geben und auf die kranken Körperpartien legen.

4. Kleinblütige Wollblume (Verbascum phlomoides), Blätter und Blüten, in ein kleines Säckchen geben und über die Herdplatte halten. Wenn es warm genug ist werden die kranken Stellen damit belegt. Um die Wärme konstant zu halten, bereitet man gleichzeitig 2 Säckchen vor: Während das eine auf der kranken Stelle liegt, wärmt man das andere Säckchen an.

SCHLUCKAUF (UNUNTERBROCHENER)

1. 1 Würfel Zucker mit einigen Tropfen Weinessig einnehmen. Der Schluckauf vergeht bald.

2. Ein ausgezeichnetes Mittel gegen Schluckauf ist die Marmelade aus roten Ribiseln. Im Bedarfsfall 1 Kaffeelöffel nehmen.

3. ½ Kaffeelöffel pulverisierte Anissamen mit etwas Wasser (wie Aspirin) einnehmen.

SCHMERZEN IN DEN ARMEN

Eine ½-Liter-Flasche mit Arnika füllen und mit einem guten Hausschnaps übergießen, bis das Glas voll ist. 8 Tage unter täglichem Schütteln stehen lassen. Danach ist die Mischung gebrauchsfertig. Damit die Arme vom Handgelenk bis zu den Schultern jeden Abend 3 Wochen lang einreiben. Nach dieser Zeit vergehen die Schmerzen allmählich.

SCHORF – GRIND – PUSTELN

Birkenrinde kochen und mit dem Absud Pusteln, Schorf usw. waschen.

SCHWACHE UND WUNDE GESCHLECHTSORGANE

5 Handvoll Nußblätter in 10 Liter Wasser 10 Minuten kochen. In dem Absud baden und dreimal täglich die Geschlechtsorgane damit spülen.

SCHWEISS

Nachtschweiß

1. 1 Eßlöffel Ackerschachtelhalm mit ¼ Liter kochendem Wasser aufgießen und 2 bis 3 Minuten kochen lassen. Vor dem Schlafengehen eine Tasse davon trinken.

2. 10 g Enzian
   3 g Salbei
   10 g Ackerschachtelhalm
   10 g Rosmarin

Einen gestrichenen Eßlöffel der Heilkräuter in ½ Liter Wasser drei Minuten brühen. Dann 10 Minuten stehen lassen und vor dem Schlafengehen eine Tasse trinken.

Schweißfuß

1. 5 Eßlöffel Nußblätter
   5 Eßlöffel junge Eichenrinde

Die angegebenen Mengen in 2 Liter Wasser 6 bis 8 Minuten lang brühen. In der nicht abgeseihten Flüssigkeit die Füße waschen und ohne sie abzuwischen an der Luft trocknen lassen.

2. Die mit Seife gewaschenen und gut abgetrockneten Füße mit Eichelpulver einpudern, besonders zwischen den Zehen. Zweimal wöchentlich anwenden.

Schwitzen im Lungenbereich

Zu gleichen Teilen mischen: Salbeiblätter und -blüten, Kleinblütige Wollblume (Blätter und Blüten). 1 Eßlöffel mit ¼ Liter kochendem Wasser übergießen, 10 Minuten ziehen lassen und abseihen. Etwas Zitronensaft und Honig hinzufügen und dreimal täglich eine Tasse trinken. Es ist ratsam, nach dem Tee etwas zu liegen.

Übermäßiges Schwitzen

1. Aus Schlehdorn einen Extrakt zubereiten:
200 g zerdrückte Beeren in 1 Liter Weingeist (45%) ansetzen und 10 Tage an einem warmen Ort stehen lassen. Jeden Morgen auf nüchternem Magen 10 bis 15 Tropfen in ca. 100 ml Wasser nehmen.

2. 2 Eßlöffel Schlehdornbeeren in ½ Liter Wasser 10 bis 15 Minuten lang brühen. Auf nüchternem Magen eine Tasse trinken. Die Kur dauert bis zur Genesung.

3. 2 Eßlöffel Kamillen mit ¼ Liter kochendem Wasser überbrühen und zudecken. Gut umrühren und ½ Stunde auf der Herdplatte ohne zu kochen stehen lassen. Abseihen, süßen und trinken.

SCHWELLUNGEN MIT HEFTIGEN SCHMERZEN

Die Schwellungen mit raffiniertem Heizöl (Naphtha) einreiben.

SCHWINDEL

Glühendes Eisen mit Essig übergießen und den Dampf einatmen. Das ist ein ausgezeichnetes Heilmittel gegen Schwindel.

SINUSITIS (NASENNEBENHÖHLENKATARRH)

1. 1 Eßlöffel Ackerschachtelhalm in 100 ml Wasser 2 bis 4 Minuten kochen und auskühlen lassen. Kalt mehrmals täglich aufschnupfen.

2. Vor dem Schlafengehen etwas scharfen Kren auf eine warme Herdplatte reiben, den Kopf über die Platte beugen, mit einem Tuch zudecken und 5 bis 10 Minuten einatmen. Dann mit eingehülltem Kopf ins Bett gehen. In 2 Tagen klingen die Schmerzen ab. Im Sommer Nasenspülungen mit Meerwasser vornehmen.

SKLEROSE

Bei Arterienverkalkung (Arteriosklerose) sind Bier und Fleisch verboten! Dreimal täglich ½ Liter Joghurt mit Schwarzbrot essen. Durch kalte Bäder den Blutkreislauf regeln. Die Arme bis zu den Schultern jeden Morgen und die Füße jeden Abend mit kaltem Wasser waschen. Es ist ratsam, auch eine kalte Dusche zu nehmen, aber nicht länger als 1 Minute. Anschließend sofort ins Bett gehen. Die Kur dauert längere Zeit.

Gehirnsklerose

1. Zu gleichen Teilen mischen: Ackerschachtelhalm, Schafgarbe und Gartenraute.

1 Eßlöffel der Mischung in ¼ Liter Wasser 2 bis 3 Minuten kochen. Dreimal täglich eine kleine Tasse vor den Mahlzeiten trinken. Die Kur 8 Tage fortsetzen, dann eine achttägige Pause einschalten. Anschließend wieder 8 Tage lang trinken usw. bis zur Genesung. Die Patientin, die mir dieses Rezept vermittelte, ist von seiner guten Wirkung überzeugt. Eine andere, schon 92-jährige Frau, die dieses Heilmittel einnimmt, fühlt sich wohl und denkt klar wie ein junger Mensch. Sie steigt wöchentlich ganz allein über 126 Treppen.

2. 2 Eßlöffel zerkleinerten und getrockneten Frauenmantel mit ¼ Liter kochendem Wasser übergießen und 10 bis 15 Minuten zugedeckt ziehen lassen. Zweimal täglich 1 Tasse nach dem Essen trinken.

3. Die Heilung erfolgt hauptsächlich durch Einhalten der Diät: kein Fleisch, so wenig wie möglich Brot, keinen Alkohol, nur Milch, Wasser und Heiltees. Gepfefferte, gesalzene und scharfe Speisen meiden! Beim Kochen Öl verwenden oder die unter »Multiple Sklerose« angeführte Diät einhalten. Reichlich Obst essen. Ebenso Rohgemüse: Karotten, Sellerie, Petersilie, Kohlrabi und Getreidenahrung. Stuhlverstopfung möglichst vermeiden. Deshalb viel Zwetschken essen und

Molke trinken. Viel Bewegung an frischer Luft. Stundenlanges Aufhalten an ein und demselben Ort vermeiden. Turnen und Atemübungen an frischer Luft: 4 Sekunden einatmen, 4 Sekunden anhalten und 4 Sekunden ausatmen. Außerdem folgenden Tee trinken:

4 Eßlöffel Schafgarbe
4 Eßlöffel Weißdornblüten und -frucht
4 Eßlöffel Walderdbeerblätter
2 Eßlöffel Petersiliensamen

1 Eßlöffel der Heilkräuter mit ½ Liter kochendem Wasser aufgießen und dreimal täglich eine Tasse davon trinken.

Multiple Sklerose

Es ist eine Erkrankung des Zentralnervensystems, die man mit Hilfe der Schulmedizin bis heute noch nicht ausheilen konnte. Zu Beginn auftretende Symptome sind: Zittern der Hände und Füße, Sprach-, Seh- und Blasenstörungen und andere Beschwerden. Mit Gelee Royal heilen (beim Imker erhältlich): 1 Kaffeelöffel täglich nehmen und gleichzeitig den ganzen Körper einmal täglich damit einreiben.

1. Nach Dr. Evers heilt man Multiple Sklerose durch eine spezielle Diät: Das ganze Gemüse und Wurzelwerk, wie Petersilie, Karotten, Radieschen, Kohlrabi und Kraut nur roh essen; ungekochte Milch und Milcherzeugnisse; frische Butter, Roggen- oder Grahambrot; 10 bis 12 Stunden vorgeweichten und gekochten, ungesüßten Weizen essen; geschälte Bucheckern und Eicheln rösten, mahlen und 1 kleinen Löffel in 1 Tasse Milch kochen. Zu gleichen Teilen Weizen, Roggen und geschälte Gerste (alles von der letzten Ernte) in eine große Schüssel geben, mit Wasser begießen und an einem mäßig warmen Ort stehen lassen. Am nächsten Tag das Wasser abseihen und über Nacht ohne Wasser stehen lassen. Am darauf folgenden Abend wieder mit Wasser begießen und den Vorgang so lange wiederholen, bis die Keime 1 bis 2 cm Höhe erreichen. Der Keimprozeß dauert 6 bis 8 Tage. Dann die Keimlinge in einem Sieb mit Wasser durchspülen, um unerwünschte Bakterien, die einen Gärungsprozeß verursachen, zu beseitigen. Die Kerne müssen so weich sein, daß man sie mit den Fingern zerdrücken kann. Die erforderliche Tagesmenge mit Haferflocken und Milch mischen und höchstens bis 40° C erwärmen. Eine Tagesportion besteht aus folgenden Zutaten:

230 g Keimlinge
70 g Haferflocken
120 g Roggen- oder Grahambrot
1 kg Obst, Gemüse, Wurzelgemüse (insgesamt)
1 Liter Kuh-, Ziegen- oder Schafmilch
30 g frische Butter
1 weichgekochtes Ei
60 g Nüsse

Die Nahrung muß frisch und salzlos sein. Sobald sich der Zustand des Kranken bessert, die Nahrung wie folgt bereichern: kurz angebratenes Rindfleisch (mehr roh als gebraten), roher Speck und 1 Glas starker Weißwein.

Auf jegliche Art zubereitet ist verboten: Grüner Salat, Rhabarber, Spargel, Blumenkohl und Kartoffeln. Ferner sind verboten: Alkohol, Tabak, echter Bohnenkaffee, Zucker, Salz, russischer und chinesischer Tee, Senf, Säuren, Pfeffer und alle Konditoreiprodukte. Während des Sommers Tautreten (Klee), mindestens ½ Stunde täglich, und jeden Morgen den Körper mit einem feuchten Tuch 1 Minute lang abreiben, dann mit einem trockenen Handtuch abwischen.

2. Jeden Morgen 1 Kaffeelöffel Gelee Royal (beim Imker mit Honig verdünnt erhältlich) auf nüchternem Magen nehmen. Jedes Jahr 2 bis 3 Wochen im Gebirge im Tannen- oder Kieferwald – mindestens 700 Meter über dem Meeresspiegel – verbringen. Im Wald spazieren und vier Sekunden tief einatmen, vier Sekunden den Atem anhalten und ausatmen. Die Atemübungen fünf Minuten lang mehrmals täglich durchführen.

Holunderblätter vor der Blütezeit sammeln. Einige Blätter in einer Tasse Wasser 2 bis 3 Minuten lang kochen. 3 Wochen lang regelmäßig morgens auf nüchternem Magen und abends vor dem Schlafengehen trinken. Dann eine achttägige Pause einschalten und mit Kamillenaufguß fortsetzen. Nur kühle Waschungen vornehmen, warmes und heißes Wasser meiden; die Beine dürfen nicht der Sonne ausgesetzt werden. An frischer Luft, aber ohne Anstrengung, turnen. Rohkost vorziehen: Milch, geriebene Karotten; alle in wenig Wasser 12 Stunden lang vor dem Kochen eingeweichte Getreidearten. Nur in wenig Wasser kochen, bis das Korn aufplatzt. Frisches Kraut und Sauerkraut mit etwas feinem Öl angemacht roh essen. Überhaupt soviel wie möglich Rohkost verwenden.

Sklerose und Arteriosklerose

1. Ein bewährtes Heilmittel gegen Arteriosklerose: 1 Kaffeelöffel Honig mit 1 Kaffeelöffel Kohlepulver eines im Frühling verbrannten Lindenholzstückes gut miteinander vermischen und mit etwas Wasser oder Tee alle 6 Stunden nehmen. Über längere Zeit gebrauchen.

2. 1 Kaffeelöffel Rundblättrigen Sonnentau (Drosera rotundifolia) in ¼ Liter Wasser 2 bis 3 Minuten kochen. Dreimal wöchentlich eine Tasse auf nüchternem Magen und vor dem Schlafengehen trinken. Vier bis sechs Wochen aussetzen und dann wiederholen.

3. 25 g Weißdornblüten — 25 g Ackerschachtelhalm
25 g Knoblauch — 25 g Mistel

2 Eßlöffel der Heilkräuter mit ¼ Liter kochendem Wasser überbrühen und zugedeckt zwei Stunden stehen lassen. Abseihen und vor dem Essen trinken.

4. 20 g Weißdornblüten — 20 g Mistel
20 g Kamillen — 20 g Knoblauch
20 g Olivenblätter

2 Eßlöffel mit ¼ Liter kochendem Wasser aufgießen und 2 Stunden ziehen lassen. Abseihen und vor dem Essen trinken.

5. 10 g Sonnentau — 10 g Faulbaum
10 g Mistel — 10 g Süßholz

2 Eßlöffel mit ½ Liter kochendem Wasser übergießen und zugedeckt über Nacht stehen lassen. Am folgenden Tag auf dreimal trinken.

SKROFULOSE

1. Diese Krankheit tritt gewöhnlich bei mangelhafter Ernährung und feuchter Wohnung auf, und insbesondere bei Kindern.

Krankheitssymptome: Völlegefühl, blaue Adern, blasses Gesicht, rot unterlaufene Augen, Magerkeit und ähnliches. Um diese Krankheit gleich im Keim zu ersticken, ist folgendes zu unternehmen:

Eicheln schälen, rösten und im Mörser zerstoßen, mit heißem Wasser aufstellen, kochen und mit Milch vermischen. Dreimal täglich eine Tasse trinken. Viel Bewegung an frischer Luft ist unerläßlich. Frische rohe Eier trinken; in Milch gekochten Weizen essen. Es empfiehlt sich häufiges Baden, Schwimmen, tägliches Einreiben mit feinem Öl und kräftiges Frottieren mit einem trockenen Handtuch.

2. Ein Tuch in heißes Wasser tauchen, schnell auswringen und um den Hals wickeln. Darüber ein luftdurchlässiges Tuch legen, um die Wärme länger zu erhalten. Den Umschlag über Nacht behalten und mindestens zweimal wechseln. Den Vorgang jeden Abend wiederholen, bis die Skrofulose abklingt.

3. ½ kg Mehl mit ½ kg Schweinetalg zu einem Teig verkneten und dreimal täglich auf die kranke Körperstelle legen. Vor dem Umschlag die betroffenen Körperpartien mit Malventee waschen.

Skrofulose bei Kindern

10 g Erdrauch (Fumaria officinalis) und 50 g Zucker zu Pulver vermahlen, vermischen und jede Stunde 1 Kaffeelöffel verabreichen.

SODBRENNEN

1. Einige Kaffeebohnen kauen und schlucken.

2. 1 Teelöffel pulverisiertes und durchgesiebtes Lindenholz jeden Morgen auf nüchternem Magen mehrmals einnehmen.

3. 1 Eßlöffel Johanniskraut mit ¼ Liter kochendem Wasser aufgießen und morgens auf nüchternem Magen einige Male trinken.

Rote Äderchen – Kapillaren

Kalte Waschungen durchführen. Füße mit kaltem Wasser begießen. Den Vorgang jeden Abend wiederholen und danach sofort ins Bett gehen. Während der Kur Holunderblütentee trinken.

STUHLGANG

50 g getrocknete Feigen
100 g gedörrte Pflaumen
10 g Sennesblätter

Alle Zutaten mahlen, vermengen und in einem geeigneten Glas an einem kühlen und trockenen Ort aufbewahren. Kindern 1 kleinen Löffel und Erwachsenen 2 kleine Löffel täglich verabreichen.

Harter Stuhl

100 g Süßholz
150 g Faulbaum
50 g Kümmel
50 g Anis
50 g Fenchel

2 Eßlöffel der Mischung mit ¼ Liter kochendem Wasser aufgießen und 2 Stunden zugedeckt neben dem Ofen ziehen lassen. Dann für längere Zeit wegstellen und abends trinken.

Unregelmäßiger Stuhl

10 g Taubnessel
10 g Odermennig
10 g Kamille
10 g Hirtentäschelkraut
10 g Schafgarbe

Einen kleinen Löffel mit 100 bis 200 ml kochendem Wasser überbrühen und zu Mittag und am Abend vor dem Schlafengehen je eine Tasse davon trinken.

THROMBOSE

50 g Leinsamen in 3 Liter Wasser 20 Minuten lang kochen. Am Abend im Absud die Füße waschen. Den gekochten Samen noch heiß in ein Säckchen geben und als Umschlag auf die kranke Stelle legen. Die Füße in ein warmes Wolltuch einwickeln. Nach völliger Genesung setzt man die Kur noch 1 Monat lang fort.

GEGEN TRUNKSUCHT

1. 1 Eßlöffel scharfes Paprikapulver mit 10 Eßlöffel Weingeist mischen. Auf nüchternem Magen 1 Eßlöffel Wasser mit 3 bis 4 Tropfen davon einnehmen. Gegen Hämorrhoiden 3 Teile Wasser und 1 Teil der angegebenen Tinktur nehmen.

2. 6 bis 8 Eßlöffel Rosmarinblüten und -blätter (zerkleinert) in 1 Liter Wasser 10 bis 15 Minuten kochen. Zweimal täglich eine Tasse davon trinken.

3. 4 Eßlöffel Quendel mit ¾ Liter kochendem Wasser aufgießen und 5 Minuten ziehen lassen. Alle 2 Stunden 1 Eßlöffel davon nehmen.

TYPHUS

1. Sofort einen Arzt rufen. Bis zu seinem Eintreffen folgenden Tee trinken:

2 Eßlöffel Angelikawurzel und
2 Eßlöffel Malvenblüten

Einen Eßlöffel der Heilkräuter mit heißem Wasser übergießen und 15 Minuten ziehen lassen. Abseihen, 1 großen Eßlöffel echten Bienenhonig und Zitronensaft hinzufügen und alle 1 bis 2 Stunden schluckweise trinken.

2. Im Anfangsstadium heilt man Typhus mit Zitrone. Zitronensaft mit dem weißen Fleisch einem Heiltee hinzufügen und dem Kranken mehrmals täglich verabreichen. Auch bei Scharlach anzuwenden.

UNREGELMÄSSIGE VERDAUUNG

1. Jeden Abend 3 bis 4 Feigen und ebensoviel Dörrzwetschken klein schneiden und mit 150 bis 200 ml Wasser übergießen. Am Morgen alles gut vermischen und abseihen. Den Absud einen Monat lang trinken und man füllt sich gesund.

2. 16 Eßlöffel oder 4 Handvoll Leinsamen in 3 Liter Wasser auf 1 Liter einkochen. Dreimal täglich 1 Eßlöffel davon einnehmen.

3. Eine Messerspitze Kalmuswurzelpulver mehrmals täglich einnehmen.

4. 25 g Wegwarte (Wurzel) 15 g Bachweide
25 g Löwenzahnwurzel 5 g Anis
25 g Kalmuswurzel 5 g Fenchel

Zum Aufguß 2 Eßlöffel der Mischung auf ¼ Liter kochendes Wasser nehmen und über Nacht zugedeckt ziehen lassen. Danach abseihen und ungesüßt vor dem Frühstück und Abendessen trinken.

5. 1 g Fenchel 1 g Enzian 1 g Tausendguldenkraut

Diese Mischung mit ¼ Liter kochendem Wasser aufgießen und zugedeckt 2 Stunden ziehen lassen. Danach abseihen und auf einmal austrinken.

VERGESSLICHKEIT

Eine Handvoll Enzianwurzeln in 1 Liter starkem Weißwein 10 Tage lang an einem warmen Ort stehen lassen. Morgens und abends eine Tasse davon trinken.

VERGIFTUNGEN (In jedem Fall sofort den Arzt rufen!)

1. Bei Pilz- oder Nahrungsmittelvergiftung den Kranken zum Erbrechen bringen. Einige Eßlöffel Rizinusöl und schwarzen Kaffee einnehmen. 2 Tage keine Nahrungsaufnahme, nur Kamillentee trinken.

2. Eine Handvoll junge Eichenrinde in 1 Liter Milch kochen und bis zum Erbrechen trinken. Verwendet man dieses Heilmittel rechtzeitig, bevor das Gift in die Blutbahn gelangt, stellt es ein sicheres Antitoxikum gegen giftige Pflanzen und Pilze dar.

3. Zu gleichen Teilen mischen: Isländisches Moos, Kalmus, Schafgarbe und Enzian.

1 Eßlöffel der Mischung mit ½ Liter kochendem Wasser aufgießen und 10 bis 15 Minuten ziehen lassen. Alle 2 Stunden schluckweise trinken. 2 Tage keine Nahrungsaufnahme, nur Tee ist erlaubt.

4. Bei Gasvergiftung durch Kohlendioxyd oder ein anderes ähnliches Gas den Verunglückten an die frische Luft bringen. Künstlich beatmen. Auf die vorher kräftig massierte Brust und auf die Waden Senf auflegen. In jedem Fall sofort den Arzt rufen!

Lebensmittelvergiftung

Soviel wie möglich fasten und strenge Diät einhalten. Obstsäfte und insbesondere den Saft von schwarzen Ribiseln trinken. Wermut- oder Tausendguldenkrauttee sind zu bevorzugen. Keinen Alkohol trinken! Während der Krankheit ist das Rauchen verboten! Feste Nahrung ist zu meiden.

VERRENKUNG

Ein Stück Talg mit etwas Treberbranntwein so lange befeuchten, bis es streichfähig ist. Danach auf ein erwärmtes Leinentuch streichen und heiß auf die betreffende Stelle legen. Mit trockenen Tüchern abdecken. Nach kurzer Zeit renkt sich das Gelenk schmerzlos wieder ein.

VERSTAUCHUNG AN HAND- UND FUSSGELENKEN

Einrenken versuchen und ruhigstellen. Kinderseife schaben, 2 Eiweiß und etwas Alkohol (40%) hinzufügen und alles gut vermischen. Rühren, bis die Masse zu schäumen beginnt. Den Brei auf ein dichtes Leinentuch oder auf Watte streichen und um das verstauchte Gelenk wickeln. Zweimal täglich wiederholen, und die Schmerzen verschwinden bald.

VERSTOPFUNG

1. Gut gewaschene Feigen und gedörrte Zwetschken 24 Stunden an einem warmen Ort weichen lassen. Es ist ein natürliches Abführmittel. Auf nüchternem Magen nehmen. Bei hartnäckiger Verstopfung über längere Zeit hindurch anwenden.

2. Karottensaft oder Molke trinken.

3. Zu gleichen Teilen mischen: Kamille, Sennesblätter, Pfefferminze.

½ Eßlöffel der Mischung in ¼ Liter Wasser 4 Minuten lang sieden und 10 bis 15 Minuten ziehen lassen. Abseihen und nach Belieben süßen. Morgens auf nüchternem Magen und abends vor dem Essen eine Tasse Tee davon trinken.

4. 1 Eßlöffel Saft aus Faulbaumfrüchten mit einer Tasse Tee jeden Morgen auf nüchternem Magen nehmen oder 30 Beeren der Suppe beimengen. Bei Kindern nehme man die halbe Dosis. Das ist ein starkes Abführmittel.

5. Bei unregelmäßigem Stuhl täglich einen kleinen Teller reife Holunderbeeren essen, solange man frische bekommt. Während des Winters getrocknete Beeren als Tee nehmen.

6. Bei zurückgehaltenem und eingedicktem Kot jeden Morgen auf nüchternem Magen ¼ Liter ungesüßten Zitronensaft austrinken. An drei Tagen hintereinander morgens den Vorgang wiederholen. Bei leichterer Verstopfung den Saft einer halben Zitrone mit etwas abgekochtem Wasser warm trinken.

7. Am Abend 3 gedörrte Zwetschken und 3 Feigen fein zerschneiden und in 100 ml Wasser über Nacht stehen lassen. In der Frühe alles lauwarm aufessen. Bis zur Genesung wiederholen.

8. 12 Hagebutten halbieren und in 150 ml Wasser über Nacht ziehen lassen. Am Morgen auf nüchternem Magen das Wasser austrinken.

VORBEUGUNG EINER FRÜHGEBURT

Ein Fünftel eines Teelöffels Alantwurzelpulver mit Zucker oder Honig dreimal täglich einnehmen. Damit soll man ca. 2 bis 3 Monate vor der Entbindung anfangen.

WARZEN

1. In einen dünnen Leukoplaststreifen ein Loch in der Größe der Warze ausschneiden und auf die betreffende Stelle kleben. So wird die umgebende Haut bei der Behandlung geschützt. Über der Warze einen Würfel Zucker anzünden, so daß die heiße Masse auf die Warze tropft. Dieser Vorgang ist zwar etwas schmerzhaft, dafür aber wird die Warze von Tag zu Tag schwärzer und verschwindet nach einigen Wochen gänzlich.

2. Den gespitzten Graphit eines Bleistiftes an einer Kerze so stark wie möglich erhitzen und damit in die Warze mehrmals von der Mitte gegen den Rand stechen. Sobald der Graphit kalt ist, erhitzt man ihn erneut. Diesen Vorgang 4 bis 5 Tage lang wiederholen. Nach 3 bis 4 Wochen ist die Warze verschwunden.

3. Die Warzen zerkratzen, mit Schneckenschleim betupfen und sie warm oder an der Sonne so lang halten, bis sie trocknen. Nach dieser Behandlung verschwinden die lästigen Warzen gewöhnlich nach einigen Wochen.

4. Eine sehr einfache und sichere Methode ist die Behandlung mit Schulkreide. Entweder die Warze mit der Kreide zwei- bis dreimal täglich einreiben oder die pulverisierte Kreide mit Wasser vermischen und die betreffende Stelle damit betupfen. Nach kurzer Zeit stellt sich der Erfolg ein.

5. Mit dem Blütenstaub von einer Kürbisblüte zweimal täglich die Warze betupfen. Gewöhnlich verschwindet die Warze bereits nach einigen Tagen.

6. Jeden Morgen die Warze mit Zigarettenasche betupfen.

7. Man kann die Warze auch mit Salzsäure wegätzen (in der Apotheke erhältlich). Zuerst die Warzenoberhaut entfernen und die Warze selbst mit einem in Salzsäure getauchten Glasstäbchen betupfen. Gewöhnlich verschwindet die Warze innerhalb kurzer Zeit.

Entfernen von Warzen auf indianische Art

Ein Heimkehrer, der 75-jährige Greis aus Pridvorje bei Dubrovnik, erzählte seinem Nachbarn Vlacho Arkulin, wie er endlich von seinen zahlreichen Warzen auf beiden Händen befreit wurde: »Während des Ersten Weltkrieges arbeitete ich in Amerika. Eines Tages begegnete mir eine alte Indianerin, eine Wahrsagerin. Als sie meine vielen Warzen auf den Händen sah, sagte sie: ‚Wenn du deine Warzen los sein willst, befolge meinen Rat: Nimm vor dem Schlafengehen eine dünne Nähnadel und stich sie tief in die größte Warze, so lange, bis du den Schmerz spürst. Dann laß die Nadel in der Warze aufrecht stehen, ohne sie zu halten. Nun erhitze die Nadel, indem du eine brennende Kerze vom Nadelöhr bis zur Mitte bewegst. Die Nadel wird sehr heiß und du wirst einen unerträglichen Schmerz spüren. Dann entferne die Kerze und sobald der Schmerz nachgelassen hat, wiederhole den Vorgang. Das mache drei Abende hintereinander je drei Minuten lang. Behandle immer dieselbe Warze.‘ Ich befolgte den Rat der alten Indianerin und nach drei Abenden fielen alle Warzen ab, ja sogar die von der anderen Hand, die nicht behandelt wurden.«

»Da ich auf meinen Händen Warzen hatte«, schreibt mir Arkulin, »wollte ich das Rezept der alten Indianerin mehr aus Neugierde ausprobieren, obwohl mich die Erzählung meines Nachbarn nicht sehr überzeugt hatte. Und siehe da! Schon nach dem zweiten Mal fingen die Warzen an auszutrocknen und beim dritten Mal habe ich sie einfach mit der Hand abgestreift. Das war im Jahre 1964 und seitdem treten sie nicht mehr auf.«

WASSERSUCHT

1. Längere Zeit dreimal täglich 1 Eßlöffel Zwiebelsaft einnehmen.

2. 10 g fein geschnittene Alantwurzel mit ¼ Liter kochendem Wasser übergießen und 2 Stunden zugedeckt ziehen lassen. Abseihen und alle 2 Stunden 1 Teelöffel einnehmen.

Wassersucht und Nierenerkrankung

Zweimal täglich eine Messerspitze Sambucus ebulus (Holunderstrauch) in Pulverform einnehmen.

WECHSELFIEBER (MALARIA)

1. Im Anfangsstadium kann man dem Kranken Limonade verabreichen. Dazu eine Zitrone in Scheiben schneiden, entkernen und in 1 Liter Wasser 2 Stunden stehen lassen. Anschließend die Limonade nach Belieben mit Honig süßen und anstelle von Wasser trinken.

2. 2 Eßlöffel Birkenrinde
   2 Eßlöffel Holunderblüten
   1 Eßlöffel Enzian
   1 Eßlöffel Tausendguldenkraut
   1 Eßlöffel Lindenblüten

Zum Tee 2 Eßlöffel der Kräutermischung mit ¼ Liter kochendem Wasser übergießen. 10 Minuten zugedeckt ziehen lassen und abseihen. Den Tee süßen und mit etwas Zitronensaft abschmecken. Schluckweise alle 1 bis 2 Stunden trinken.

3. 1 Eßlöffel Rosmarin
   1 Eßlöffel Kalmus
   1 Eßlöffel Tausendguldenkraut
   1 Eßlöffel Orangenschalen
   ½ Eßlöffel Pfingstrose (Blätter und Blüten)
   ½ Eßlöffel Quendel (Feldthymian)

Zwei Eßlöffel der Bestandteile mit ¼ Liter kochendem Wasser aufgießen. Alles andere wie unter 2.

4. 4 bis 6 Knoblauchzehen sehr fein zerkleinern, mit 1 Eßlöffel Honig vermischen und dem Kranken jeden Morgen auf nüchternem Magen 4 bis 5 Tage lang verabreichen. Falls die Schärfe nicht vertragen wird, anschließend etwas warme Milch geben.

5. Die äußere Rinde des Holunderstammes abschaben und 4 Eßlöffel in ½ Liter Wasser 5 Minuten lang kochen. 5 bis 10 Minuten zugedeckt ziehen lassen und abseihen. Dreimal täglich 1 Tasse oder mehrmals schluckweise über den Tag verteilt trinken.

WILDES FLEISCH

Reife Eicheln trocknen und zu Pulver mahlen. Kranke Stellen damit so lange betupfen, bis das wilde Fleisch verschwindet.

WIRBELSÄULENSCHMERZEN

Die Wirbelsäule ist mindestens einmal täglich mit Arnikatinktur einzureiben. Man sammelt im Sommer die frischen Arnikablüten und setzt sie mit 40%igem Alkohol 1:8 an. Außerdem ist auf warme Kleidung und insbesondere auf warme Füße zu achten. Man bevorzugt eine harte Bettunterlage. Als Diät eignet sich am besten Rohkost, Frischobst und Gemüse. Schweinefett, geräuchertes Fleisch und Konserven sind zu meiden! Es ist ratsam, die Speisen nur mit Öl zuzubereiten (siehe auch »Kreuzschmerzen«).

WUNDEN UND SCHLAGWUNDEN

1. Auf die schwarz verfärbte Schlagwunde eine Auflage aus kleingeschnittener Zwiebel und feinem Öl geben.

2. Efeublätter gut säubern und in einer Borwasserlösung (3%) zwei bis drei Stunden weichen lassen. Danach die Blätter auf die Wunde geben und mit einem reinen, weißen und ausgekochten Tuch oder einer sterilen Binde verbinden.

3. Auf frisch blutende Wunden eine Handvoll zerquetschte Schafgarbe auftragen. Das Blut wird gestillt und die Wunde heilt bald zu.

4. Ein sehr gutes Mittel gegen blaue Flecken und Wunden ist die Arnikatinktur oder ein Alkoholauszug von Arnika. Die ganze Pflanze mit Alkohol ansetzen und 10 Tage stehen lassen. Danach abseihen und für den Bedarfsfall aufheben. Selbstverständlich muß das Fläschchen, in dem man Arnikatinktur aufbewahrt, sauber und gut verschlossen sein. Nach Dr. Gostuski stellte Dr. Lijeschoa folgendes Rezept zur Verfügung:

Eine Mischung aus 20 g Arnika, 50 ml Glyzerin und 60 ml Wasser bereiten. Ein Tuch eintauchen und als Umschlag auf die Wunde legen.

5. Für eitrige und langwierige Wunden: 100 g Betonie (Ziest) in 1 Liter starkem Weißwein kochen und damit Umschläge machen. Das kann man auch bei offenen Wunden und Krampfadern tun. Vorher ist die Wunde mit Lebertran zu betupfen.

6. Statt Betonie kann man auch Odermennig verwenden und genauso verfahren.

7. Zu gleichen Teilen mischen: Ringelblume, Johanniskraut und Holunderblüten.

4 Eßlöffel mit einem Liter kochendem Wasser übergießen und eine Stunde ziehen lassen. Für Umschläge saubere, ausgekochte, weiße Tücher verwenden. Ebensolche darüber wickeln. Umschläge alle 2 bis 3 Stunden wechseln.

8. 4 Eßlöffel Brennessel (Urtica dioica) – ganze Pflanze samt Wurzel – in 1 Liter Wasser 5 Minuten kochen. Alles andere wie unter 7.

9. 5 Eßlöffel Schlüsselblume (Himmelschlüssel) – ganze Pflanze samt Wurzel – in 1 Liter Wasser 5 Minuten lang kochen. Als Umschlag für Wunden und Schlagwunden verwenden.

10. Das aus der Wunde herauswachsende wilde Fleisch jeden Abend mit Staubzucker betupfen, bis die Wunde ganz verheilt.

11. Bei alten, nicht heilenden Wunden dem Pulver gemahlenen Wermut hinzufügen. Das wiederholt man, bis die Wunde verheilt.

12. Frischen Breit- oder Spitzwegerich waschen und 24 Stunden in Öl weichen lassen. Die Wunde mit diesem Öl gut reinigen und den eingeweichten Wegerich auflegen. Den Umschlag jeweils morgens und abends wechseln.

13. Süßen Rahm in einer Schüssel schimmeln lassen, bis er rostiggrün wird. Den verschimmelten Rahm auf stillem Feuer kochen, bis er gold-rötlich wird. Ausgekühlt die Schüssel mit Pergament oder Zellophanpapier verschließen. Das ist ein vorzügliches Heilmittel gegen Wunden und Schorf.

Durch Fäulniserreger entstandene und nicht heilende Wunden

Wunden, ja sogar Krebswunden, mit dem Pulver von Schlangenknöterich (Polygonum Bistorta) betupfen.

Eiternde Wunden

1. 1 Handvoll im Frühling gepflückte Holunderblätter in ½ Liter Weinessig 4 bis 6 Minuten kochen. Umschläge auflegen.

2. Auf die Wunden Agavepulver streuen und mit einem reinen, weißen Tuch oder Gaze verbinden. Den Vorgang bis zur Genesung fortsetzen.

Kleine Wunden am ganzen Körper und an einzelnen Stellen

Je nach Größe der Wunde einen Brei aus ungesalzenem Schweinefett oder Rindstalg und feinem Weizenmehl bereiten und auf der Herdplatte solange rühren, bis eine dichte Einbrenn (Mehlschwitze) entsteht. Danach etwas Milch dazugeben und aufkochen lassen. Diese Masse auf ein sauberes Tuch dick auftragen und über Nacht auf die wunde Stelle legen. Einige Abende hindurch den Vorgang wiederholen, bis die Wunden verheilen.

Kleine Wunden in der Mundhöhle

1. 10 Eßlöffel Kamillenblüten in einer breiten Schüssel mit 3 Liter kochendem Wasser aufgießen. Oberkörper entkleiden, sich über die Schüssel beugen und Kopf und Oberkörper mit einem Tuch bedecken. Die Augen schließen und durch den offenen Mund tief einatmen. Da sich das Wasser langsam abkühlt, muß man den Oberkörper immer tiefer über die Schüssel beugen, bis man die endgültige Lage erreicht.

2. Zu gleichen Teilen mischen: Kamillenblüten, Heidelbeerblätter und Gänsefingerkraut (Potentilla anserina).

1 kleinen Kaffeelöffel mit ¼ Liter kochendem Wasser übergießen und kurze Zeit zugedeckt ziehen lassen. Lauwarm abseihen und damit den Mund einige Male täglich spülen.

Offene eiternde Wunden

Lindenholzkohle mahlen, durchseihen und die Wunde damit bestreuen. Das führt zur raschen Heilung. Danach mit einem sauberen, weißen Tuch oder einer Gaze die Wunde verbinden. In der Nacht darauf achten, daß die Wunde nicht aufgekratzt oder angeschlagen wird. Nach einigen Tagen entsteht eine dicke Kruste, die stark juckt. Ungefähr nach einem Monat verheilt die Wunde vollständig.

Offene Wunden infolge von Arterienverkalkung

1. 1 m tief unter der Erdoberfläche Lehmerde ausgraben, von Steinen reinigen und mit Essigwasser (50 : 50) zu einem weichen Teig verkneten. Zuerst über die Wunde eine großporige Gaze legen. Ein sauberes, weißes und ausgekochtes Tuch 2 bis 3 cm dick mit Lehmerde bestreichen und auf die Gaze geben. Die Größe der Auflage richtet sich nach der Wunde. Darüber ein trockenes Flanell- oder ein anderes weiches Tuch wickeln. Alle 3 Stunden wechseln. Ist das nicht möglich, dann wenigstens jeden Abend vor dem Schlafengehen, bis die Wunde verheilt.

2. Honig auf die Wunde auftragen und mit einem sauberen Tuch verbinden. Einige Tage den Umschlag behalten, dann erneuern.

Wunden, kleine Wunden, Frostbeulen, ähnliche Krankheiten

1. Ein 1-Liter-Glas bis zur Hälfte mit Ringelblumen-Blütenblättern füllen und mit gutem Hausschnaps oder Treberbranntwein bis oben auffüllen. Die Flasche verkorken und 8 Tage an der Sonne oder an einem anderen warmen Ort stehen lassen. Täglich einmal die Flasche durchschütteln. Damit die Frostbeulen einreiben oder ein Gläschen der Mischung auf nüchternem Magen trinken. Während der Heilung sind Tabak und Alkohol verboten!

2. 25 g Schlangenknöterich in ½ Liter Wasser ¼ Stunde kochen, dann 25 g Schafgarbe hinzufügen, zudecken und 5 Stunden ziehen lassen. Mit dem Tee die Wunde waschen oder mit einer darin eingetauchten Gaze Umschläge machen.

3. Siehe auch Seite 149 Punkt 4.

WUNDROSE (ERYSIPEL)

Sofort einen Arzt rufen. Bis zu seinem Eintreffen folgendes unternehmen:

1. Kranke Körperstellen mit Heublumenwasser waschen.

2. Einen Umschlag aus Huflattichblättern und Heublumen auflegen. Mehrmals täglich Limonade trinken und zweimal täglich einen Eßlöffel Olivenöl einnehmen.

ZAHNSCHMERZEN

1. Eine Feige halbieren, in Milch kochen und warm auf den schmerzenden Zahn legen.

2. Schmerzt ein hohler Zahn, so soll man ihn mit gemahlenem Neugewürz (Piment) füllen und zwei Stunden einwirken lassen. Die Schmerzen lassen dann nach.

3. Einige Knoblauchzehen dritteln, mit fein gemahlenem Salz bestreuen und in ¼ Liter Treberbranntwein (Hausschnaps) auf kleiner Flamme aufwallen lassen. Auskühlen lassen und lauwarm den kranken Zahn spülen.

4. Zu gleichen Teilen mischen: Kamille, Holunderblüten und Quendel.

1 Eßlöffel mit ¼ Liter kochendem Wasser aufgießen und zugedeckt 15 Minuten ziehen lassen. Abseihen, mit Honig süßen und mehrmals täglich damit gurgeln. Beim Gurgeln jedes Mal ein bis zwei Schluck mittrinken.

5. 1 Eßlöffel fein zerschnittene Eibischwurzel in ¼ Liter lauwarmem Wasser 2 Stunden weichen lassen und abseihen. Alles andere wie unter 1.

6. Auch Gurgeln mit Kamillentee hilft gegen Zahnschmerzen.

Eitrige Zahnwurzel und erkrankte Mundhöhle

Eine Handvoll getrocknete Brombeerblätter in 1 Liter Wasser auf die Hälfte einkochen, abkühlen lassen und 1 Eßlöffel Weinessig hinzufügen. Das Zahnfleisch und die Mundhöhle damit spülen.

Gelbe Zähne

Besonders Raucher haben schwarze oder gelbe Zähne. Putzt man täglich die Zähne mit einer der Länge nach durchgeschnittenen Knoblauchzehe, werden sie schön weiß.

Zahnfäulnis

In einem Glas lauwarmem Wasser ein Korn Hypermangan auflösen und jeden Morgen bis zur Genesung die Zähne spülen.

ZERKLÜFTUNG DER ZUNGE

Dieses Leiden tritt gewöhnlich beim Fehlen von Magensäure auf. Zur Heilung verwendet man folgende Teemischung:

Zu gleichen Teilen mischen: Kamille, Johanniskraut, Pfefferminze, Kümmel, Tausendguldenkraut und etwas Salbei.

Zur Abkochung 1 Eßlöffel auf ¼ Liter Wasser nehmen und 3 bis 4 Minuten lang kochen. Über den Tag verteilt mehrmals 1 Tasse davon trinken.

ZITTERN (Hände, Füße, ganzer Körper)

1. In einem 1-Liter-Glas 1 Eßlöffel zerkleinerte Haselwurz (Asarum europaeum), Wurzel, mit ½ Liter Baumwollöl ansetzen und 14 Tage an der Sonne oder an einem anderen warmen Ort stehen lassen. Mit diesem Öl die Wirbelsäule einreiben und das Zittern klingt allmählich ab. Dieses Mittel hat sich sogar in manchen Fällen der Trunksucht bewährt.

2. **Gegen Händezittern:** 1 Eßlöffel zerkleinerte Brennessel (Urtica dioica) in ¼ Liter Wasser 3 bis 4 Minuten lang kochen. Dreimal täglich 1 Tasse über längere Zeit hindurch trinken. Der Tee stärkt nicht nur schwache Nerven, sondern hilft auch blutarmen und herzasthmakranken Patienten.

3. Salbeiblätter zu Pulver mahlen und 1 Kaffeelöffel täglich davon einnehmen.

4. Folgende Bestandteile gründlich mischen:

3 Eßlöffel Schafgarbe
4 Eßlöffel Kreuzkraut
3 Eßlöffel Dorniger Hauhechel
4 Eßlöffel Birkenblätter

Zum Aufguß 1 Kaffeelöffel auf ¼ Liter kochendes Wasser nehmen und 10 bis 15 Minuten zugedeckt ziehen lassen. Den Tee schluckweise jede oder jede zweite Stunde trinken.

5. Zweimal täglich ein warmes Armbad von 18° bis 20° C vornehmen. Danach die Arme kräftig abreiben, bis sie warm werden. Die Massage erfolgt von der Hand schulterwärts und ist öfter durchzuführen.

ZUCKERKRANKHEIT (DIABETES)

Zuckerkrankheit nimmt von Tag zu Tag immer mehr zu. Dagegen gibt es bis heute noch kein wirksames Heilmittel. In Wirklichkeit ist die Bauchspeicheldrüse krank, weil sie nicht genügend Insulin erzeugt, welches als Hormon den Zuckerstoffwechsel steuert. Zuckerkranke sollen eine insulinreiche Kost genießen und jene Teearten trinken, die den Kohlehydrat-Stoffwechsel beeinflussen und das Hormon der Bauchspeicheldrüse kräftigen, da dieses eben Insulin erzeugt. Ungenügende Mengen an Insulin im Körper verursachen die Zuckerkrankheit.

Zur Heilung der Bauchspeicheldrüse während der Saison viele junge Bohnenschoten essen: in einem hermetisch verschlossenen Dampftopf kochen. Im Frühjahr viel Salat aus junger Brunnenkresse mit Öl und Zitronensaft angemacht essen. Ferner Tee aus Eichelschalen, jungen Brennesselblättern (als Spinat im eigenen Saft gedünstet) und Heidelbeerblättern. Besonders wirksam sind die Schoten junger Bohnen als Alkoholtinktur (40%) 1 : 10 oder als Tee: 1 Eßlöffel zerkleinerte Schoten junger Bohnen in ¼ Liter Wasser 4 bis 6 Minuten kochen. Es gibt Menschen, die behaupten, sich mit diesem Tee völlig ausgeheilt zu haben. Ebenso wirksam sind die Gerstenkeime. Alle oben angeführten Kräuter kann man als Tee, Alkoholtinktur, Saft und Pulver verwenden.

1. Zu gleichen Teilen mischen: Schwarze Maulbeere (Blätter), Bohnenschalen (besonders die Fäden), Brunnenkresse und Brennessel (Urtica dioica).

1 Eßlöffel in ¼ Liter Wasser 3 Minuten lang kochen, 10 bis 15 Minuten zugedeckt ziehen lassen und abseihen. Dreimal täglich eine Tasse vor den Mahlzeiten, noch besser alle 1 bis 2 Stunden schluckweise trinken. Nicht süßen.

2. 1 Eßlöffel Löwenzahn — 1 Kaffeelöffel Weißen Senf
3 Eßlöffel Birkenblätter — 2 Eßlöffel Bohnenschalen

1 Eßlöffel der Bestandteile mit ¼ Liter kochendem Wasser aufgießen, ½ Stunde zugedeckt ziehen lassen und mehrmals täglich einige Tassen trinken.

3. Zu gleichen Teilen mischen: Johanniskraut, Bohnenschalen und Schwarze Maulbeerblätter.

Zubereitung wie unter 1.

4. 5 Eßlöffel Maisgriffel (Stigmata Maydis)
1 Eßlöffel Maiglöckchen
6 Eßlöffel Birkenblätter

1 Eßlöffel der Kräutermischung in ¼ Liter Wasser kochen, 10 bis 15 Minuten zugedeckt ziehen lassen und abseihen. Dreimal täglich vor dem Essen trinken.

5. Im Frühjahr zu jeder Mahlzeit jungen Brunnenkresse-Salat essen.

6. 2 kg Ziegel mahlen, abseihen, erwärmen und mit einem starken Apfelessig zu Brei verrühren, der die Dichte eines Mauernwurfs hat. Ein Säckchen in Apfelessig eintauchen und mit der zubereiteten, warmen Masse anfüllen. Vom Halswirbel über das ganze Kreuz zum Steißbein auflegen. Man achte darauf, daß die Schicht überall gleichmäßig dick ist (ca. 2 cm). Den Kranken in ein wasserundurchlässiges Leintuch einwickeln. Die Packung 2 Tage und 2 Nächte behalten und den Vorgang wiederholen. (Die Packung immer auf dieselbe Art vorbereiten.) Danach zwölfmal innerhalb von 2 Monaten die Anwendung durchführen. Während dieser Zeit anstelle von Wasser nur folgenden Tee trinken:

250 g Heidelbeerwurzel und -blätter
10 g Queckenwurzel
2 g Brombeerwurzel

Die Zutaten mit 1½ Liter Wasser übergießen und 5 Minuten kochen. Dann 15 Minuten nachdünsten lassen, abseihen und statt Wasser trinken. Während der zwei Monate kein anderes Wasser verwenden.

7. 20 g fein zerkleinerte Gänsefingerkraut-Wurzel mit einer Mischung aus ¼ Liter Wein und ¼ Liter Wasser ansetzen und 12 Stunden ziehen lassen. Dann 15 Minuten lang kochen und abseihen. Jede halbe Stunde oder jede Stunde 1 Eßlöffel einnehmen.

8. 30 g Hagebutten leicht rösten, zu Pulver vermahlen und mit 1 Liter Wasser aufgießen. Auf schwachem Feuer auf die Hälfte einkochen. Etwas Honig und Zitronensaft dazugeben und über den Tag verteilt trinken. Zu Mittag eine volle Tasse nehmen, ins Bett gehen und mit warmen Decken gut zudecken. Fängt man zu schwitzen an, wäscht man den Oberkörper mit einer Mischung aus Essig und Wasser.

Diät: Gekochter Weizen, Hafergraupen, Gerste, mageres Fleisch, Nuß- oder Haselnußbrot (¼ von ⅛ kg Brot = ca. 31 g, mit Schale gewogen). Ferner sind folgende Obstarten erlaubt: Weichseln, reife Holunderbeeren (in 1 Glas Apfelbranntwein ansetzen und die Beeren nicht essen).

Die Rezepte Nr. 6, 7 und 8 stammen von Jova Mijatović, Pflanzensammler aus Rumänien.

9. Frau A. D. aus Zagreb scheibt: »Seit 26 Jahren leide ich an Diabetes. Während der ganzen Zeit nahm ich Insulin und andere Heilmittel ein, die mir nur wenig halfen. Vor 3 Monaten fing ich an, Sellerieblätter mit Stengel wie folgt einzunehmen: Im Betrieb während der Pause nehme ich 4 Blätter mit ½ Liter Joghurt ein, und ich fühle mich sehr wohl. Meines Erachtens wäre dieses Heilmittel noch wirksamer, wenn man es auf nüchternem Magen und längere Zeit (mindestens ein bis zwei Jahre) einnehmen würde.

10. Petersilienwurzel waschen, wie Kren reiben, Petersilienblätter fein zerschneiden und mit 1 Tasse Joghurt vermischen. Jeden Abend vor dem Schlafengehen einnehmen.

11. 2 Eßlöffel zerkleinerte Wiesenknöterichwurzel in 1 Liter dunkelrotem Wein ansetzen und 10 Tage stehen lassen. Drei- bis fünfmal täglich 15 Tropfen einnehmen.

12. 4 Eßlöffel Heidelbeerblätter in ½ Liter Wasser auf die Hälfte einkochen. Die eine Hälfte vor dem Mittagessen und die andere Hälfte vor dem Schlafengehen trinken.

13. 50 g Blätter des Schwarzen Maulbeerbaumes zerkleinern, mit ½ Liter kochendem Wasser aufgießen und zugedeckt unter mehrmaligem Rühren 8 bis 10 Stunden ziehen lassen. Anstelle von Wasser trinken.

14. 60 g Heidelbeerblätter und 100 g Bohnenschalen vermischen und 2 Eßlöffel davon in ¼ Liter Wasser auf ⅓ einkochen. Vor dem Essen eine kleine Tasse in 2 Zügen austrinken.

15. 200 g Bohnen (Bohnenschoten) fein zerschneiden und in 1 Liter Wasser ½ Stunde lang kochen. Über Nacht stehen lassen und jede ½ Stunde 1 Tasse trinken.

16. 40 g Bohnen   20 g Heidelbeerblätter   20 g Gundelrebe

Die Zutaten in ½ Liter Wasser kochen und 3 Stunden ziehen lassen. Vor dem Essen auf dreimal austrinken.

17. 25 g Bohnenschoten — 25 g Gundelrebe
25 g Löwenzahnblätter — 25 g Birkenblätter

Die Menge in ½ Liter Wasser 15 Minuten lang kochen und 3 Stunden ziehen lassen. Vor dem Essen in drei Zügen austrinken.

Diabetikerbrot

3 Eßlöffel Weizenmehl mit 3 Eßlöffel feinem Öl (kalt gepreßtem) erwärmen und mit 3 Tassen heißem Wasser verdünnen. Durchseihen und auskühlen lassen. Dann 2 Eßlöffel Maismehl, 2 Tassen Weizenkleie, ½ Tasse geröstetes Weizenmehl und ½ Tasse oder mehr Vollmilch hinzufügen; alles gut verkneten und backen.

FRAUEN, DIE MÜTTER WERDEN WOLLEN

1. Von einem auf trockenem Kalkboden wachsenden Wacholderstrauch drei Wipfel nehmen und in ½ Liter Wasser 5 bis 8 Minuten kochen. 20 Tage im Monat morgens auf nüchternem Magen und abends vor dem Schlafengehen ½ Tasse davon trinken.

2. Bei Frauen, welche wegen unterentwickelter Eierstöcke, nicht schwanger werden können, empfiehlt sich folgendes Bad:

4 Handvoll Johanniskraut in 3 Liter Wasser nur aufwallen lassen, vom Feuer nehmen und dem Sitzbadewasser beimengen. Jeden Abend vor dem Schlafengehen 8 bis 14 Tage lang ein Sitzbad nehmen.

HEILMITTEL GEGEN JEDE KRANKHEIT

In eine 2-Liter-Flasche ½ Liter Wacholderbeeren geben, 1 Liter starken Naturwein darübergießen und 24 Stunden ziehen lassen. Dann ½ Liter Treberbranntwein und 2 bis 3 Eßlöffel Staubzucker hinzufügen und alles gut durchschütteln. Morgens und abends je ein Glas Wein trinken und 5 bis 6 Beeren kauen und aufessen. Das 3 Tage lang durchführen, dann eine Pause von 2 Tagen einschalten. Wieder 3 Tage einnehmen usw. Dieses Heilmittel mildert die Kopfschmerzen, frischt das Gedächtnis auf, erfrischt den Körper und das Herz, heilt Ruhr, Melancholie, Schwindel und Hämorrhoiden.

EIN RUSSISCHES VOLKSTÜMLICHES HEILMITTEL

300 g Aloe (Aloa arborescens) – darf nicht jünger als 1 und nicht älter als 5 Jahre sein, natürlich im frischen Zustand, durch den Fleischwolf drehen. Vorher darf man die Pflanze fünf Tage nicht gießen. Zum Aloebrei fügt man folgende Kräuter hinzu:

250 g Wegwarte (man kann auch Frankkaffee-Ersatz nehmen)
400 g Frühlingshonig mit Bienenwaben
700 g echten dunklen Wein
500 g reinen Alkohol

Alles mischen, in dunkle Flaschen füllen und verkorken. 5 Tage an einem dunklen und kühlen Ort stehen lassen.

Nachdem man die Flasche 5 Tage stehengelassen hat, soviel Flüssigkeit abseihen, wie man für eine Woche benötigt. Die ersten fünf Tage dreimal täglich je 1 Eßlöffel vor dem Essen, danach dreimal täglich 1 Stunde vor dem Essen 1 Eßlöffel nehmen. Den Rest in der Flasche im dunklen und kühlen Raum aufbewahren. Das jede Woche wiederholen. Eine Kur dauert höchstens 2 Monate im Jahr.

Das Heilmittel hat sich bei Grippe und Angina (1 bis 2 Tage), Lungentuberkulose, Magengeschwüren, Blutgefäßentzündungen, Herzkrankheiten, Bluthochdruck, Nierenkrankheiten und Gebärmutterkrebs bewährt.

KREBS HEILEN DURCH HUNGERN

Zur Heilung von Lungen- und Magenkrebs empfehlen manche das Arnikaöl: Arnikablüten 8 Tage in Olivenöl weichen lassen. Davon dreimal täglich 1 kleinen Löffel einnehmen. Manche geben frische zerstoßene Rosmarinblätter auf die Krebswunden.

Die Zeitschrift »Unsere Gesundheit« Nr. 1/1968 brachte einen sehr interessanten Artikel über die Krebsheilung:

In den letzten Jahren weiß man aus der Praxis, daß einige der gefährlichsten Tumore für ihr Wachstum eine Nahrung benötigen, die sich im menschlichen Körper befindet, und das ist Asparagin. Dieses Asparagin ist im Körper aller Säugetiere vorhanden, obwohl es im menschlichen Organismus ganz überflüssig ist.

An der Fakultät für Veterinärmedizin in Pennsylvanien wurden drei krebskranke Hunde ausgeheilt. Die Heilung bestand in der Verabreichung einer organischen Substanz, die verhindert, daß der Tumor die für sein Wachstum erforderliche Nahrung erhält. Auf diese Weise verschwindet der »ausgehungerte Tumor«.

In den letzten Jahren weiß man, daß die gefährlichsten Tumore für ihr Wachstum einen Stoff brauchen, der sich im menschlichen Körper befindet.

Die Forscher kamen auf die Idee, eine Substanz zu schaffen, die eine Darmmikrobe ausscheidet und nannten sie Escherichia coli, die sie den Hunden ins Fressen gaben. Die Mikrobe hat die Eigenschaft, die Nahrung anzugreifen und sie in einer sehr kurzen Zeit zu verdauen.

Nach einigen Wochen sprangen die drei Hunde fröhlich in den Gängen der Fakultät herum. Vom Tumor war keine Spur mehr zu finden.

Wie man aus dem oben angeführten Bericht ersieht, kann der Hunger die Verbreitung des Krebses verhindern. Man muß sofort mit der Diät anfangen. Die Grundlage der Ernährung ist wie folgt: Reis, Spinat, Ingwerbrot ohne Germ, Feldsalat wie Kreuzkraut, Sauerampfer, Löwenzahn mit genügend Olivenöl und Zitronensaft (nie mit Essig abmachen) zubereitet, etwas Eidotter und als Gewürz Ingwer. Die Getränke je nach der Jahreszeit: Saure Milch, Molke, ungesüßte heiße Getränke aus Obstsäften: Orangen, Brombeeren, Hagebutten, Wacholderbeeren, rote Ribisel, Grapefruit, Trauben. Sehr schmackhaft und gesund ist der im eigenen Saft mit wenig Olivenöl gedünstete Spinat. Oder weiße und rote Rüben sowie Rettich fein zerschneiden und mit etwas Rahm dünsten und Paprika und Petersilie abschmekken. Streng verboten sind folgende Nahrungsmittel: Brot, Butter, Fleisch, süßes Obst, insbesondere Pfirsiche, Marillen und Birnen.

Je weniger man ißt, desto schneller erfolgt die Heilung. Aus diesem Grunde muß man sich ständig nicht nur in der Wahl, sondern auch in der Menge einschränken. Sobald man Hunger verspürt, 1 Tasse destilliertes Wasser mit 6 bis 12 Tropfen Zitronensaft nehmen. Nachdem der Kranke einige Tage Zitronenwasser getrunken hat, kann er mit der folgenden Diät fortsetzen: Ein Eiweiß zu Schnee schlagen und mit destilliertem Wasser oder Mineralwasser vermischen. 1 Tasse mit einer Messerspitze Speisesoda vor dem Essen trinken. Hält der Kranke mit der Eiweißdiät durch, so wird er kein Bedürfnis nach festen Speisen haben. Verspürt er auch danach keinen Hunger, nimmt er das Einfachste zum Essen: Frisches, geröstetes Popcorn. Die endgültige Speisenkarte muß Popcorn, destilliertes Wasser und Heiltee enthalten.

Außerdem ist es unentbehrlich, planmäßig Atemübungen durchzuführen: Regelmäßig in den ersten Tagen alle 6 Stunden 5 Minuten lang Atemübungen machen. Dabei dauert das Einatmen vier Sekunden, vier Sekunden den Atem anhalten und dann ausatmen. Dann wieder einatmen, vier bis sechs Sekunden anhalten usw., bis zu 5 Minuten. Man muß wissen, daß es keinen anderen Weg gibt, die im Körper befindliche Kohlensäure, die zum Teil auch den Krebs verursacht, zu entfernen.

Außerdem ist folgende Diät von Hr. Stanković am wirksamsten:

100 g Weizenschrotmehl oder nicht durchgeseihtes Maismehl
¼ Liter ungekochte Milch
200 g geriebene Karotten
200 g zerkleinertes Obst (besonders Äpfel)
100 g gemahlene Nüsse
100 g echten Bienenhonig
Saft einer halben Zitrone

Alle Bestandteile gründlich mischen und über den Tag verteilt essen. Daraus besteht der Speisezettel für den ganzen Tag. In diesem Rezept wurden 200 g Karotten angeführt, da sie besonders nützlich bei der Krebsheilung sind. Natürlich muß man alles roh essen.

Brust- und Gebärmutterkrebs

50 g Ringelblumen-Blütenblätter mit ½ Liter Alkohol (40%) oder Treberbranntwein (22%) ansetzen und 10 Tage stehen lassen. 50 bis 60 Tropfen der Mischung mit ¼ Liter Wasser vermengen und tagsüber mehrmals davon trinken. Jeden Tag 200 g Karotten essen und auf die vom Krebs befallenen Stellen auflegen.

Hautkrebs, Geschwüre, Schuppenflechte

2 bis 3 Eßlöffel zerkleinerte Ringelblumen mit 2 Eßlöffel ungesalzenem Rindstalg oder Schweinefett mischen. ½ Stunde kochen lassen, danach durch ein Sieb oder Gaze abseihen. Die Arznei in sauberes, trockenes Glas oder eine Plastikbehälter geben und hermetisch verschließen. Dieses Fett hat sich bei diesen Krankheiten sehr bewährt. Das Fett auf die Gaze auftragen und damit die Wunde verbinden. Außerdem kann man folgendes mit Milch aufkochen und trinken: 1 Teelöffel Ringelblumen auf ½ Liter Milch.

LEBENSELIXIER

1. Frau M. J. aus Spalato schickte mir das Rezept für ein Lebenselixier und behauptet, daß dies eine Erfindung des berühmten Arztes Dr. Ferneta ist. Der Arzt fiel in seinem 104. Lebensjahr vom Pferd und starb. Sein Vater lebte bis zum 112. Lebensjahr und seine Mutter war 136 Jahre alt, als sie starb. Frau J. fand dieses Rezept in der Verlassenschaft ihres Großvaters Dr. B., der ein sehr berühmter Arzt in Batschka war. Das Rezept lautet:

10 g Aloë hepatica (wächst an den Ufern des Adriatischen Meeres)
10 g Rharbarber
10 g Zitterwurzel (Radix Zedoariae)
10 g Enzianwurzel (Radix Gentianae)
10 g Safran (Crocus sativus)
10 g Wundschwamm (Agaricus albus)
10 g Theriak venecian
10 g Ourisia (bitter)
10 g Kampfer

Zu den angegebenen Mengen 3 bis 4 Eßlöffel gemahlene Wacholderbeeren dazu geben. Die angeführten Kräuter zerkleinern und in einer breithalsigen Flasche mit gutem Treberbranntwein (22%) ansetzen. Die Flasche verschließen und in der Sonne oder an einem mäßig warmen Ort 20 Tage stehen lassen. Täglich zweimal gut durchschütteln. Nach 20 Tagen abseihen und täglich ½ bis 1 Gläschen davon trinken.

2. Da im angeführten Rezept für die breite Masse einige Pflanzen unbekannt sind, führe ich hier mein Rezept für ein Lebenselixier an:

10 g Angelikawurzel
10 g Rhabarber
10 g Enzian
10 g Schafgarbe
10 g Wermut
10 g Tausendguldenkraut
10 g Heidelbeere
10 g Wacholderbeere (gemahlen)
10 g Zitronenmelisse
10 g Wiesen-Bärenklau
1 maiskorngroßes Stück Kampfer

Alles mit 1 Liter starkem Slibowitz ansetzen und 10 bis 20 Tage in der Sonne oder einem warmen Ort stehen lassen. Abseihen und ½ bis 1 Gläschen täglich davon trinken.

RAUCHEN VERKÜRZT DAS LEBEN

Man hat festgestellt, daß der Tabakrauch 300 verschiedene Bestandteile hat, von denen der bekannteste das Nikotin ist, welches auf das Nervensystem und den Blutkreislauf giftig wirkt. Die Menge des Nikotins in den Zigaretten hängt von der Qualität des Tabaks ab. Wer während des Tages 20 Zigaretten raucht, inhaliert soviel Nikotin, wie man braucht, um einen Menschen zu töten, wenn man ihn diese Menge auf einmal einatmen läßt. Der Raucher atmet während des Tages kleine Nikotinmengen ein, aber auch diese kleinen Mengen gefährden immer mehr die Gesundheit. Besonders schädlich ist Rauchen in Verbindung mit Alkohol. Leider praktizieren das heute tagtäglich erwachsene Männer, Frauen, ja sogar die Jugend.

NATÜRLICHES STRAFFEN DER WEIBLICHEN BRUST

Jeden Morgen den Oberkörper, insbesondere die Brust mit kaltem Wasser unter Zusatz von etwas Essig waschen. Auf diese Weise erhält man sich eine schöne und feste Brust bis ins hohe Alter.

ZUR VERBESSERUNG DES AUSSEHENS

1 Eßlöffel fein geschnittene Petersilienblätter in ¼ Liter Wasser zwei Minuten kochen und über längere Zeit eine Tasse täglich davon trinken.

ERNÄHRUNG

DIÄT

Richtige Ernährung ist das beste Heilmittel!

Keine einzige Krankheit kann man ohne entsprechende Diät ausheilen. Diese unbestreitbare Tatsache muß man zur Kenntnis nehmen, wenn man die kostbare Gesundheit erhalten will. Bei allen Krankheiten ist die entsprechende Diät von größter Wichtigkeit. Falsche Ernährung kann die Genesung des Kranken verhindern. Es ist erforderlich zu wissen, welche Nahrungsmittel bei jeweiliger Krankheit zu meiden und welche zu bevorzugen sind. Man muß eine normale Diät von einer Krankendiät unterscheiden, wie z. B. bei Darm-, Nieren-, Lebererkrankungen und Krebs usw. Für jede Krankheit gibt es einen entsprechenden Ernährungsplan, und das sind die Diätkuren, die man im eigenen Interesse befolgen sollte. Die meisten glauben, daß eine Diät nur zur Abmagerung dient. Diese Auffassung ist falsch, da man unter Diät jene Art von Ernährung versteht, die Nahrungsmittel enthält, welche den Kranken nicht nur heilen, sondern gleichzeitig auch genügend ernähren.

Daraus ersieht man, daß einzelne Lebensmittel nicht nur Nahrungs- sondern auch Heilmittel sind. Wir führen hier einige Beispiele einer richtigen Krankenkost an.

Diät bei Darmerkrankungen und chronischer Verstopfung

Gedörrte Zwetschken weichen, mit trockenen Feigen mischen und essen. Äpfel schaben und mit Süßrahm abschmecken. Süße Bäckereien, frisches Brot, Eier, Kaffee, russischen Tee und Kakao meiden. Es empfiehlt sich, frischen Käse mit gebähtem Brot, Kartoffelpüree, saure Milch, gebratene Äpfel, Gerstenbrei und Feigen zu essen. Viel Obstsaft trinken. Eine Teemischung aus Zitronenmelisse, Sennesblättern und Baldrianwurzel (in der Apotheke erhältlich) vor dem Schlafengehen schluckweise einnehmen.

Diät bei Darm- und Magenkatarrh

1. Die Nahrung fettarm, kleigeschnitten und nicht gewürzt, aber schmackhaft zubereiten. Bei akutem Katarrh Schleimsuppen, Reis und Gerstenbrei essen; ferner schwarzen Kaffee, Heiltees mit Zitronensaft oder etwas Wein, Kakao und Schokoladewasser trinken (Saccharin verwenden, da Zucker schädlich ist).

2. Bei Magen- und Lebererkrankungen ist eine leicht verdauliche, wenig gekochte, fettarme, gewürzlose und wenig gesalzene Nahrung angezeigt. Vorwiegend besteht die Nahrung aus Gemüse, Mehl und Honig. Nur feines Öl oder Pflanzenfett zum Kochen verwenden. Öfter (sechsmal), aber in kleinen Mengen essen, nie überessen. Erlaubte Nahrungsmittel: Zucker, Weiß- und Maismehl, Haferflocken, Nudeln, Reis, Kartoffelpüree, Gerste, verschiedene Salate und Wurzelwerk, wie Karotten, Rüben, Kürbisse, Erbsen (passiert), Milchnahrung, Milchgrieß, Milchreis, Weißfleisch (fettarm als Suppenfleisch), Kalbfleisch und Geflügel. – Als Getränk: Limonade, Heiltees, abgerahmte Milch, saure Milch ohne Rahm, verschiedene Obstsäfte, Mineralwasser oder Kompottwasser.

Verboten: Fett, Eier, Konserven, Geräuchertes, Innereien, Zwiebelsauce, Käse, frisches Weißbrot, Sauerkraut, frisches Gebäck, Gewürze und Alkoholgetränke.

Diät bei Gallenerkrankungen

Völlig auszuschließen sind Fett, Süßigkeiten, Eier, Käse und Birnen. Walderdbeerblätter, Anis, Salbei und Kamille zu gleichen Teilen mischen und 1 Eßlöffel davon mit ¼ Liter kochendem Wasser überbrühen. Im Frühling Löwenzahn und Sauerampfersalat essen; im Wasser gekochten Reis, Kartoffelpüree, Spargel, Spinatsalat und -püree im eigenen Saft mit etwas feinem Öl, Erbsen, Kürbis, junger Mais, Kraut, Sauerkraut, Erdbeeren mit Schlagobers, gebackene Zitronen. Alles als Rohkost, sowohl Obst als Gemüse.

Diät bei Grippe

Fühlt man sich nicht wohl, hat man Kopfschmerzen oder hohes Fieber, ist es nicht angebracht, den Kranken zum Esssen zu zwingen, da das Brechreiz verursachen könnte.

Bei Durstgefühl dem Kranken mehrmals täglich eine kleine Tasse Heiltee verabreichen. Sobald sich der Kranke etwas besser fühlt, außer der angeführten Heiltees Obstsäfte und Gemüsenahrung geben. Später gekochten Fisch, Hühnerfleisch, Kalbfleisch, Joghurt, saure Milch und verschiedene Arten von Marmelade. Wenig salzen. Dann folgt Milchnahrung, Kartoffelpüree, Kompott und gekochter Weizen, den man folgendermaßen zubereitet: Am Abend den Weizen einweichen und am Morgen in wenig Wasser mehr dünsten als kochen, bis er aufplatzt. Es empfiehlt sich eine Mischkost in mäßigen Mengen.

Diät bei Herzerkrankungen

Bei Schwellungen flüssigkeits- und salzarme Nahrung vorziehen. Täglich 2 Liter Milch trinken. Bei geschwollenen Beinen, geschwollener Leber und aufgeblasenem Bauch sind folgende Nahrungsmittel verboten: Wild, Konservenfleisch, Geräuchertes, Fisch, Sauerkraut, Fleischsuppen, Gewürze und gesalzene Speisen.

Diät bei Krebs, Skrofulose und Geschwüren

Das sind Blutkrankheiten. Im Frühling 3 bis 4 Wochen eine Spinatkur mit Ingwer durchführen. Viel Saft aus gebratenen Zitronen pressen und trinken, grüner Salat, schwarze Kirschen; frische Obstsäfte. Im Herbst eine Trauben- und Apfelkur durchführen. Von den Tees Lindenblüten- und Holunderblütentee mit Zitronensaft trinken. Die Knoblauchkur hat sich gut bewährt. Ferner empfiehlt es sich, gedörrte Zwetschken, Zwiebel und Zwiebelsaft zu verwenden.

Diät bei schwachen Lungen

Ganz frische Eier essen, warme, ungekochte Milch mit Honig trinken. Insbesondere ist es ratsam, Ziegen- und saure Milch zu trinken, ferner frische Butter, junges Gemüsepüree mit Öl zubereitet, Kartoffeln und Äpfel zu sich nehmen.

Diät bei Magenerkrankungen

Bei einer Mahlzeit genügen 1 bis 2 Speisen. Fett- und zuckerarme Speisen bevorzugen. Eier, Mehlspeisen und Käse meiden. Erlaubt sind: Schleimsuppen aus geschälter Gerste oder Weizen mit einem Eßlöffel Rahm abgeschmeckt. Nicht abgekochte Milch mit Zitronensaft (so ist sie am leichtesten verdaulich); Eischnee mit Zitronensaft; gebähtes Brot mit geschabter Karotte und Sellerie ohne Salz, aber mit Süßrahm. Als Tee trinke man Wermut, Salbei und Leinsamen mit etwas Honig- und Zitronensaftzusatz.

Diät bei Magenübersäuerung

Verboten: Saure, scharfe, fette und zu gesalzene Speisen, Rind- und Schweinefleisch, Geräuchertes und Konserven. Ferner ist zu meiden: gekochtes Sauerkraut, Rüben, saures Obst, alle Salatarten, Paprika, Linsen, Bohnen, gebratene Kartoffeln, frisches Brot, frisches Gebäck, Nudeln, harte Nockerln. Von Getränken ist verboten: Limonade, Apfelsaft, saure Obstsäfte, Gewürze, Kaffee, Eis, Tabak und Alkohol.

Frühstück: ein weichgekochtes Ei, eine Tasse Milch, eine Schnitte altes Brot mit Butter, süße Marmelade, frischer hausgemachter Topfen mit Rahm.

10-Uhr-Jause: weißer Getreidekaffee, eine Schnitte altes Brot mit Butter.

Mittagessen: Gemüse- oder Kartoffelsuppe, Weißfleisch, Kalb-, Hühner- oder Lammfleisch, Fisch. Als Beilage Kartoffelpüree, Reis, gekochtes Gemüse, junge Kohlrabi, Wurzelwerk, Kürbis, junger gekochter Salat aus Bohnenschoten und Karfiol; Omelett, Pudding, Striezel, gebratene Maiskolben, Sterz. Wasser oder Tee als Getränk.

Abendessen: frischer Topfen, eine Schnitte trockenes Weißbrot und eine Tasse Milch.

Diät bei Nierenerkrankungen

Dieselbe Diät einhalten wie bei Gallenerkrankungen: wenig trinken, salzarme, noch besser salzlose Nahrung. Frisches Gebäck meiden. Tomaten, Spargel, Petersilie, Sellerie und Gurken bevorzugen.

Zum Kochen nur feines Öl verwenden. Butter vermeiden. Traubensaft- und Kekskuren haben sich gut bewährt.

Diät bei Rheuma und Gicht

Schwer verdauliche, fette und zu süße Speisen meiden, Viel Obst mit Reis essen. Hier hat sich die Nierendiät gut bewährt. Nur leicht verdauliche und ganz frische Lebensmittel zubereiten. Stark gewürzte, gesalzene und saure Speisen meiden, und salzlose, alkohol-, kaffee- und gewürzfreie Diät bevorzugen.

Kranken Kindern Schleim- bzw. Cremesuppen mit Rahm verabreichen. Brei aus frisch gemahlenem und geschälten Hafer, nicht abgekochte Ziegenmilch mit Zitronensaft, Eichelkaffee, verschiedene Obst- und Gemüsesäfte, und Rohobst.

Nie den Kranken zum Essen zwingen, wenn er keinen Appetit hat. Man macht diesen Fehler oft, da man Angst hat, der Kranke könnte abmagern. Es ist eine schlechte Gewohnheit, den Magen des kranken vollzustopfen, wo gewöhnlich keine Verdauung vorhanden ist. Mit einem guten Obstsaft oder frischem Gebirgsquellwasser kann der Kranke längere Zeit aushalten und sich dabei wohl fühlen. Es ist ratsam, den Kranken so lange fasten zu lassen, solange er will, denn in den meisten Fällen ist das die beste Arznei.

Diät bei Zuckerkrankheit

Alle Nahrungsmittel meiden, die Zucker und Stärke enthalten. Blatt- und Wurzelgemüse, Salate, saure Milch, frischen Topfen, Petersilie und Kraut essen. Ferner rohe weiße Rüben, geschabte Karotten, Sellerie mit Zitronensaft und Schlagsahne. Dazu Dillkraut, Anis, Kümmel und feines Öl, gebackene Zitronen, geschabte saure Äpfel und Heidelbeeren. So wenig wie möglich Fett, mehr Eiweiß.

BESONDERS GESUNDE NAHRUNGSMITTEL

Brombeere

Diese Frucht erfrischt sehr. Der Saft reifer Beeren ist ein hervorragendes Mittel gegen Blutarmut und Durchfall. Da die Kerne und die Schale für die Verdauungsorgane der Kranken und Rekonvaleszenten schädlich sind, darf man die Früchte nur mäßig genießen. Am besten den Saft auspressen, in Flaschen füllen, gut verschließen und an einem kalten und trockenen Ort aufbewahren. Frische, reife Beeren mit Honig und Wein kräftigen den Magen.

Feigen

Feigen haben einen großen Nährwert. Sie enthalten bis zu 70% Kohlehydrate, sind schleimlösend und kräftigen den Magen, wenn man sie mäßig einnimmt. Als natürliches Abführmittel: getrocknete Feigen und gedörrte Zwetschken waschen und 24 Stunden in Wasser weichen lassen. Dabei muß der Raum warm sein. Als Frühstück nehmen und in schwereren Fällen einige Tage hintereinander wiederholen. Feigen mit einem weißen Belag sind zu meiden, auch nicht mit heißem Wasser waschen, da dieser Belag Pilze enthält, die Kopf- und Magenschmerzen verursachen.

Grapefruit (Citrus decumana)

In beliebigen Mengen essen. Die Kur dauert 3 Wochen. Vor dem Essen eine halbe oder ganze Frucht nehmen. Grapefruit enthält das organische Chinin, das als Reinigungsmittel bei allen Blutkrankheiten und Blutvergiftungen verwendet wird.

Es hat sich bei Pusteln, Krätzen, Abszessen und bei Schwäche der Geschlechtsdrüsen bewährt. Ferner stärkt es Magen, Leber und Nieren und heilt Lungenerkrankungen. Außerdem regt es den Dickdarm an: Grapefruit auf 45° erwärmen und 6 Wochen lang auf nüchternem Magen essen.

Gurken

Sie wirken erfrischend. Saure Gurken beschleunigen die Verdauung und erhöhen die Körpertemperatur.

Honig

Honig ist sehr nahrhaft, leicht verdaulich und wird unmittelbar und ohne irgendwelche Gärungsprozesse, wie das beim Zucker der Fall ist, vom Blut aufgenommen. Er ist ein beliebtes volkstümliches Heilmittel, das den Organismus kräftigt und das Blut reinigt und verbessert. Er hat sich besonders bei Lungen-, Blasen- und Nierenkrankheiten, sowie bei Neuralgie und Rheuma bewährt. Die Heilwirkung des Honigs ist doppelt so stark, wenn man gleich nach der Einnahme den Saft einer Zitrone trinkt. Erschöpfte, schwache und alte Leute müssen täglich zwei bis drei Tassen abgekochtes Wasser mit Honig zur Kräftigung trinken.

1 Eßlöffel Honig mit ¼ Liter Wasser 5 Minuten brühen. Kindern im Entwicklungsalter täglich eine Tasse kaltes Honigwasser geben. Nervöse Leute nehmen vor dem Schlafengehen zur Beruhigung ihrer Nerven 1 Eßlöffel Honig. Bei kleineren Magengeschwüren 3 bis 4 Eßlöffel Honig täglich nehmen. Der Honig spült die Geschwüre, die auf diese Weise reifen und verheilen. Aus gleichen Mengen Honig und Weizenmehl mit etwas Wasser einen Brei anrühren und auf Abszesse (Geschwüre), Wunden usw. auflegen. Der Umschlag ist schmerzlindernd, zieht den Eiter heraus und verheilt Wunden. Die im Honig enthaltene Apfelsäure ist bakterienwidrig, vorhandene Pektine wirken gegen ihr Gift und Tannin beruhigt die Darmtätigkeit. Für Herzkranke ist der Honig ebenfalls heilend.

90% aller Krankheiten kommen durch falsche Ernährung!

Karotte

Kindern, die von Würmern befallen sind, jeden Morgen auf nüchternem Magen einen kleinen Teller geriebene Karotten geben. Die Karotte ist außerdem, ob roh oder gekocht, eine gesunde Nahrung. Schwache Personen sollen zu verschiedenen Speisen soviel wie möglich roh geschabte Karotten essen.

Kartoffel

Geschälte, gekochte Kartoffel zu einem Brei zerdrücken und mit Rahm oder saurer Milch vermischen. Kartoffel mit Butter und Mehl ist schwer verdaulich und daher zu meiden. Bei Magen- und Darmentzündung sowie bei zu großer Abmagerung ist dieser Kartoffelbrei ein Heilmittel. Nicht gewaschene, sondern nur mit einem nassen Tuch abgewischte Kartoffel im Rohr backen. Die Kartoffelschale ist ein vorzügliches Mittel gegen Übersäuerung des Magens und bei schwachen Geschlechtsdrüsen.

Rohe Kartoffel schaben, mit geriebenem Apfel mischen und als Abführmittel verabreichen. Die so zubereitete Kartoffel erfrischt den ganzen Körper, verschönert und verjüngt das Gesicht. Über längere Zeit eingenommen, fördert sie die Verjüngung. Die Kartoffel ist ein ausgezeichnetes Nahrungsmittel für Kinder und Erwachsene, die psychisch schwer arbeiten. Außerdem verwendet man sie als Gegenmittel bei Vergiftungen durch Säuren. Geistige Arbeiter sollen Kartoffel umsichtig und mäßig mit etwas Kümmel und Anis essen.

Knoblauch

Knoblauch ist das beste Antibiotikum. Pulverisiert kann man ihn als Wasseremulsion verwenden. Am leichtesten trocknet man den Knoblauch in Sommer und Winter im gefrorenen Zustand im Kühlschrank. Sogar eine 10% Emulsion von getrocknetem Knoblauch vernichtet hartnäckige Bakterien.

Knoblauchsirup: 20 g Knoblauch mit 40 ml Wasser und 40 g Zukker vermischen. 2 bis 3 Eßlöffel täglich davon einnehmen.

Knoblauch-Alkoholtinktur: Im Verhältnis 1:10 in 60% Alkohol. 50 Tropfen auf eine kleine Tasse Tee oder 20, 30 bis 50 Tropfen auf eine Tasse Lungenkrauttee bei Lungenkrankheiten. Nur frischen Knoblauch verwenden.

Der so zubereitete Knoblauch senkt auch den Blutdruck, jedoch dürfen gallenkranke Personen dieses Heilmittel nicht einnehmen.

Gegen Diphtherie, Grippe und andere ansteckende Krankheiten: Zwei Tage lang vor dem Mittag- und Abendessen 20 bis 30 Tropfen Tinktur mit etwas Wasser verdünnt einnehmen, zwei Tage Pause, dann fortsetzen usw. Kocht man Knoblauch in einer Tasse Milch oder in der Suppe oder nimmt man ihn als Tinktur, so wirkt man dem Geruch entgegen.

Knoblauch enthält Schwefelöl ohne Stickstoff. Mit Alkohol (60%) oder starkem Schnaps angesetzt, und zwar 50 g auf ½ Liter, entwickelt er alle seine Bestandteile und tötet viele Krankheitskeime.

Gegen Lungengangrän: Dreimal täglich 30 bis 50 Tropfen mit etwas Wasser nehmen. Gegen hohen Blutdruck: Täglich 25 bis 30 Tropfen mit etwas Wasser verabreichen.

Einen Kopf Knoblauch fein schneiden und in 1 knappen Liter Wasser 12 Stunden stehen lassen. Dieses Heilmittel stärkt die Verdauung, ist harntreibend und entfernt Schleim aus Lunge und Luftröhre. Auch zur Kräftigung der Magenmuskeln, gegen Bauchschmerzen, Durchfall und Wassersucht hat es sich bestens bewährt.

Kren

Kren wird als Beilage zum Rindfleisch gegessen. Als Heilmittel wendet man ihn bei Kopfschmerzen und Schnupfen an: Kren mit starkem Weinessig vermischen und tief einatmen. Kren auf erkrankte, entzündete Körperstellen als Wickel aufgelegt, hat dieselbe Wirkung wie Senf.

Bei Kopfschmerzen soll man Stirn und Nacken mit Kren abreiben. Einige Tage wiederholen und gleichzeitig den starken Geruch durch die Nase einatmen. Bei Ausschlag die Haut mit Öl einreiben. Die Wurzel hat nicht nur eine vielseitig wohltuende Wirkung, sondern ist auch ein allseitiges Reinigungsmittel des ganzen Körpers. 3 bis 4 Wochen hintereinander in kleinen Mengen nehmen. Kren kräftigt die Verdauungsorgane, entschlackt sie, reguliert die Verdauung und behebt die Verstopfung. Dieses alte Hausmittel hat sich bei Lungen-, Magen- und Darmkatarrh vorzüglich bewährt: über längere Zeit (ca. 70 Tage) dreimal täglich davon nehmen. Kren regt die Funktion verschiedener Organe an und beschleunigt die Bildung wichtiger Säfte. Frisch gerieben bereichert er unsere Speisen, heilt Gicht, Rheuma, Neuralgie, Nieren- und Leberentzündung, Gallen- und Harnblasenerkrankungen, Darm- und Nervenkrankheiten, Übersäuerung und Vergiftung durch zuviel Salz. Bei den angeführten Krankheiten 1 Teelöffel Krensaft mit Wasser oder Milch nehmen. Milch mit Kren ist ein universelles Abführmittel.

Kürbisse

Der Kürbis wirkt gegen Darmfäulnis, regt Gedärme und Nieren an und reinigt die Schleimhaut, so daß der Darm gekräftigt wird. Wirkt als gründliche Entschlackung des Körpers, die bei vielen Krankheiten, wie Epilepsie, Lungen- und Damerkrankungen notwenig ist. Kürbissamen sind ein vorzügliches Bandwurmmittel: 60 bis 200 zerstoßene Samen mit Zucker und Milch zu einem Brei verrühren und morgens und abends einnehmen.

Milch

In der Milch befinden sich alle für den menschlichen Organismus erforderlichen Nährwerte. Milch kann man nicht nur als Nahrung, sondern auch als Heilmittel anwenden. Nicht abgekocht besitzt sie ihren ganzen Nährwert und ist leichter verdaulich als gekochte Milch. Daher stets rohe, wenig erwärmte Milch trinken.

Durch das Kochen verliert die Milch ihre Vollwertigkeit und die Bakterien werden trotzdem nur teilweise vernichtet. Zu beachten ist, daß die Kühe gesund sind und mit natürlicher Nahrung gefüttert wurden. Beachte: Milch immer in einem Glasgefäß halten.

Frisch gemolkene Milch ist eine unübertreffliche Nahrung für Blutarme, Lungen-, Nerven- und Nierenkranke; ferner bei Scharlach und Halsentzündung.

Wenn man die saure Milch entrahmt, ist sie sehr leicht verdaulich, da sie direkt ins Blut übergeht. Sie kühlt, wirkt auf Magen und Gedärme beruhigend, entschlackt den Körper und heilt Rheuma. Saure Milch hemmt die Blutgerinnung, daher bei fieberhaften Erkrankungen, wie Grippe, Diphtherie, Typhus und Zuckerkrankheit (Diabetes) trinken.

Die Milch ist ein erprobtes Heilmittel während der Epidemiezeit im Sommer. Ein vorzügliches Mahl ist die ungezuckerte saure Milch mit etwas Obst und Grahambrot.

Ein hervorragendes Nahrungsmittel bei Magenerkrankungen: Frischen Topfen mit 1 bis 2 Eßlöffel gemahlenem Fenchel, Kümmel, Zwiebel und etwas Salz mischen und mit Schrot-, Graham- oder Roggenbrot essen. Bei Krebs, Magengeschwüren und anderen -krankheiten jede Stunde 1 Eßlöffel Topfen mit einem Bissen Brot nehmen. Bei schlechter Verdauung und Schleimhautentzündung keine Milch und Milchprodukte während der Heilung verwenden. Topfenauflage entzieht dem Körper die Temperatur: bei Lungenentzündung, Rippenfellentzündung, Rotlauf, Geschwüren, Augenentzündung und allen anderen Entzündungen. Nach dem Abnehmen des Umschlags von den Augen muß man ½ Stunde grelles Licht meiden. Warme Umschläge wechseln.

Molke ist ein Heilmittel gegen Nieren- und Leberkrankheiten und Blutkreislaufstörungen. Zwei bis drei Tassen Molke täglich trinken bei Magengeschwüren und zur Blutreinigung.

Ziegenmilch hemmt Arterienverkalkung und Zuckerkrankheit, wenn man täglich 2 bis 3 Liter trinkt. Jede ½ Stunde 1 Eßlöffel Ziegenmilch mit Honig eingenommen heilt sogar den schwersten Bluthusten.

Rahm kann man während des ganzen Jahres essen. Er ist eine ausgezeichnete Nahrung für geistige Arbeiter. Schlagobers mit Obstsäften gemischt hat sich bei allen Blutkrankheiten, Blutvergiftungen und Ekzemen (Schuppenflechten) bestens bewährt.

Saure Milch

Sie ist nicht nur nahrhaft, sondern auch heilwirkend. Besonders bei Magenverstimmungen und Darmstörungen, unregelmäßigem Stuhl, Gebärmuttererkrankungen, senkt die Körpertemperatur, beruhigt die Aufregung und wirkt hemmend bei verschiedenen Hautausschlägen, lindert Brustschmerzen, wirkt günstig bei Herzklopfen und bei Erschöpfung. Während der heißen Sommertage saure Milch oder Joghurt trinken, die viel gesünder sind, als irgendein alkoholisches Getränk.

Orangen und Bananen

Diese beiden Obstarten müssen kleine Kinder für den Knochenbau zu sich nehmen. Orangensaft ist schmackhaft, kühlt und regt den Appetit an. Auf nüchternem Magen getrunken, hilft er gegen Verstopfung. Auf der Speisenkarte der Kinder müssen täglich Orangen oder Bananen sein.

Petersilie

Die Wurzel enthält Schleimstoffe, Zucker, Stärke, ätherische Öle, Glykoside u. a. Petersilie als Heilmittel ist seit Jahrhunderten bekannt. Insbesondere bei Augenentzündungen und Schüttelfrost. Petersiliensamen haben sich bei altem chronischen Husten und kranker Gebärmutter bewährt. Als ganze Pflanze ist die Petersilie harntreibend: fünf Eßlöffel in ½ Liter Wasser 6 bis 8 Minuten kochen und 10 bis 15 Minuten ziehen lassen. Abseihen und dreimal täglich 1 Tasse davon trinken.

Bei Nierenkrankheiten, Nierensteinen, Gelbsucht, Stoffwechselstörungen, Bauchspannungen eine Tasse geschnittene Wurzel und Blätter wie bereits angeführt kochen. Verwendet man nur Blätter, dann mit kochendem Wasser aufgießen und 15 bis 20 Minuten zugedeckt ziehen lassen. Petersilie benützt man auch als Vorbeugungsmittel bei vielen Krankheiten. Petersilienblättertee ist harntreibend und schmerzlindernd. Petersilienwurzeltee ist bei Wassersucht, Harnblasenschwäche, bei Restharn und geschwollenen Füßen angezeigt.

Diese Pflanze wirkt sehr stark auf die Nieren und reinigt dadurch das Blut. Auch bei Geschlechtsdrüsenerkrankungen ist sie angezeigt. Nervöse Personen müßten täglich Petersilie essen. Bei geschwollener Leber, Nieren-, Harnleiter- und Harnblasenerkrankungen hat sich die Pflanze bestens bewährt. Bei diesen Erkrankungen kann man auch Dillkraut verwenden.

Sellerie

Er gehört zum wichtigsten Gemüse. Das intensiv riechende, aromatische Öl erfrischt die Nerven, reguliert Nieren- und Drüsentätigkeit. Geistige Arbeiter müßten so oft wie möglich rohe Sellerie, besonders langstielige Sellerie essen. Sie ist ein hervorragendes Blutreinigungsmittel und stärkt auch die Nerven. Als Nerven- und Nierenheilmittel: fünf Wochen lang eine Handvoll Sellerieblattspitzen ohne Salz essen. Gegen Rheuma, Gicht, Gelenksentzündungen und Harnverhaltung: 40 g Sellerie in 1 Liter Wasser kochen und einige Wochen lang trinken. Sellerie ist beliebt als Nahrungs- und Würzpflanze; ferner als Salat und als Suppeneinlage (Wurzel und Blätter).

Spargel

Spargel gehört zu den kostbarsten Heilgemüsearten. Er enthält 67 bis 99% destilliertes Wasser und organische Salze, die auf die Nieren heilend wirken. Außerdem dient er als Blutreinigungsmittel. Während der entsprechenden Jahreszeit soll man ihn reichlich essen. Der blaugrüne Spargel enthält außerdem organisches Kupfer, das die Nerven heilend beeinflußt. Am wirksamsten ist roh geschälter Spargel mit Öl zubereitet. Er regt Nieren, Nebennieren, Blase und Leber an. Bei Gallensteinen mehrmals täglich einige rohe Spargeln mit viel Ölsauce essen. Ebenso bei chronischem Katarrh, Zuckerkrankheit und Nervenstörungen spielt diese Gemüseart eine große Rolle. Bei Nierenerkrankungen gibt es kein besseres Mittel als frischen Spargel in kleinen

Mengen (man kann ihn auch durch Pilze, Sellerie und Petersilie ergänzen). Er entzieht dem Harn das Albumen (Eiweiß), reinigt und verbessert das Blut und entfernt Steine und Blut, Grieß in Galle und Blase.

Tomaten

Sie sind sehr wirksam gegen Darm- und Leberkrankheiten, Gicht und Rheuma. Roh oder püriert mit Zwiebel essen. Die Tomate enthält neben organischen Salzen noch die Fruchtsäure, die stark entstopft. Mit Spargel gemischt wirkt die Tomate auf Nieren und Blase ableitend. Mit Zwiebel zusammen regt sie an und reinigt die Gedärme. Unreife Tomaten sind genau wie das unreife Obst wegen der Säuren schädlich, aber zu reif dürfen sie auch nicht sein. Tomatensauce als Beilage zu Reis, Makkaroni oder anderen Teigwaren stellt eine schmackhafte Speise dar. Tomaten, Knoblauch, Petersilie und Öl auf kleiner Flamme weich dünsten und abseihen. Tomatensuppe mit Reis wird besonders im Sommer gern gegessen.

Weiße und rote Rüben, Radieschen und Kren sind am wirksamsten, wenn sie roh mit etwas Rahm und einigen grünen Salatblättern zubereitet werden. Diese Nahrung regt den Organismus zu neuem Leben an. Die rote Rübe kühlt und wirkt beruhigend. Sie heilt Blutarmut, Nieren- und Magenkrankheiten, sowie Vergiftungen durch Säuren. Man kann sie zugedeckt dünsten oder im Rohr braten (aber niemals in Wasser kochen, weil sie sonst wertlos wird). Geschabte rohe Karotten mit Anis, Kümmel, Fenchel und Zitronensaft angerichtet sind ein vorzügliches Heilmittel gegen Würmer. Zwei- bis dreimal täglich essen und abends einen leichten Abführtee trinken. Kindern gibt man oft Karotten gegen Würmer und wegen des darin befindlichen Zuckers. Roh geschabte Karotte ist eine sogenannte ständige Gesundheitspolizei. Bei Kindern und Erwachsenen wirkt sie auch als Reinigungsmittel. Weiße Rüben haben keinen großen Nährwert, sind aber harntreibend, wirken auflösend bei Verkalkung, Nieren- und Blasensteinen, roh gerieben mit Zitronensaft und Petersilienkraut als Salat. Man kann sie auch dünsten und zum Kartoffelbrei (mit Milch und Zwiebel) servieren. Weiße Rüben lassen sich auch für Suppen verwenden.

Weiß- und Rotkraut

Roh kleinschneiden, mit Öl und Zitronensaft einen Salat zubereiten. Es ist außerordentlich gesund und entstopft. Es wirkt kühlend auf die geschwollene Leber und verhindert die Bildung von Gelbsucht.

Wie bereits angeführt, ist zubereitetes Rotkraut bei Blutarmut und Nierenerkrankungen angezeigt. Weißkraut wendet man bei Verstopfung und kranker Leber an. Weißkrautblätter 3 Stunden in Borsäure weichen lassen, dann die harten Adern entfernen und mit einer Flasche oder einem Nudelwalker glätten. Auf entzündete Schwellungen, Geschwüre oder geschwollene Beine als Umschlag verwenden.

Die wissenschaftlichen Erforschungen hierzulande und in der ganzen Welt bestätigen die Heilwirkung des Weißkrautes. Prof. Cini von der Universität Stanford in San Franzisko, ein Fachmann für Geschwüre und andere Krankheiten, hat bewiesen, daß das Kraut das wirksamste Heilmittel gegen Magengeschwüre ist. Der französische Wissenschaftler Dr. Balan behauptet, die Krauttherapie sei bei vielen Krankheiten unübertrefflich. Der Heilfaktor des Krautes ist das im Saft befindliche Vitamin A. Dieses Vitamin beschleunigt auch das Abheilen von Wunden und Abszessen.

Sauerkraut wird nicht nur als ein gesundes Lebensmittel geschätzt, sondern wirkt auch als Heilmittel gegen verschiedene Krankheiten: Löst auf, scheidet schlechte Säfte aus dem Körper aus, reinigt und stärkt das Blut, und vernichtet gefährliche Darmschmarotzer. Sauerkraut ist immer roh zu essen, da es gekocht seine Heilkraft verliert.

Das Kraut kräftigt den Magen und die Gedärme außerordentlich, heilt Verstopfung und Nierenkrankheiten usw. Es empfiehlt sich, höchstens dreimal wöchentlich Kraut zu essen, nicht jeden Tag. Da die Heilwirkung des Krautes in seinem Saft liegt, muß man bei schwachem Magen und schlechter Verdauung das Kraut nur kauen, den Saft aussaugen und die Zellulose ausspucken. Blutarme Personen sollen öfter rohes Sauerkraut mit Zwiebel, Kümmel und Schwarzbrot essen. Das Kraut heilt zerrüttete Nerven, Magenleiden und chronische Verstopfung: über längere Zeit auf nüchternem Magen gegessen, regelt es die Verdauung.

Gegen hartnäckigen Husten jede ½ Stunde 1 Eßlöffel Sauerkrautsaft trinken. Ist er zuviel gesalzen, etwas Wasser hinzufügen. Diese Kur dauert 4 bis 6 Wochen.

Weizen

Am Vorabend eine Handvoll Weizen pro Kopf gerechnet mit Wasser bedecken und über Nacht stehen lassen. Am nächsten Morgen mit wenig Wasser auf starker Flamme mehr dünsten als kochen lassen, bis der Weizen aufplatzt. Eventuell Tomaten, Knoblauch und Petersilie zur

Geschmacksverbesserung hinzufügen. Ein Teller mit so zubereitetem Weizen bringt dem Körper mehr Nutzen, als alle anderen raffiniert zubereiteten Speisen. Diese Kost ist billiger und nützlicher als jede andere und außerdem das beste volkstümliche Nahrungsmittel. Kinder lieben diese Speise und gedeihen dabei prächtig. Für sie kann man den Weizen mit Honig und Nüssen zubereiten. Noch gesünder ist es, den Weizen (mit Kleie) zu Hause in einer Mühle mahlen oder im Mörser zerstoßen. Dieses Mehl mit Milch, Honig, gemahlenen Nüssen, Äpfeln, geschabten Karotten und verschiedenen, je nach Geschmack, Gemüsearten mischen und alles roh essen. Diese Speise heilt viele Krankheiten.

Ungeschälten Weizen mahlen, nicht durchsieben und mit etwas Rahm mischen. Diese Speise regelt die Verdauung viel besser, als alle anderen Abführmittel und hinterläßt keine schädlichen Nebenerscheinungen. Weizen mit Obst- oder Gemüsesäften ist und bleibt immer eine erstklassige Speise.

Sobald wir den Wert des Weizens erkannt haben, werden wir ihn in unseren Speiseplan einbauen, wo es nur geht. Außerdem vereinfacht man die Lebensweise und spart an Lebensmittelausgaben.

Zimt

Er hemmt den Durchfall und heilt eine zu starke Menstruation.

Zwiebel

30 bis 40 Tage hintereinander auf nüchternem Magen einen größeren Zwiebelkopf mit Schwarz-, Roggen- oder Maisbrot essen. Nach dieser Kur fühlt man sich wie neugeboren. Sie ist angebracht bei Husten, Brustschmerzen, Appetitlosigkeit, Verstopfung, Abszessen, blassem Aussehen, Müdigkeit und Lungenkrankheiten.

½ kg geschnittene Zwiebel mit ½ kg Zucker in 1 Liter Wasser drei Stunden kochen. Abkühlen lassen und der lauwarmen Flüssigkeit 2 bis 3 Eßlöffel Honig hinzufügen. Gut verrühren und in Gläser füllen. Mehrmals täglich 1 Eßlöffel mit lauwarmem Wasser nehmen. Heilt kranke Gliedmaßen, Husten, verschleimte Lungen, Heiserkeit und Atembeschwerden.

Die Zwiebel enthält A, B und C-Vitamin und besitzt die Eigenschaft, bei Verdauungsstörungen, Wassersucht und Zuckerkrankheit günstig zu wirken.

HEILWIRKUNG VON OBST UND GEMÜSE

Apfel

Seine Heilwirkung ist sehr groß, da er 14% Kohlehydrate und Fruchtsäure enthält. Wegen seines Phosphorgehaltes ist der Apfel bei geistigen Arbeitern sehr vorteilhaft, da durch Phosphor die Milz und damit zugleich auch das Gehirn beeinflußt wird. Sein hoher Eisengehalt spielt bei der Blutbildung und als Nervennahrung eine bedeutende Rolle. Daher ist es vorteilhaft, Kindern und nervösen Menschen viele Äpfel zu verabreichen. Auch bei Rekonvaleszenten ist die beruhigende Wirkung dieser Obstart von großer Bedeutung: täglich 2 bis 3 kleine Schüsselchen gekochte Äpfel, mit Honig und Zitronensaft abgeschmeckt, essen. Gebratene Äpfel, gekochter Weizen, Roggen oder Gerste erneuern und bilden das Blut. Auch sind sie bei hartnäckiger Verstopfung angebracht. Gegen Sodbrennen, zur Förderung der Verdauung und des Schlafes empfiehlt es sich, mehr Äpfel zu essen und sie gut zu kauen. Auch Tee aus frischen Äpfeln ist sehr gesund.

Bei verschiedenen Ekzemen (Flechten) und Ausschlägen, schlechter Verdauung, Schwindel, Herzklopfen und Magenübersäuerung hat sich Apfelmost sehr bewährt: 3 bis 4 Tassen täglich davon trinken. Bei Durchfall roh geschabte und bei Verstopfung gebratene Äpfel essen.

Birnen, Pfirsiche, Marillen

Sie fördern die Gallenausscheidung, wirken anregend, erfrischen die Magenwände und stärken Leber und Lunge.

Brombeeren

Bei Kropf, Gelenks-, Hals- und Rachenentzündung: 1 Eßlöffel Brombeerblätter mit ¼ Liter kochendem Wasser überbrühen und 15 bis 20 Minuten stehen lassen, dann abseihen. Bei Blinddarmentzündung fünfmal täglich eine Tasse davon trinken und auf jeden Fall den Arzt aufsuchen.

Nüsse

Sie kräftigen die Nerven und regen die Darmtätigkeit an. Bei Verstopfung sind sie heilwirkend.

Haselnüsse (getrocknet) dienen als Heilmittel bei Durchfall und chronischem Darmkatarrh. **Mandeln** heilen chronischen Durchfall.

Preiselbeeren heilen Blase, Bluthochdruck und erkrankte Nieren.

Ribisel und Himbeeren heilen den Husten und reinigen das Blut.

Spinat

Dieses Gemüse ist als Arznei stark heilwirkend und als Nahrungsmittel außerordentlich hochwertig. Spinat ist besonders als Blutreinigungsmittel bekannt. Man kann ihn in beliebigen Mengen essen, ohne einen Schaden davonzutragen. Auch für geistige Arbeiter ist er von großem Nutzen.

Als Nahrungsmittel niemals den Spinat mit Mehl oder tierischen Fetten zubereiten, weil er in Verbindung damit schwer verdaulich ist und unter gewissen Umständen einen schweren, ja sogar tödlichen Durchfall verursachen kann. Junge Spinatblätter mit Zitronensaft und Öl als Salat essen. Spinat immer zugedeckt im eigenen Saft dünsten. Junge Spinatblätter kann man mit Löwenzahnblätter kombinieren. Löwenzahn reguliert die Leberfunktion. Alte, gewaschene Spinatblätter mit kochendem Wasser überbrühen und mit Zwiebel, etwas Zitronensaft und Öl wie bereits angeführt, dünsten. Auch zum Reis kann man ihn servieren.

Bei Krebs und Geschwüren hat Spinat eine große Heilwirkung: Mehrere Wochen hindurch als einzige Nahrung Spinat mit Ingwer oder Reis essen. Bei Nieren- und Blasenerkrankungen Spinat meiden.

Stachelbeeren sind bei Rheuma, Malaria und Skorbut heilwirkend. Unbedingt den Arzt aufsuchen!

Tomaten (Paradeiser) heilen Leber, Nieren, Milz und reinigen das Blut. **Schwarze Rüben** sind schmerzlindernd und fördern die Ausscheidung der Gallensteine. Dazu 2 Monate lang jeden Morgen auf nüchternem Magen den frischen Saft wie folgt einnehmen: Am ersten Tag 1 Schnapsgläschen Saft, am zweiten Tag 2 Gläschen und bis zum vierten Tag die Gläschen steigern und dann zurück bis 1 reduzieren. 8 Tage Pause und danach noch einmal die Kur wiederholen.

Trauben sind heute wie Brot und Wein die Hauptnahrung vieler östlicher Völker. Unter Wein versteht man hier den ungegorenen Traubensaft (Traubenmost), der sehr gesund und heilwirkend ist. Ein Glas Traubensaft auf nüchternem Magen vor dem Frühstück reinigt das Blut und ist ein außerordentlich gesundes Getränk.

Traubenkur: Mehrmals täglich Traubensaft trinken und bis auf 1 Liter pro Tag steigern. Während der Kur, die 4 bis 6 Wochen dauert, kein mit Sauerteig oder Germ zubereitetes Brot essen.

Bei Lebererkrankung und Wassersucht wendet man weiße Trauben an. Bei Vergiftungen durch Säuren sind blaue Trauben angebracht. Es ist nicht ratsam bei Malaria, Fieber, Asthma und Lungenkrankheiten Trauben zu essen. Traubensaft erfrischt die Nerven, heilt Darmerkrankungen, Nieren- und Harnblasensteine. Wilde Auswüchse entfernt man. Zu gleichen Teilen frischen Traubensaft und frische Milch mischen und bei Lungenerkrankungen verabreichen.

Zitrone

Alle kennen die Zitrone, aber nur wenige ihren großen Heilwert. In einer an der Sonne völlig gereiften Zitrone bildet sich die organische Salizylsäure, die den Blutzucker und andere schädliche Säuren zerstört. Grüne Zitronen soll man bei mäßiger Hitze weich braten, bis die Schale aufquillt und bräunlich wird. Man achte darauf, daß die Zitronen nicht anbrennen und platzen.

Die Salizylsäure ist ein bekanntes Heilmittel gegen Verkühlungen und Lungenkrankheiten. Dabei beachte man, daß die überall erhältliche chemisch erzeugte Salizylsäure für die Gesundheit sehr schädlich ist. Aus dem Grund verwende man nur die echte, in der Zitronenfrucht vorhandene Salizylsäure. Bei Lebererkrankungen, Rheuma und Vergiftungen durch übermäßige Säuren täglich den Saft von ein bis zwei Zitronen vor oder nach dem Essen nehmen. Als starkes Ausscheidungsmittel, ferner bei Fettsucht, Rheuma und insbesondere im Frühjahr: den Saft einer Zitrone mit einer Messerspitze Salz zu einer milchigen Flüssigkeit rühren. Dieses Rezept ist auch bei Verschleimung der Verdauungsorgane, Verkühlung und anderen Entzündungen und als Beruhigungsmittel angebracht. Die Zitrone ist überhaupt ein Heilmittel bei erhöhter Harnsäure im Blut. Zitronensaft mit Salz regt die Herz- und Lebertätigkeit an. Die Zitrone reinigt Blut, Schleimhaut und Drüsen, löst Steine und rheumatische Ablagerungen (Kristalle) auf; hemmt Blutungen und bekämpft Malaria. Ferner erfrischt und verdünnt sie das Blut. Während des ganzen Jahres Zitronensaft anstelle von Essig verwenden. Den Saft immer mit einem Strohhalm trinken und danach Zähne putzen.

Zitronen der Sonne aussetzen oder neben dem warmen Ofen lagern, damit sie saftig werden und eine dünne Haut erhalten.

Zitronen enthalten Zucker, Zitronen-, Gallus- und Apfelsäure; ferner ätherische Öle mit Zitral, einen hohen Prozentsatz Kalium, Kalzium und Phosphorsäure. Phosphor erfrischt und ernährt die Nerven, Kalium belebt das Herz und heilt die Nieren, Kalzium neutralisiert Oxal- und andere schädliche im Blut befindliche Säuren. Außerdem zerstört die Zitronensäure schädliche Bakterien.

Zitronen haben ein breites Anwendungsgebiet. Als vitaminreiche Frucht werden sie bei der Zubereitung von Erfrischungsgetränken und als Beilage vielseitig verwendet. In unserer Küche steht alltäglich die Zitrone auf dem Speisenzettel, zum Abschmecken von Fischen, verschiedenen Braten und anderen Speisen. Dadurch wird die Kost leichter verdaulich. Außerdem verwendet man die Zitrone als Zusatz zum Tee und anderen Erfrischungsgetränken. Bei Angina die Kehle mit Zitronensaft bepinseln und bei Skorbut Erwachsenen 2 bis 3 Eßlöffel Zitronensaft im Kaffee täglich verabreichen. Einige Zitronen täglich sind ein ausgezeichnetes Heilmittel bei rheumatischen Erkrankungen.

Zwetschken regen die Darmtätigkeit an und entfernen Darmparasiten bei Verstopfung.

WAS MUSS MAN ÜBER DIE ERNÄHRUNG SELBST WISSEN

Leben und Gesundheit eines jeden Einzelnen, seine Leistungsfähigkeit und Arbeitsenergie hängen von der Ernährung ab. Die Nahrung ist einer der wichtigsten Faktoren im Leben des Menschen. Das ist eine Wissenschaft für sich. Sobald man das erkannt hat, ist es an der Zeit, der Ernährung die größte Aufmerksamkeit zu widmen. Die zum Aufbau und zur Erhaltung eines gesunden Organismus erforderlichen Stoffe erhält man durch verschiedene Nahrungsmittel. Oft meidet man gerade die für unseren Körper nützlichsten Lebensmittel oder nimmt die weniger nützlichen oder sogar völlig nutzlosen. Manche dieser Lebens- und Genußmittel sind sogar schädlich, wie z. B. Fleisch, Alkohol, Essig, Tabak usw.

In der Regel müßte man in der ersten Tageshälfte mehr essen, da am Morgen die Verdauung am besten ist. Zu Mittag läßt sie schon nach und am Abend ist sie am schwächsten. Deshalb empfiehlt es sich, am Abend so wenig wie möglich essen. Alte Leute, die gut schlafen möchten, sollen ohne Abendessen ins Bett gehen.

Man soll essen und trinken aus Bedürfnis und nicht aus Gewohnheit. Langsam und ohne Hast essen und dabei gut kauen. Bei Aufregung lieber nicht essen, da man sonst mehr Schaden als Nutzen hat. Beim Essen immer gute Laune bewahren und der Speise seine ganze Aufmerksamkeit widmen. Die Speisen müssen mannigfaltig sein. Zwischen zwei Mahlzeiten mindestens 4 bis 6 Stunden verstreichen lassen, damit sich der Magen ausruhen kann. Eine Ausnahme sind Kinder und alte Leute bzw. Kranke, deren Mahlzeiten andere Zeitintervalle haben.

Wenn zu einer noch nicht verdauten Mahlzeit die neue Nahrung hinzukommt, unterbricht man die ganze Verdauung. Während des Essens nicht zu kalte Getränke nehmen. Weder zu kalte noch zu heiße Speisen essen, da man die normale Ausscheidung des Magensaftes durcheinander bringt und leicht eine Erkrankung verursacht.

Ein arabischer Spruch lautet: »Das Frühstück iß allein, das Mittagessen teile mit einem Freund und das Abendessen verschenke deinem Feind.«

Schlafen nach dem Essen ist ungesund (außer bei Kleinkindern), da man die Verdauung stört. Sie soll vor dem Schlafen erfolgen.

Zum Schluß empfiehlt es sich im Interesse der Gesundheit, so einfach wie möglich zu essen. Nur so eine Lebensweise ist natürlich – sie bekämpft Krankheiten und mindert die Lebensmittelkosten.

Sauerkraut dürfte man nicht kochen. Im Bedarfsfall nur aufkochen lassen, da sonst gerade jene Bakterien zerstört werden, die die in den Gedärmen vorhandenen Fäulniserreger vernichten. Genauso verhält es sich mit dem Spinat. Auch ihn nur kurz und im eigenen Saft aufkochen lassen und etwas Öl, Salz und Pfeffer hinzufügen.

Es ist selbstverständlich, daß man nur frisches Gemüse verwenden soll. Angefaultes oder altes Gemüse kann unserer Gesundheit großen Schaden zufügen. Daher ist so ein Gemüse unbrauchbar und wegzuwerfen. Die Mahlzeiten sind einfach zuzubereiten und nicht mehr als sechsmal am Tag zu nehmen. Bei jeder Mahlzeit mindestens eine Rohkostplatte: Salat, jungen Spinat, Sellerie oder Obst. Als Vorspeise immer Grünes essen, da es die Magentätigkeit anregt.

Fügt man Früchten, grünen Blättern, Nüssen, verschiedenen Rüben, Karotten, Kartoffeln, Radieschen, Sellerie, Bohnenschoten, Kraut, Kohl, roten Rüben, Gurken, Reis, Blumenkohl, Kohlrabi, Spinat und Petersilie etwas feines Öl oder Pflanzenfett hinzu, stellen sie in Bezug auf den Mineralgehalt die vollkommenste Nahrung für den menschlichen Organismus dar.

Obwohl das angeführte Gemüse an allen Vitaminarten reich ist, verliert es durch das Kochen den größten Teil davon. Daher ist es roh genossen vom größten Nutzen. Wollen wir aber die verlorenen Vitamine ersetzen, müssen wir soviel wie möglich Obst essen (Äpfel, Erdbeeren, Trauben, Zwetschken, Kirschen, Marillen, Orangen, Pfirsiche, Zitronen, Bananen, Nüsse, Haselnüsse und anderes).

Der Gesundheitszustand der heutigen Bevölkerung zeigt, daß die Ernährung nicht richtig ist und im Mißklang mit der menschlichen Natur steht. Der Grund ist darin zu suchen, daß man sich von der einfachen Ernährung, die uns die Natur bietet, zu weit entfernt hat. Durch die Entfremdung von der Natur sündigt man auch gegen ihre Gesetze. Die Folgen sind schwere Erkrankungen und lange Leiden.

Wir sollen uns davon ernähren, was uns die Natur bietet. Jede Pflanzennahrung ist leicht verdaulich und hat einen hohen Nährwert, wenn wir sie roh genießen, wie sie in der Natur vorkommt. Pflanzliche Lebensmittel enthalten Mineralsalze und verschiedene für unseren Körper notwendige Vitamine. Die wertvollste Nahrung ist die pflanzliche – sie ist der größte Träger der Sonnenenergie.

Frisches Obst, junge Blätter aller Gemüsearten, ferner Brennessel (überbrühen), Löwenzahn, Spinat, Petersilie, Karotte, Rote Rübe, Salat, Kraut, Karfiol, Brunnenkresse und andere sind als Salate zu essen. Frischer Spargel, Kohlrabi, Radieschen und Gurken mit Öl, Zitronensaft und etwas Salz zubereiten.

Das zum Kochen bestimmte Gemüse nur kurz aufwallen, sonst mehr dünsten lassen, um die durch langes Kochen und in viel Wasser verlorengehenden Vitamine zu erhalten.

Auch verschiedene Getreidearten wie angeführt zubereiten, um die Vitamine und Nährwerte zu erhalten. Weizen, Mais und Gerste zuerst 6 bis 8 Stunden in wenig Wasser weichen und dann auf kleiner Flamme mehr dämpfen als kochen, bis das Korn aufplatzt. Hafer, Linsen, Bohnen und Trockenerbsen genauso dämpfen. So zubereitete Nahrung ist leichter verdaulich und behält ihren Nährwert und die für die richtige Verdauung nötigen Stoffe.

DIE LEBENSDAUER HÄNGT VON DER ERNÄHRUNG AB

Die Nahrung der kranken und Gesunden ist für die Gesundheit und Leistungsfähigkeit unseres Volkes von größter Wichtigkeit.

Ein arabischer Spruch lautet: »Jeder gräbt sein Grab mit den eigenen Zähnen.« Etwas paradox, aber doch wahr. Die moderne wissenschaftliche Diätetik bietet uns einen richtigen Reichtum an Ratschlägen für die richtige Ernährung an. Man muß sich gut und kräftig ernähren, um den Organismus und die Leistungsfähigkeit zu erhalten. Immer zu bestimmten Zeiten essen und die aufgenommenen Kalorien durch die Arbeit verwerten. Den meisten Menschen schadet das übermäßige Essen und Trinken: wegen unverbrauchter Kalorien erkrankt man dann an Fettsucht. Es ist durchaus logisch, daß die durch die Nahrung aufgenommenen und nicht verbrauchten Kalorien irgendwo, und zwar als Reserve in Form von Fettpolstern »gelagert« werden müssen. Und so beginnt das Fettwerden. Das Herz wird belastet und an den Blutgefäßwänden lagern sich Fettstoffe ab. Man wird schwer beweglich und für die körperliche Arbeit weniger geeignet. Der Organismus neigt zu verschiedenen Krankheiten.

Die Arterien eines fettleibigen Menschen verkalken und er bekommt die Zuckerkrankheit. Die verkalkten Arterien sind spröde, brechen leicht und verursachen Thrombosen, da die Gefäße zu eng sind. Der Blutdruck steigt und das Herz wird in seiner Tätigkeit beeinträchtigt. Weitere Folge ist das Herzversagen, da es mit seinem Blutkreislauf nicht fertig werden konnte. Die Beine schwellen an, bei Bewegung treten Erstickungsanfälle auf und im Bauch sammelt sich das Wasser an.

Außer diesen Anlagerungen unter der Haut und in den Arterien, setzt sich ein großer Teil dieser Stoffe, besonders Salze, in den Hohlräumen des Organismus ab, wie z. B. Gallenblase und Gallengang, Nierenbecken, Harnleiter und Harnblase. So bilden sich in der Gallenblase und Gallengängen Steine aus den Salzen der Gallensäure und Cholesterin und im Nierenbecken und in der Harnblase Steine aus der Harnsäure, Kalzium und Phosphat. Ähnliche Ablagerungen bilden sich an den Gelenken fettleibiger Patienten (Gicht). Hier muß man unterstreichen, daß der hohe Blutdruck auch andere Ursachen haben kann, wie z. B. Nierenerkrankung, Störungen des Hormonhaushaltes und das erkrankte vegetative Nervensystem (Prof. Dr. Michailo Andrejević).

Die unkontrollierte Nahrungsaufnahme eines Fettleibigen verkürzt sein Leben um 50%. Übermäßige Nahrung, Alkohol und Tabak meiden! Wer unbedingt seinen Magen vollstopfen will, soll vitaminreiche Nahrung essen: Salate, frisches Obst und Gemüse. Man kann in wenig Wasser gedünstetes Gemüse essen. Statt tierischen Fetten Pflanzenfett oder Öl verwenden, das nicht so kalorienreich ist.

HEILPFLANZEN

PULVERISIERTE HEILPFLANZEN

Bei bestimmten Krankheiten, wie Bluthochdruck, wo die Flüssigkeitsmengen nur beschränkt eingenommen werden dürfen, verwendet man pulverisierte Heilkräuter. Blätter, Blüten und Wurzeln aller Pflanzenarten kann man durch Mahlen oder Zerstoßen in Pulver verwandeln. Ist das Pulver nicht genügend fein, kann man es durchsieben und den Rückstand noch einmal mahlen. Pulvertees in hermetisch geschlossenen Dosen oder breithalsigen Flaschen halten. Pulver mit Wasser, Milch oder zu den Mahlzeiten nehmen. ¼ Teelöffel entspricht einer Messerspitze. Schwache, alte Personen, Kinder und schmächtige Frauen nehmen immer nur die halbe Dosis. 1 Eßlöffel getrockneter Tee (ohne Wurzeln) wiegt 10 g.

ACKERSCHACHTELHALM, Zinnkraut, Scheuergras

(Equisetum arvense L.)

Drogenname: Herba Equiseti minoris

Das Gewächs ist auf Feldern, Eisenbahnstrecken, an Rainen, in Gräben und an Fluß- und Bachufern anzutreffen. An den Knoten des aufrechten Stengels entspringen zahlreiche dünne Blätter (wie ein Pferdeschwanz, daher der Name Equisetum = Pferdeschwanz). Das ganze Kraut sammelt man von Mai bis Juli, das heißt, wenn es gut entwickelt ist und trocknet es im Schatten.

Der Ackerschachtelhalm ist harntreibend und hat sich bei Lungenerkrankungen und Blutungen gut bewährt.

Dampfsitzbad: Das Kraut in 8 bis 10 Liter Wasser kochen und bei unerträglichen Schmerzen und Krämpfen (durch das Ausscheiden der Gallen-, Nieren- und Blasensteinen) anwenden.

Teezubereitung: 1 Eßlöffel Kraut mit genau so viel zerstoßenen Wacholderbeeren mischen und in ¼ Liter Wasser ½ Stunde sieden. Stündlich schluckweise davon trinken. Der Schachtelhalmtee reinigt und kräftigt den Magen und die Leber und spült aus Nieren und Harnblase Steine und Grieß aus. Gute Erfolge hat man auch bei Harnentleerungsbeschwerden und gegen alle giftigen Säfte und Gase im Körper erzielt.

Dosis: 1 Teelöffel auf nüchternem Magen und über den Tag verteilt schluckweise davon trinken. Bei Nierenbeckenentzündung zu gleichen Teilen mit Pfefferminze und Efeublättern mischen.

Der Ackerschachtelhalm enthält bis zu 80% Kieselsäure. Die Pflanzenmembran ist mit der Kieselsäure stark inkrustiert und daher auch sehr brüchig. Ferner enthält das Heilkraut Saponin Equisetin, Aconitin, Apfel- und Oxalsäure, Harze und Bitterstoffe. Überdosierungen verursachen Blutungen. Kindern, die gerade den Scharlach hinter sich haben, und zwar mit Wasseransammlung, hilft Schachtelhalm in schwacher Dosis sehr. Man kann ihn auch als Umschlag gegen Kopfkrätzen verwenden. (Siehe Tafel XXII)

ADONISRÖSCHEN *(Adonis vernalis L.)*

Drogenname: Herba Adonidis vernalis

Die Pflanze wächst auf trockenen, kalkhaltigen Böden in Serbien, an manchen Stellen in Srijem und in der Umgebung von Zagreb. Sie hat eine kräftige und behaarte Wurzel. Die Pflanze wird bis zu 30 cm hoch und hat mehrfach gefiederte Blätter. An der Spitze jedes einzelnen Stengels befindet sich eine einzelne gelbe Blüte, die sich von April bis Juni entwickelt.

Während der Blütezeit die ganze Pflanze sammeln und luftig und schattig trocknen. Die Pflanze ist ein hervorragendes Herzheilmittel; ferner findet sie Anwendung bei Angina pectoris und Nikotinvergiftung. Sie regt die Harnausscheidung an, verbessert den Blutkreislauf und erneuert die Herzkraft. Außerdem heilt das Adonisröschen auch die Nieren.

Zum Tee nimmt man 1 Teelöffel Kraut in ¼ Liter Wasser und siedet es zwei Minuten lang. Diese Menge in drei Portionen trinken, und zwar morgens, mittags und abends nach dem Essen. Unter ärztlicher Aufsicht einnehmen! (Siehe Tafel VI)

AGAVE *(Agave americana L.)*

Drogenname: Folia et Radix Agavae

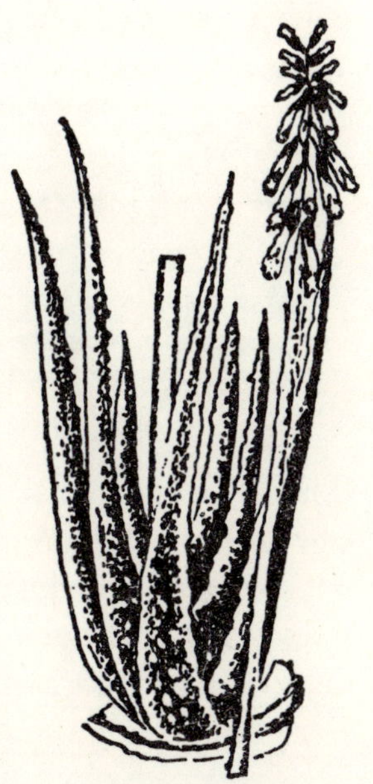

Die in Südamerika beheimatete Agave wird bei uns in Glashäusern gezüchtet und von dort fand sie auch den Weg in die Wildnis. Heute wächst sie verwildert in Süddalmatien. Die dikken, fleischigen, rosettartigen Blätter können meterhoch werden und enden mit starken, spitzen Stacheln. Blütezeit erst nach einigen Jahren. Zuerst erhebt sich in der Mitte der Rosette ein mächtiger, 5 bis 7 m hoher Schaft, der an der Spitze eine große Blütenrispe trägt.

Der aus dem Blütenschaft abgezapfte Saft heilt mit etwas Zucker vermischt Keuchhusten. Außerdem fördern die auf Wunden oder Verbrennungen gelegten zerquetschten Blätter die Heilung und wirken schmerzlindernd. Beim Ausbleiben der Menstruation, bei Gelbsucht, bei Magen- und Leberkrankheiten pulverisierte Agave in Wasser auflösen, mit etwas Honig mischen und auf nüchternem Magen drei Tage lang eine Messerspitze davon einnehmen. Am vierten Tag nur 1/5 eines Teelöffels verabreichen. Es hat sich auch bei Rheuma gut bewährt.

ANGELIKA, Engelwurz, Zahnwurzel, Brustwurz, Heiliggeistwurz *(Angelica archangelica L.)*

Drogennamen: Radix Angelicae, Folia Angelicae et Semen Angelicae

Die Pflanze wächst auf Waldlichtungen, in Gebüschen und an Waldrändern mit feuchtem Boden. Die großen Blätter sind dreifach gefiedert mit ovalen spitzen Blättchen. Der Stengel trägt weiße oder grünliche Blütendolden. Der dicke Stengel wird über zwei Meter hoch und hat einen rötlichen Schimmer.

Im Frühling Blätter und Wurzelstock mit Nebenwurzeln und im Herbst Wurzeln und Samen sammeln. Die Pflanzen müssen zwei Jahre alt sein. Die gesäuberte Wurzel der Länge nach durchschneiden und an einem warmen Ort oder auf Dachböden trocknen.

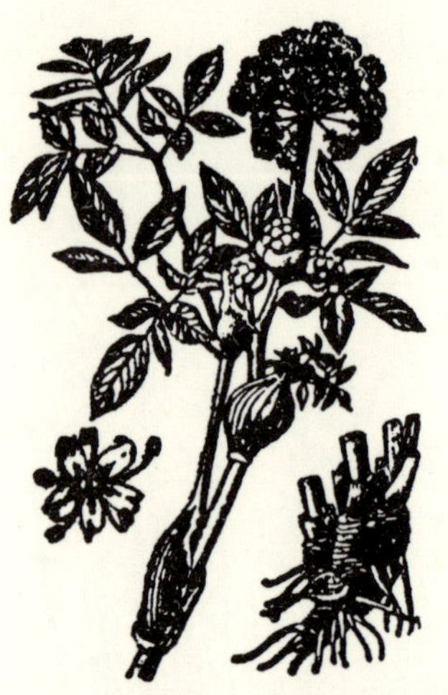

Beim Wurzelsammeln darf man Angelika nicht mit dem sehr ähnlichen, aber giftigen Schierling verwechseln, der einen bunten, gefleckten Stengel hat.

Den aus Wurzeln bereiteten Tee bei Rekonvaleszenten zur Nervenkräftigung, weiters bei Appetitlosigkeit, Magenkrämpfen, Kopfschmerzen, Entzündungen der Magen- und Mundschleimhaut anwenden. Die angeschnittenen Wurzeln mit Schnaps (Kräuterschnaps, Liköre usw.) oder Wein ansetzen.

Anwendung – Blätter: 2 Eßlöffel mit ½ l Wasser. Wurzeln: 1 Eßlöffel klein geschnittene Wurzeln mit ¼ l heißem Wasser überbrühen, 10 bis 15 Minuten stehen lassen. Pulverisierte Wurzeln: zweimal täglich 1 Messerspitze.

Auf Muskeln, Darmnerven und Atemorgane wirkt Angelika heilend. Außerdem erfrischt sie den Körper bei Übermüdung. 10 g Wurzeln und 10 g Samen mit ½ Liter kochendem Wasser aufgießen. Zur Erzielung einer intensiveren Wirkung 25 g Wurzeln in einem Liter Weißwein ansetzen und 24 Stunden weichen lassen. Gegen Katarrhe, Blähsucht und unregelmäßige Menstruation zweimal täglich ein kleines Gläschen davon trinken. Als Badezusatz zur Nervenberuhigung 250 g Wurzeln in 3 Liter kochendem Wasser 10 Minuten stehen lassen.

Angelika enthält Angelicin, Angelika- und Apfelsäure, ätherisches Öl, Gerbstoffe und Felandren (Terpentinkohlenwasserstoff).

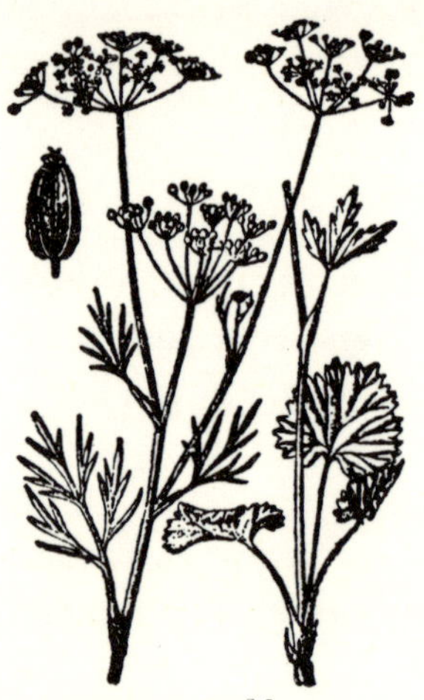

ANIS *(Pimpinella anisum L.)*

Drogenname: Fructus Anisi

Anis wird bei uns in Gärten angebaut, kann aber auch wild oder halbwild wachsen; sucht geschützte sonnige Plätze mit kalkhaltigem Untergrund. Weiße Blütendolden und eiförmige Früchte mit haarigen Körnern. Die unteren Blätter sind rundlich und wellig, die obersten dreimal gefiedert. Trockene, reife Samen sammeln, die einen eigenartigen Geruch und süßlichen Geschmack haben, außerdem brennen die Anissamen leicht auf der Zunge. Anis hat sich bei folgenden Krankheiten gut bewährt: Asthma, Husten, Appetitlosigkeit, Schlaflosigkeit, Hysterie, Magenschwäche, bei Lungenkrankheiten und Blähungen. Zu dem Zweck 1 Teelöffel mit ¼ Liter kochendem Wasser aufgießen oder eine Messerspitze Pulver mit etwas Wasser vermengen.

ARNIKA

Fallkraut, Mutterwurz, Wohlverleih *(Arnica montana L.)*

Drogennamen: Flores, Rhizoma, Herba, Folia Arnicae

Die Pflanze wächst auf feuchten Bergwiesen, manchmal auch in den Wäldern. Aus dem dicken und walzenförmigen Wurzelstock wächst der schwach verzweigte Stengel bis 50 cm. Er trägt eine, manchmal bis drei orangengelbe Blüten, jede mit selbständigem Stengel aus der Blattrosette wachsend. Stark aromatischer Geruch. Blütezeit von Juni bis August. Die länglichen, eiförmigen Blätter bilden am Boden eine Blattrosette. Die oberen Blätter sind wesentlich kleiner und schmäler. Die ganze Pflanze ist behaart.

Im Frühling und Herbst Wurzeln und untere Blätter vor der Blüte sammeln. Blüten ohne Kelchblätter und Kelch nach völliger Entfaltung (Juli bis August) sammeln. Blüten in warmen Räumen trocknen und in Metalldosen aufbewahren.

Die aus den Blüten gewonnene alkoholische Tinktur hemmt das Eitern und die Giftwirkung; ferner wendet man sie zur Blutgerinnung an. 1 Eßlöffel getrocknete Blüten mit 100 ml (40%) Alkohol ansetzen und 10 Tage stehen lassen, 5 Tropfen mit etwas Wasser verdünnst zweimal täglich einnehmen. Dieses Mittel hat sich bei Magen- und Darmschleimhauterkrankungen gut bewährt. Bei blutenden Stichwunden und frischen Wunden 3 Eßlöffel der Tinktur mit ½ Liter Wasser und einigen Tropfen Glyzerin vermischen. Ein weißes, sauberes Tuch oder Watte eintauchen und als Umschlag auf die kranke Stelle legen. Ferner wirkt die alkoholische Tinktur heilend bei Herz- und Nervenerkrankungen, Lähmung, Gehirnschlag und körperlicher Erschöpfung.

Als Tee nach Pfarrer Kneipp 1 bis 2 Eßlöffel mit 1 Liter kochendem Wasser aufgießen und bei den angeführten Krankheiten anwenden. Dieser Tee fördert die Bildung der Muttermilch, ist harntreibend, bewirkt die Ausscheidung der Würmer bei Kindern, regelt die Menstruation und heilt den Weißfluß bei Frauen.

Eine weitere Zubereitungsart: ½ Teelöffel mit ½ Liter kochendem Wasser aufgießen, etwas stehen lassen, durch ein dichtes Tuch abseihen und 4 Eßlöffel Zitronensaft hinzufügen. Immer nur unter ärztlicher Aufsicht einnehmen, da die Pflanze giftig ist. (Siehe Tafel III)

AUGENTROST *(Euphrasia officinalis L.)*

Drogenname: Herba Euphrasiae

Er wächst in lichten Wäldern, auf Waldwiesen, trockenen Abhängen, sonnigen Weiden, Heiden und an Eisenbahndämmen. Das Gewächs ist 12 bis 25 cm hoch, verzweigt und trägt eiförmige, gezähnte Blätter. Die Blütenblätter sind unten weiß mit lila oder gelben Flekken. Die wenigen Blüten befinden sich auf dem oberen Stengelteil.

Während der Blütezeit das ganze Kraut sammeln – von Juli bis September. Schattig und luftig trocknen.

Den Tee bei Halsentzündung, bei schwachen Augen zum Augenbad und gegen Erkrankungen der Verdauungsorgane verwenden. Ferner hilft er bei Heiserkeit und Husten. Bei Kopfschmerzen die Alkoholtinktur (1:10) benützen: Zweimal täglich 30 Tropfen, mit etwas Wasser verdünnt, einnehmen.

BÄRENTRAUBE *(Arctostaphylos Uva-ursi L.)*

Drogenname: Folia Uvae-ursi

Es ist ein immergrüner bis zu 1 m hoher Strauch, der in lichten Kiefernwäldern und auf sandigen und steinigen Böden vorkommt. Das Krautgewächs liebt offene, sonnige Gebirgsstellen in Lika, Bosnien, Sandschak und in den Alpen. Die krautigen Spitzen der am Anfang am Boden kriechenden Ästchen sind aufrecht. Die zahlreichen Blätter sind immergrün und glatt. Die weißen und rötlichen Blütentrauben blühen von April bis Juni. Aus den Blüten entwickeln sich purpurrote, mehlige Beeren.

Blätter von Mai bis Juli sammeln und in einem warmen Raum trocknen. Trocken aufbewahren.

Der Blättertee ist bekannt als Heilmittel bei Vergrößerung der Prostata, Blasenleiden, Durchfall und Zuckerkrankheit. Aus den Beeren kann man eine schmackhafte Marmelade zubereiten.

Blättertee: 1 Eßlöffel Blätter in ½ Liter Wasser 3 Minuten lang sieden. Noch wirkungsvoller sind die pulverisierten Blätter – morgens und abends ½ Teelöffel mit etwas Wasser vermischt einnehmen.

Bei Harnleiter- und chronischer Entzündung, sowie anderen Krankheiten dienen die Blätter zur Desinfektion.

Die Bärentraube enthält Gerb- und Bitterstoffe, Chlorophyll, Glykosid, Arbutin, Säuren und andere Stoffe. (Siehe Tafel XIV)

BASILIKUM, Basilienkraut, Königskraut *(Ocimum basilicum L.)*

Drogennamen: Herba, Oleum basilici

Basilikum wird in Gärten und Blumentöpfen gezüchtet. Es ist eine sehr verzweigte Pflanze mit gestielten eiförmig-lanzettlichen Blättern und weißen, rötlichen oder gelben Blüten, die sich am Stengelende in Trugdolden reichlich entwickeln. Die ganze Pflanze verbreitet einen sehr angenehmen Geruch und blüht während des ganzen Sommers.

Während der Blütezeit die ganze Pflanze sammeln und im Schatten an luftigen Stellen trocknen. In Blechdosen oder Gläsern aufbewahren und hermetisch verschließen, um den angenehmen Geruch zu erhalten. Außer für Heilzwecke wird Basilikum auch als Gewürz im Haushalt verwendet.

Zum Tee 1 Teelöffel mit ¼ Liter kochendem Wasser überbrühen und zur Nervenberuhigung und bei Magenkrämpfen benützen. Es ist harntreibend und findet ebenfalls bei Asthma, Nierenentzündung und Ohnmachtsanfällen Verwendung. Es vertreibt trübe Gedanken, regt den Appetit an und stärkt die Geschlechtsorgane. Die Samen heilen die Harnorgane. Ferner wirkt es bei Verdauungsstörungen, Blutfluß und ähnlichem. Ein Aufguß hat digestive Eigenschaften: er fördert die Verdauung und Zersetzung der Nahrung, er wirkt stimulierend auf den Blutkreislauf und beschleunigt ihn.

Zubereitung: 10 bis 15 Blätter in 1 Liter Wasser ½ bis 1 Stunde weichen lassen. Bei Magenuntersäuerung, die durch nervliche Spannungen verursacht wurde, empfiehlt sich, nach dem Essen 5 Tropfen Basilikumessenz auf einen Würfel Zucker zu nehmen.

Bei einer hartnäckigen Verstopfung helfen Samenkörner, die man in Weißwein siedet.

Basilikum enthält ätherische Öle mit ihren Elementen wie Kampfer, Thymol, Cineol, Lineol und Enpenol. (Siehe Tafel II)

BEINWELL, Beinwurz, Wallwurz, Schwarzwurz

(Symphytum officinale L.)

Drogennamen: Radix Consolidae, Radix Symphyti

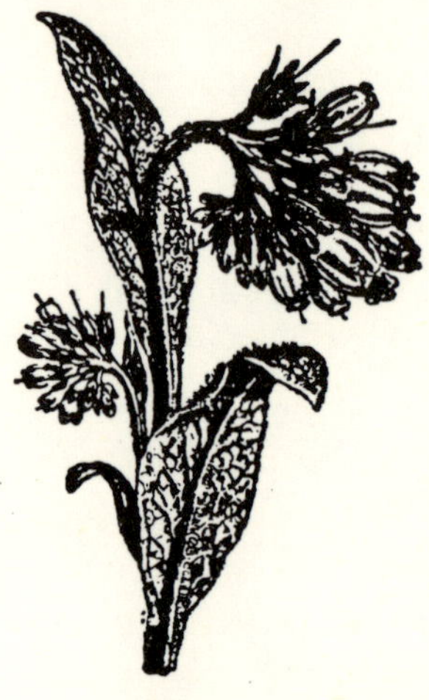

Kommt überall an Bachrändern, auf feuchtem Boden, auf feuchten Wiesen und in den niederen Waldbereichen vor. Dicke, schwarze, stark verzweigte Wurzel, von innen weiß und schleimig. Der aufrechte Stengel wird bis zu 80 cm hoch und ist stark verzweigt. Er hat lanzettliche Blätter mit groben Flecken und scharfen Spitzen. Rosarote und violette Blüten in Blütenständen angeordnet. Im Frühling oder Frühherbst Wurzeln sammeln, von der Erde säubern, schneiden und an der Sonne oder bei künstlicher Wärme trocknen. Blätter und Blüten während der Blütezeit sammeln.

Heilanzeigen bei Lungenkrankheiten, Magenübersäuerung, Husten und Krämpfen. Wirkt auf die Knochensubstanz, so daß ein Knochenbruch schnell verheilt. In der Volksmedizin wird die Pflanze zur Wundheilung angewendet. Sonst zum Zusammenziehen der Schleimhäute verwenden.

Zur Schweißförderung und verstärkten Harnausscheidung nimmt man 1 Eßlöffel Blätter und Blüten auf ½ Liter kochendem Wasser. Beinwell heilt auch Bronchialasthma.

Wurzel, Blätter und Blüten klein schneiden und in Milch kochen. Als Umschlag täglich auf Wunden legen und die größte Wunde verheilt nach kurzer Zeit.

Den Tee nie in eisernem Kochgeschirr zubereiten!

Eine Handvoll Beinwell in 1 Liter Wasser sieden und mit dem Wasser dreimal täglich das Gesicht waschen. Das heilt unreine Gesichtshaut. Pulverisierte Wurzel auf eitrige und frische Wunden streuen und einmal täglich 1 Teelöffel mit Milch einnehmen.

In manchen Gegenden werden Beinwellblätter in Omelettenteig getaucht und ausgebacken.

Beinwell enthält das Pflanzenhormon Auxin, das Wundsekrete leicht auflöst, wodurch die Wunden schnell verheilen. Die Wurzel mehrere Tage im Wasser stehen lassen, ohne sie zu kochen und bei Bluthusten täglich eine Tasse schluckweise trinken. (Siehe Tafel IV)

BERGQUENDEL *(Calamintha officinalis Moench)*
Drogennamen: Herba, Flores Calaminthae

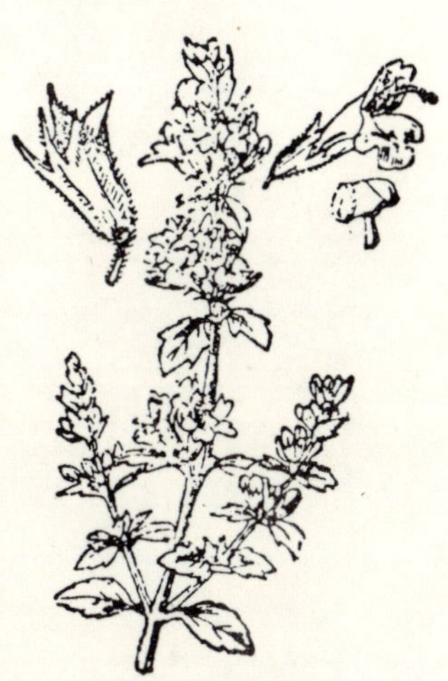

Der Bergquendel ist eine verzweigte und bis zu 60 cm wachsende Pflanze. Die Blätter sind eiförmig-stumpf und leicht gezähnt. Der Bergquendel hat grellrote und violette Blüten. Die Blütezeit ist in den Monaten Mai bis August. Die fünf bis sechs zusammengesetzten Blätter bilden auf den gabeligen Stengeln Ähren. Der Bergquendel wächst auf unbebautem Boden, auf Rasen, in Gebüschen und ähnlichem. Heilanzeigen wie bei Basilikum: Nervenberuhigend, kraftsteigernd, gegen Aufstoßen und Schluckauf.

BESENGINSTER *(Sarothamnus vulgaris Wimmer)*
Drogenname: Summita Scoparii Cacumina

Er wird bis zu 2 m hoch. Der Stengel ist aufrecht, mit scharfen Rändern und kahlen Zweigen. Seine dreiblättrigen kleinen Blätter sind verkehrt-eiförmig und gestielt. Sie sind spiralenförmig angeordnet und flaumig. Die goldgelben Blütentrauben verbreiten einen angenehmen Geruch. Blütezeit: Mai bis Juli. Die Frucht stellt eine schwarze, flache, an den Rändern behaarte Samenschote dar. Sie enthält ätherische Öle, das Alkaloid Spartein, Farb-, Bitter- und Gerbstoffe.

Die Blütenzweige sind harntreibend, blutreinigend und helfen bei Nierenerkrankungen. 1 Eßlöffel Kraut mit ¼ Liter kochendem Wasser überbrühen und zugedeckt 10 bis 15 Minuten ziehen lassen. Dann abseihen und täglich drei bis vier Tassen davon trinken.

Der Tee aus der ganzen Pflanze senkt den Blutdruck und erweitert die Blutgefäße. Nur unter ärztlicher Kontrolle einnehmen!

BETONIE, Echter Ziest *(Stachys officinalis L. Trev.)*
Drogenname: Herba Betonicae

Die Pflanze wächst in Wäldern, Gebüschen und an Waldrändern. Sie kann bis zu 60 cm hoch werden. Die Blätter sind gegenständig, die

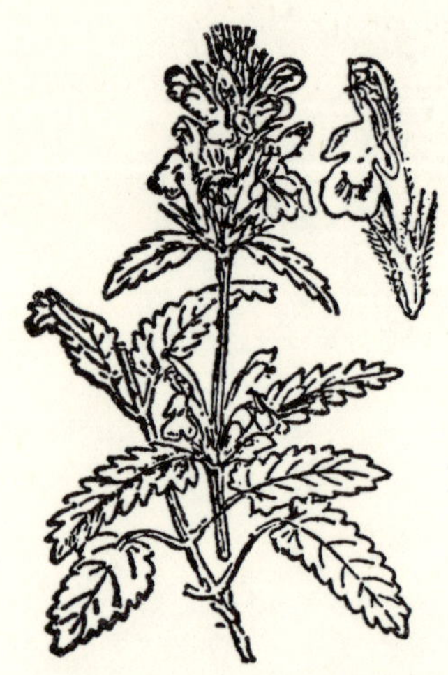

unteren stark gezähnt und langstielig, die oberen liegen dem Stengel an, sind stumpf und länglich-eiförmig. Blütezeit: Juli bis August. Während der Blütezeit die Blätter und den oberen Teil der Pflanze sammeln.

Äußere Anwendung: 10 Eßlöffeln Kraut mit 1 Liter kochendem Wasser überbrühen und 2 bis 3 Stunden ziehen lassen. Als Umschlag auf eitrige, schwer verheilende Wunden, sowie auf offene, durch Krampfadern verursachte Wunden legen. Die Wunden mit Lebertran vorbehandeln.

Teezubereitung: 1 Eßlöffel Blätter und Blüten mit knapp ½ Liter kochendem Wasser überbrühen und zugedeckt 10 Minuten ziehen lassen. Mit Honig süßen und alle 1 bis 2 Stunden 1 Eßlöffel davon einnehmen. Man kann das Kraut auch mit Wein brühen, dann dreimal täglich 1 Teelöffel davon einnehmen.

BILSENKRAUT, Schwarzes *(Hyoscyamus niger L.)*

Drogenname: Extract. Belladonnae

Zweijährige, krautige Pflanze, wächst auf unbebautem Boden. Sie hat länglich furchige, tief eingeschnittene Blätter und die Blüten in Blattachseln. Kapselfrucht mit vielen, kleinen Samen.

Es ist eine Giftpflanze und von ihrer Anwendung ist abzuraten. Nur unter ärztlicher Anwendung kann man diese Pflanze bei Atembeschwerden und Asthma benutzen.

BLUTWEIDERICH *(Lythrum salicaria L.)*

Drogenname: Herba Salicariae

Er kommt auf feuchten Wiesen, in Gräben, an Flußufern und in Sumpfgebieten vor. Es ist eine bis zu 1 m hohe Pflanze mit wenig verzweigtem kahlen Stengel. An der Spitze jedes Stengels entwickelt sich eine wunderschöne grellrote Ähre aus kleinen Blüten, die die Form einer spitzigen Garbe hat. Die länglich spitzigen stengellosen Blätter umgeben den Stengel. Blütezeit: Juni bis September.

Stengelspitzen mit Blüten sammeln und schattig und luftig trocknen.

Teezubereitung: Das Kraut 10 bis 12 Stunden vorweichen und im selben Wasser sieden. Der Absud dient auch als Spülwasser bei Gebärmutterblutungen. Ferner hat er sich bei verschiedenen Entzündungen, Krätzen und blutigem Stuhl bewährt. 2 Eßlöffel Kraut in ½ Liter Wasser 3 bis 4 Minuten sieden. Dreimal täglich eine Tasse davon trinken.

Man kann es auch als Pulver oder Tinktur einnehmen: bei Hautröte und Ekzem, sowohl innerlich als auch äußerlich.

BLUTWURZ *(Potentilla tormentilla L.)*

Drogenname: Rhizoma Tormentillae

Sie wächst auf Wiesen, Weiden, an Bergabhängen, in Gräben, an Wald- und Wegrändern. Blütezeit: Mai bis August. Die goldgelben, einzelnen kleinen Blüten haben vier Blütenblätter und entwickeln sich an der Stengelspitze. Die unteren Blätter sind kurzstielig und die oberen stengelumfassend, tief gesägt und vier- bis fünfmal aufgeschlitzt.

Im Frühling und Herbst die jungen Blätter sammeln. Die Wurzel ist dick und holzig. An der Bruchstelle ist sie rosig und dunkelbraun. Vor dem Trocknen die Nebenwurzeln entfernen. Nach dem Waschen an der Sonne oder bei künstlicher Wärme trocknen.

Wurzeltee: 3 Eßlöffel Wurzel in 1 Liter Wasser vier bis fünf Minuten kochen. Dreimal täglich vor den Mahlzeiten davon einnehmen.

Heilanzeigen: Durchfall, Darmkrämpfe, Blutungen, Wasser- und Gelbsucht. Äußerlich ist der Tee blutstillend und eignet sich zur Reinigung der verschleimten Lunge. Ferner dient er zum Spülen von Wunden und Gesichtsausschlag.

Bei Blähungen und Toxinen im Körper diesen Tee zu gleichen Teilen mit Wasser und Wein brühen. Dieses Mittel reinigt Leber und Lunge und heilt Wechselfieber und Gelbsucht. Aus 10 g Wurzeln und ½ Liter Wasser einen Tee zubereiten und damit geschwollene und entzündete Augen, Wunden, Geschwüre und geschwollene Drüsen spülen.

30 g Wurzeln in ¼ Liter Wein- oder gewöhnlichem Essig drei bis fünf Minuten brühen und für heiße Umschläge bei Knochenschmerzen verwenden. Pulverisierte und durchgesiebte Wurzeln von Gänsefingerkraut mit reinem Schweinefett mischen und auf Geschwüre, Ekzeme und Wunden auftragen. Die jungen trockenen Blätter können den Russischen Tee ersetzen.

1 Eßlöffel zerkleinerte Wurzeln in ½ Liter 60%igem Alkohol ansetzen und an einem warmen Ort zehn Tage stehen lassen. Mehrmals täglich 20 bis 25 Tropfen auf einen Würfel Zucker oder mit etwas Wasser einnehmen. Mit diesem Mittel kann man auch den Durchfall bei Tieren, natürlich entsprechend höhere Dosis nehmen, heilen. Nach Kneipp 10 g zerkleinerte Wurzel mit 1 Liter Wasser vermischen. Anfangs alle 20 Minuten, später jede Stunde, 1 Eßlöffel davon einnehmen. Bei Blutungen nur 1 Eßlöffel nehmen.

BOHNENKRAUT *(Satureia capitata L., Thymus capitatus L.)*

Drogenname: Herba Thymi

Es wächst auf kalkhaltigen Böden, besonders an den Ufern des Adriatischen Meeres. Es ist eine aufrechte, verzweigte Pflanze, mit schmalen, zugespitzten, je zwei gegenständigen Blättern. Die bis 35 cm hohe Pflanze ist flaumig, mit kurzen Haaren und Drüsen, die stark aromatisches ätherisches Öl enthalten. Blütezeit: Juli bis Oktober. Die kleinen, weißen oder rosafarbenen Blüten sind in den Blattachseln angeordnet. Während der Blüte das ganze Kraut, ohne bestimmte Pflanzenteile, sammeln und schattig trocknen. In Säckchen oder Dosen aufbewahren. Anscheinend haben die Blätter eine größere Heilwirkung.

Der Tee treibt Würmer aus und ist schweißfördernd. Ferner beruhigt er die Nerven, heilt Nierenkrankheiten und regt den Geschlechtstrieb an. Als Gewürz ist es vielseitig verwendbar.

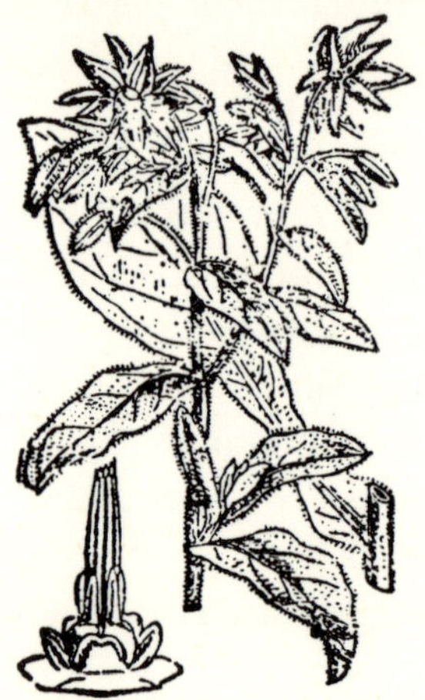

BORETSCH, Gurkenkraut *(Borago offic. L.)*

Drogennamen: Herba, Folia, Flores Boraginis

Wird in Gärten gezüchtet, wächst aber auch in der Wildnis: auf Wiesen, unbebautem Boden oder im Küstenland. Es ist eine schwach verzweigte Pflanze, ganz borstig behaart und bis zu 45 cm hoch. Untere Blätter eiförmig-länglich mit kurzen Stengeln. Blaue, mit langen Stengeln zu Wickeln angeordnete Blüten. Wegen seines Gurkengeschmacks wird Boretsch im Haushalt als Beilage zum Salat benützt.

Während der Blütezeit (Juni bis Juli) Blüten sammeln und im Schatten an einem luftigen Ort trocknen.

Als Tee 2 Eßlöffel mit ¼ Liter Wasser überbrühen. Zur Blutreinigung, Schweißförderung und Anregung der Harnabsonderung verwenden. Ferner hat er sich bei Skrofulose mit Hautausschlägen, Schüttelfrost und Rheuma bewährt. Außerdem stärkt er das Herz.

BRENNESSEL, Kleine *(Urtica urens L.)*

Drogennamen: Folia, Radix et Herba Urticae

Diese einjährige Pflanze ähnelt der Großen Brennessel sehr. Sie ist viel kleiner, brennt aber sehr stark. Blütezeit: Juli bis September. Sie wächst überall, auf Brachäckern, längs der Zäune, in der Nähe von Häusern usw. Das Unkraut enthält Fermentenzyme, Ameisen- und Gerbsäure, Chlorophyll, viele andere Mineralstoffe, Mangan, Eisen, Magnesium und anderes. Einige Stoffe ähneln denen im Spinat, die auf Magen und Bauchspeicheldrüse heilend wirken. Die Brennessel reizt die Schleimhäute, was bei alten, eitrigen Wunden von großer Wichtigkeit ist.

20 bis 30 g Brennesselblätter in ½ Liter Wasser 5 Minuten sieden und bei Nieren- und Hauterkrankungen benützen. Außerdem ist er harntreibend. Tee aus Brennesselwurzeln bei Blutungen und eitrigen Nierenkrankheiten verabreichen. 4 Eßlöffel Blätter in 1 Liter Wein mit Honig aufkochen und zweimal täglich eine Tasse bei Asthma davon trinken. Bei Angina damit gurgeln.

BROMBEERE *(Rubus fruticosus L.)*

Drogennamen: Folia et Fructus Rubi fruticosi

Die Brombeere wächst an Waldrändern, in Wäldern und Gebüschen. Der Strauch hat dornige Äste und fiedrig zusammengesetzte Blätter wie die Weinrebe. Die Blüten sind weiß oder hellrosa und die Früchte schwarz.

Wurzeln und junge Blätter mit Sprossen im Frühling und reife Früchte im Spätsommer sammeln.

Zur Stärkung des Zahnfleisches junge Blätter kauen. Wurzel, Blätter und Beeren bei Gelenksentzündung und Kropf verwenden.

Unbeschädigte, schöne, grüne Blätter im Schatten trocknen und in Säckchen aufbewahren.

Blättertee bei Harnausscheidungsbeschwerden und Verdauungsstörungen benützen. Er ist auch blutreinigend und heilt Hautkrankheiten.

1 Eßlöffel geschnittene Blätter mit Sprossen in ¼ Liter Wasser drei Minuten lang sieden und 10 bis 15 Minuten zugedeckt ziehen lassen. Abseihen, mit Honig süßen und mehrmals täglich warm davon einnehmen. Als Gurgelwasser ungesüßt verwenden.

Frische Brombeeren mit etwas Wein, Zucker und Zimt essen. Das kräftigt den Magen. Gegen Bandwürmer drei Tage lang sehr wenig Schinken, Fische und Suppen essen, dafür aber umso mehr reife Brombeeren essen. Die Beeren enthalten Gerbstoffe, Salze, Eisen, verschiedene Säuren, Zucker und andere wertvolle Stoffe. (Siehe Tafel XI)

BRUCHKRAUT *(Herniaria glabra L.)*

Drogenname: Herba Herniariae

Das Bruchkraut kommt an sandigen und steinigen Stellen, Weiden, landwirtschaftlichen Pflanzungen unseres Küstenlandes, Likas und Dalmatiens vor. Es ist eine niedrige, kriechende und sehr verästelte Pflanze, die bis zu 15 cm hoch wird. Die Blätter sind sehr klein, länglich oval, mit kaum sichtbaren Blüten in den Blattachseln und auf dem ganzen Stengel verstreut. Blütezeit: Juni bis Oktober. Während der Blütezeit das ganze Kraut sammeln (in Bodennähe abschneiden) und schattig und luftig trocknen. Verwandte behaarte Pflanzen haben keine Heilwirkung. Zum Tee das ganze Bruchkraut zu gleichen Teilen mit Bärentraubenblätter mischen und bei Nieren- und Harnblasenerkrankungen benützen.

BRUNNENKRESSE, Bach-, Wasserkresse *(Nasturtium officin. R. Br.)*

Drogenname: Herba Nasturtii

Die Brunnenkresse wächst in fließenden Gewässern. Außerhalb des Wassers wächst sie nicht. Der Stengel wird bis zu 80 cm hoch oder liegend im Wasser. Fleischige, verschieden geformte und eiförmige Blätter. Kleine weiße oder blaue Blüten, ähnlich den Kraut- oder Radieschenblüten, langstielig, stehen am Stengelende.

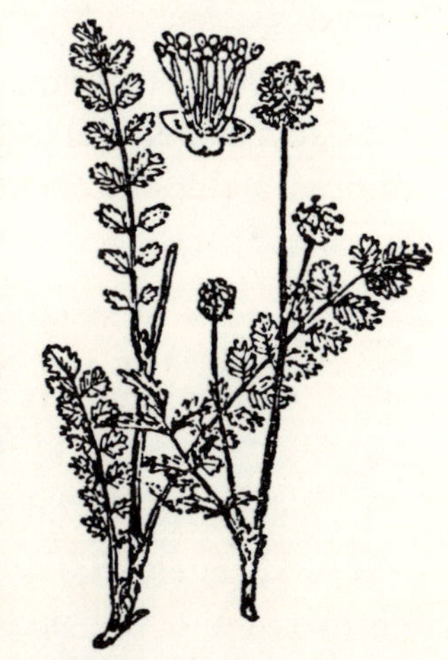

Im Frühling junge Blätter sammeln und als Salat nehmen. Vorsichtig von kleinen Schnekken säubern. Von März bis Juni die ganze Pflanze samt der Blüte sammeln und für Heilzwecke verwenden. Wegen Ungeziefer junge Blätter vor dem Gebrauch in kochendes Salzwasser tauchen, danach reichlich im kalten Wasser waschen. Zuckerkranke sollten im Frühjahr soviel Brunnenkresse wie möglich essen, solange sie jung ist. Als Tee heilt die ganze Pflanze Nieren, reinigt das Blut, schafft erforderliche Vitamine und hat sich bei Lungenkrankheiten, Epilepsie und Zuckerkrankheit sowie bei eitrigen Bronchialdrüsen gut bewährt.

Nach Kneipp einen Eßlöffel Brunnenkresse mit ¼ Liter kochendem Wasser aufgießen und 10 Minuten zugedeckt ziehen lassen. Bei Blutarmut und Hautkrankheiten dreimal täglich 1 Tasse Tee davon trinken. Schwangere Frauen dürfen die Brunnenkresse nicht verwenden, da sie zu stark harntreibend ist. Brunnenkresse enthält Vitamin A und C, Arsenspuren, starkes ätherisches Öl, das im Glykosid der frischen Pflanze entstand.

BUCHSBAUM *(Buxus sempervirens L.)*

Drogenname: Cortex Radicis Buxi

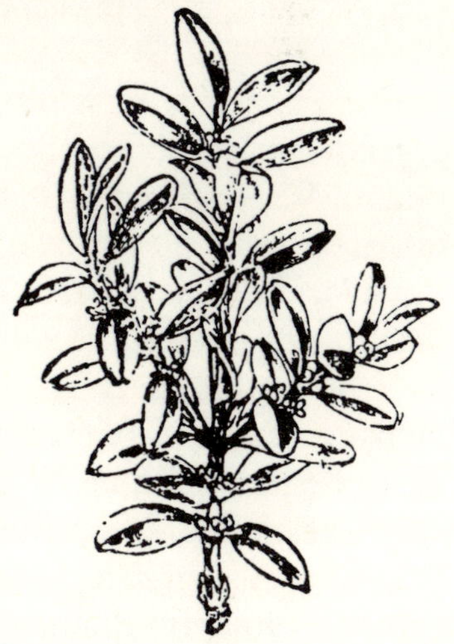

Der Buchsbaum wird in Gärten und auf Friedhöfen gepflanzt, ist aber auch verwildert anzutreffen.

Die Blätter sammeln und bei Krankheiten der Gallenblase und Schafblattern anwenden. Ferner ist der Tee als Abführmittel bekannt und hilft auch bei Wechselfieber. Weitere Heilanzeigen: Leber- und Milzerkrankungen, fördert die Ausscheidung der Gallensteine, der Galle in den Darm und stärkt den Stuhl. Er heilt auch Malaria und ist schweißtreibend. Zu diesem Zweck zwei Eßlöffel Blätter auf

½ Liter Wasser nehmen und gut süßen. Bei Gallenerkrankungen ist es am besten die Alkoholtinktur (1 : 10) einzunehmen: Zweimal täglich 25 bis 30 Tropfen vor dem Mittag- und Abendessen gut mit Wasser verdünnt einnehmen. Bei Gebrauch ist Vorsicht geboten, da es zu Durchfällen, Magenkrämpfen und Fehlgeburten kommen kann.

DEUTSCHE SCHWERTLILIE *(Iris germanica L.)*

Drogenname: Rhizoma Iridis

Bei uns wachsen viele Arten, jedoch die deutsche Schwertlilie ist die meist verbreitete. Sie wächst verwildert auf trockenen Hügeln, Waldlichtungen und Wiesen, wird aber auch in Gärten gezogen. Sie wird bis zu 1 m hoch. Der Stengel ist von schmalen, schwertähnlichen, aufrechten Blättern umgeben und trägt an der Spitze große, violette Blüten. Am Frühlingsanfang nur den Wurzelstock, ohne Wurzel, sowie die breiten Sprossen und die Rinde sammeln. Die Iriswurzel enthält Irisin, ätherische Öle, Glykosid, Zucker, Schleimstoffe, Stärke und Asche.

Für Heilzwecke zu gleichen Teilen mit anderen Kräutern mischen: Für den Tee 1 Eßlöffel Kraut mit ¼ Liter kochendem Wasser überbrühen und zugedeckt 10 bis 15 Minuten ziehen lassen. Dreimal täglich eine Tasse davon trinken. Dieses Mittel heilt Lungenkrankheiten, chronischen Husten und Asthma. (Siehe Tafel XIX)

DORNIGER HAUHECHEL *(Ononis spinosa L.)*

Drogenname: Radix Ononidis

Die Pflanze wächst sowohl in Niederungen als auch in Gebirgsgegenden mit sandigem Boden, besonders auf mageren Weiden, Wiesen und an Waldrändern. Es ist ein ausdauerndes krautiges Gewächs, das bis zu 50 cm hoch wird. Seine wenig belaubten Zweige enden mit spitzen Dornen. Die jungen Zweige sind mit seidigen Haaren bedeckt. Der Stengel ist gelblichweiß. Aus den Blattachseln treiben zahlreiche Zweige, die Blätter tragen und mit Dornen enden. Die Blüten entwikkeln sich am Ende der dornigen Auswüchse und sind rot oder rosigviolett gefärbt. Blütezeit: den ganzen Sommer bis zum Herbst.

Man sammelt Wurzel und Blüten der mehrjährigen, alten Pflanze. Die Wurzel waschen, längsspalten und an der Sonne gut trocknen. Zum Trocknen in dünnen Lagen auslegen.

Der Wurzel- und der Blütentee ist harntreibend, blutreinigend, heilt Blasenkatarrh, Rheuma und Gicht. Ferner hilft er bei Herzkrankheiten, regt die Nierenfunktion an und erhöht den Blutdruck. Bewährt hat sich die Pflanze auch bei Nierenerkrankungen, geschwollenen Beinen und Bauchkrankheiten. Alte Blüten können Magenschmerzen verursachen.

Teezubereitung: 3 Eßlöffel Blüten mit 1 Liter kochendem Wasser überbrühen. Dreimal täglich 1 Tasse davon trinken. (Siehe Tafel XXX)

EBERRAUTE *(Artemisia abrotanum L.)*

Drogenname: Herba abrotani

Vorkommen: An Bach- und Flußufern auf unbebautem Böden, wird aber auch in den Gärten gezüchtet. Die Pflanze erreicht eine Höhe von einem Meter. Die unteren Blätter sind doppelt und die oberen einfach gefiedert. Die Blüten sind gelb und zwischen den Fingern zerdrückt riechen sie nach Zitrone, daher der deutsche Name »Zitronenkraut«. Eberraute gehört zu den Korbblütlern.

Als Tee 1 Eßlöffel mit ½ Liter kochendem Wasser aufgießen. Dieser dient zur Stärkung der Verdauungsorgane, zur Heilung von Haut- und Geschlechtskrankheiten und treibt Würmer aus.

Bei schwachen Nerven den Absud dem Badewasser beimengen.

Weitere Heilmöglichkeiten mit Tee bei schwachem Magen, Gelbsucht, Verstopfung, Leber- und Nierenkrankheiten. Zu diesem Zweck die eine Hälfte morgens und die andere abends vor dem Essen trinken.

Die Eberraute enthält das Alkaloid Abrotin, ätherische Öle, Bitterstoffe, Gerbstoffe und andere Substanzen.

ECHTER BALDRIAN *(Valeriana officinalis L.)*

Drogennamen: Rhizoma, Radix Valerianae

Der Baldrian wächst überall auf feuchten Böden: Auf Wiesen, neben den Hecken, an den Bachufern, unter den Sträuchern und an felsigen Hängen. Die Staude kann über 1 m hoch sein. Der Stengel ist entweder kahl oder in Bodennähe flaumig behaart. Die Blätter sind fächerartig gefiedert und wenig gezähnt. Die in Dolden angeordneten kleinen, rötlichweißen Blüten liegen am Ende der Stengel und verbreiten einen angenehmen Geruch.

Beim Sammeln der Wurzeln muß man darauf achten, daß die Pflanze mindestens zwei Jahre alt ist. Die dicke Wurzel mit ihren zahlreichen kleinen Nebenwurzeln ist an der Oberfläche gelblichbraun und von innen weißlich. Dickere Wurzeln von der Erde gründlich säubern und der Länge nach aufschneiden, sie an der Sonne oder bei künstlicher Wärme trocknen und in hermetisch verschlossenen Büchsen trocken aufbewahren.

Der Baldrian heilt Kreislaufstörungen, regelt den Blutdruck und stärkt die Verdauungsorgane. Ferner ist er bei Herzneurose und Nervenerkrankungen angezeigt.

Als Tinktur ist Baldrian ein sicheres Heilmittel gegen Erregungszustände und Hysterie.

1 Eßlöffel von der Wurzel in ca. ¼ Liter kaltem Wasser 10 Stunden weichen lassen. Sechsmal täglich einen Eßlöffel davon einnehmen. Man darf die Wurzel weder kochen noch waschen, da dadurch heilwirkende Stoffe zerstört werden. (Siehe Tafel XVII)

ECHTES LABKRAUT *(Galium verum L., Galium mollugo L.)*

Drogennamen: Herba Galii veri et albi

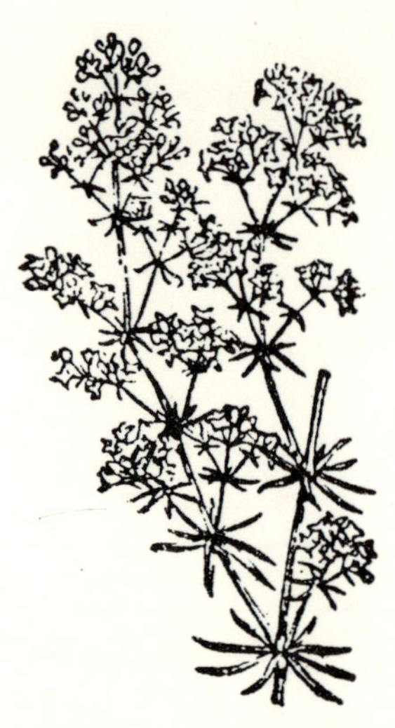

Der Stamm ist holzig und oft kriechend. Die ganze Pflanze ist voll von duftenden goldgelben Blümchen. In Bodennähe ist das Kraut verzweigt. Die kleinen, langen, spitzigen Blätter mit einer Ader in der Mitte sind um jeden Stengelknoten quirlständig (je 6 bis 8) angeordnet. Blütezeit: Juli bis September.

Während der Blütezeit das ganze Kraut pflücken und im Schatten trocknen. Beim Trockenvorgang nimmt das Kraut eine dunklere Farbe an. Als Tee bei Epilepsie, hysterischen Anfällen, Leber- und Nierenentzündungen sowie Erkrankungen der Atemorgane verwenden. Außerdem ist das Labkraut harntreibend.

EDEL-GAMANDER *(Teucrium chamaedrys L., Teucrium marum L., Teucrium scordium L.)*

Drogennamen: Herba teucri, Herba scordii

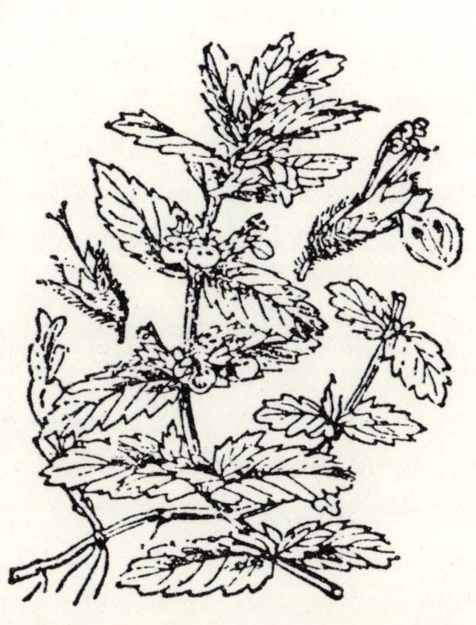

Es gibt mehrere Arten unter dem oben angeführten Namen und alle sind miteinander verwandt. Man findet sie auf Kalkabhängen, Weiden, an Waldrändern, auf Wiesen und an steinigen Orten unseres Küstenlandes. Es ist ein Halbstrauch mit verzweigtem Stengel und schmalen, ovalen und stark gezähnten und behaarten Blättern. Die roten, manchmal weißen Blüten sind einseitig in Trauben angeordnet und verbreiten einen starken Geruch. Wegen der im Gamander vorhandenen Bitterstoffe ist er seit langem als Heilpflanze bekannt.

Während der Blütezeit die ganze Pflanze sammeln, jedoch ohne Wurzel. Der Edelgamander hat sich bei Katarrh, Verdauungsstörungen und Husten gut bewährt. Die Pflanze hat antiseptische Eigenschaften und kann Mikroben und Bazillen töten und jede im Darm oder Magen vorhandene Fäulnis beseitigen. Eben wegen dieser Eigenschaften kann man sie bei allen Arten von Schüttelfrost anwenden.

Dosierung: 1 Eßlöffel mit ¼ Liter Wasser eine Stunde weichen lassen und 2 bis 3 Minuten aufwallen. Dreimal täglich 1 Tasse Tee trinken.

Ferner heilt Gamander die Zuckerkrankheit, das heißt die kranke Bauchspeicheldrüse (Pankreas). Zu dem Zweck 1 Eßlöffel in ¼ Liter Wasser 5 Minuten sieden und zugedeckt einige Minuten ziehen lassen. Morgens auf nüchternem Magen und abends vor dem Schlafengehen heilt dieser Tee Hämorrhoiden. Die Dosierung ist jeweils für 1 Tasse. Auch Mundfäule und Halseiterung kann mit diesem Tee ausgeheilt werden.

EFEU *(Hedera helix L.)*

Drogenname: Folia Hederae

Der Efeu ist so bekannt, daß er keiner besonderen Beschreibung bedarf. Er wächst in allen Laubwäldern. Er ist eine mit seinen Wurzeln auf Bäume kletternde Pflanze, auf denen sie als Schmarotzer lebt. Die glatten, immergrünen Blätter sammelt man vom Frühling bis zum Herbst. Die Efeublätter wirken schon in ganz kleinen Mengen auf Blutgefäße und Herz. Sie sind bei Milz, Nasenpolypen (den Saft aufschnupfen), Augenkrankheiten, Knochenerweichung, Nierensteinen und -grieß zu verwenden. Als Umschläge bei Hautkrankheiten, Harnblasenentzündungen und bei Weißfluß. Auf schwer heilende Wunden frische, in Weinessig vorgeweichte, Blätter auflegen. An Skrofulose erkrankte Kinder im Absud von Efeublättern baden.

Die schwarzen Beeren enthalten Apfel- und Ameisensäure, Gerbstoffe, Pektin und Cholesterin. Die größte Heilwirkung ist dem Hederin zuzuschreiben, ein Glykosid, das die Gefäße in kleineren Gaben erweitert und in größeren verengt. Man darf die Beeren nicht zu oft und in nicht zu großen Mengen verwenden, da sie schädlich wirken können. Auf ½ Liter Wasser nicht mehr als ¾ Eßlöffel zerkleinerte Beeren nehmen und 3 bis 5 Minuten kochen. Dann noch einige Minuten stehen lassen. Innerlich: Mit Ackerschachtelhalm und Pfefferminze mischen und dreimal täglich eine kleine Tasse davon trinken. Äußerlich: Zu gleichen Teilen Efeu und Ackerschachtelhalm mischen und zwei bis drei Eßlöffel mit einem Liter Wasser überbrühen oder als Umschlag anwenden.

EIBISCH *(Althaea officinalis L.)*

Drogennamen: Radix, Folia, Flores Althaea

Die Pflanze ist in Straßengräben, an Flußufern und auf feuchten Stellen anzutreffen. Die eiförmig breiten Blätter sind filzig behaart und an den Rändern gezähnt. Der Eibisch hat sehr schöne weiße oder rosafarbene Blüten. Sie stehen in Büscheln in den Blattachseln. Die ganze Pflanze ist weich behaart. Blätter und Blüten während der Blütezeit sammeln und auf Dachböden schattig trocknen.

Die Wurzel im Frühjahr und Herbst ausgraben, gut säubern und längsspalten. Schnell bei künstlicher Wärme von 40° C trocknen. Vor dem Gebrauch die Wurzel schälen und zerkleinern. Die ausgesprochen schöne weiße Farbe muß beibehalten werden.

Alle erwähnten Teile verwendet man bei Lungenkrankheiten. (Die Wurzel ist am heilwirksamsten!) Außerdem dient der Eibisch als Spülmittel bei Husten und Halsentzündung. Weitere Heilanzeigen bei

Magenübersäuerung und -geschwür sowie Harnblasenerkrankungen (besonders wenn man ihn mit anderen Pflanzen mischt).

Teezubereitung: 1 bis 2 Eßlöffel in knapp ½ Liter lauwarmem Wasser 2 Stunden weichen lassen. Der Tee hat sich bei Darm-, Lungen- und Nierenerkrankungen sowie Gelenksentzündung gut bewährt.

Blättertee: 1 Eßlöffel voll mit ¼ Liter kochendem Wasser überbrühen und schluckweise davon trinken.

Der Eibisch enthält Asparagin, ziemlich dicke Öle, Zucker, Schleimstoffe und Stärke bis zu 30%. (Siehe Tafeln II und XXVII)

EICHE *(Quercus petraea Lieblein)*

Drogenname: Cortex Quercus

Jeder von uns kennt die Eiche und daher erübrigt sich jede Beschreibung. Im Frühjahr vor der völligen Entfaltung junge Blätter und Rinde junger Bäume ohne Korkschicht nehmen (nur mittlere Rinde). Die Eicheln im Herbst nach der Reife sammeln.

3 Eßlöffel klein geschnittene Eichenrinde in einem Liter Milch aufwallen lassen. Bei Pilzvergiftung oder einer anderen Speisenvergiftung die genannte Milch bis zum Erbrechen trinken. Verwendet man diese Eichenrinden-Milch rechtzeitig, das heißt bevor das Gift in die Blutbahn gelangt und sich im ganzen Körper verbreitet, ist das ein sicheres Gegengift.

Den Rindentee benützt man zur Herzstärkung, zur Beruhigung von Darm- und Magenblutungen, Bluthusten und -erbrechen. Äußerlich Eichenrindentee als Umschlag bei Hautkrankheiten verwenden. Gut bewährt hat er sich bei blutigem Durchfall, Harnblasenverkühlung und Wechselfieber. Ferner ist er angezeigt als Spülmittel bei Weißfluß. Ähnliche Wirkung haben auch die Eichenblätter bei Gebärmutterblutungen. Man kann auch zu gleichen Teilen mit Nußblättern mischen. Dieselbe Mischung kann man auch als Tee benützen: 1 Eßlöffel in ¼ Liter Wasser 2 bis 4 Minuten lang sieden. Für Spülungen 10 Eßlöffel Rinde auf einen Liter Wasser nehmen.

Junge Eichenrinde gut trocknen, grob zerstoßen und 3 bis 4 Eßlöffel mit starkem Schnaps (Slibowitz) ansetzen. 10 bis 14 Tage stehen lassen und danach 15 bis 20 Tropfen mit etwas Wasser vor dem Essen davon einnehmen. Bei Wechselfieber, Lebererkrankungen, Durchfall, Gallen- und Nierensteinen und Koliken verwenden.

EISENHUT *(Aconitum napellus L.)*

Drogennamen: Herba Aconiti, Radix Aconiti, Ranunculaceae

Zusammensetzung: Mehrere Alkaloide sind vorhanden, davon ist das kristallinische Aconitin am wichtigsten. Die übrigen Alkaloide sind amorph: Picroaconitin oder Bezoilaconitin und Aconin. Sie sind ein Produkt der Aconitinhydrolyse. Je schlechter eine Droge ist, desto mehr sind sie darin enthalten.

Anwendung: Hauptsächlich zur Extraktion des Aconitins, da die galenischen Präparate unverläßlich sind, weil ihre Zusammensetzung unbeständig ist und zur Zersetzung des Aconitins und anderer nicht heilwirkender Alkaloide führt. Das Aconitin ist ein Analgetikum und sehr giftig; bereits 1 mg Aconitin peroral eingenommen kann tödlich wirken.

Achtung! Der Eisenhut ist eine der giftigsten Pflanzen. Daher ist die größte Vorsicht geboten. Seine Wurzelknollen dürfen nur von geprüften Pflanzensammlern bzw. Fachleuten geerntet werden. Sie sind von anderen Pflanzen getrennt zu trocknen und nach Möglichkeit schnell zu verkaufen.

Andere Volksnamen: Sturmhut, Blauer Eisenhut. (Siehe Tafel VII)

EISENKRAUT *(Verbena officinalis L.)*

Drogenname: Herba Verbenae

Das Kraut ist überall auf Wiesen, Weiden, an Weg- und Waldrändern anzutreffen. Der aufrechte, viereckige, kahle Stengel wird bis zu 70 cm hoch, hat lange Zweige und längliche, stark gezähnte, gegenständige Blätter. Die kleinen, lila gefärbten Blüten bilden im oberen Teil des Stengels kleine Ähren. Während der Blütezeit Blätter und Sprossen mit Blüten sammeln. Blütezeit den ganzen Sommer über.

Der Tee heilt Lebererkrankungen, Nervosität, Rheuma, schwache Verdauungsorgane, Neuralgie, Kreuz- und Kopfschmerzen. Er hilft ferner bei Atembeschwerden, Nierensteinen und Wechselfieber.

Mit der Einnahme muß man vorsichtig sein, da die Pflanze im frischen Zustand eine Fehlgeburt verursachen kann. Getrocknet büßt sie etwas von ihrer Heilkraft ein.

2 Eßlöffel Kraut in ½ Liter Wasser zwei bis drei Minuten brühen. Bei starken neuralgischen Schmerzen (Migräne und Kopfschmerzen)

empfiehlt es sich, den Tee in Milch mit Leinsamenmehl zu brühen, daraus Umschläge zu bereiten und auf die kranken Stellen zu legen.

5 Eßlöffel der zerkleinerten Pflanze in 1 Liter Weißwein ansetzen und 30 Tage stehen lassen. Danach abseihen und mehrmals täglich ein kleines Gläschen davon trinken. Dieses Mittel fördert die Ausscheidung von Steinen und ist harntreibend, heilt Gelbsucht und Mundfäule. Als Pulver zweimal täglich eine Messerspitze davon einnehmen.

ENGELSÜSS, Süßfarn *(Polypodium vulgare L.)*

Drogenname: Rhizoma Polypodii

Engelsüß ist in schattigen Wäldern, auf moosigen Hügeln und auf faulen Baumstümpfen anzutreffen. Die Pflanze kann mit ihren langstieligen und kahlen Blättern über 1 m hoch sein. Die Blätter sind ledrig, gefiedert, tief zerteilt und die einzelnen Lappen sind nach oben kürzer. Auf der Unterseite der gefiederten Lappen befinden sich in zwei Reihen angeordnet die Samenkapseln. Sie sind rund und braun und in ihnen entwickeln sich die Sporen. Die dicke, fleischige Wurzel schmeckt süß und wird von vielen Leuten auch roh gegessen. Blütezeit: Juli. Die gelblichen oder violetten Blüten sind in Trauben angeordnet. Man sammelt Wurzelstock und Nebenwurzeln von einer mindestens vier Jahre alten Pflanze. Sammelzeit: Frühling oder Frühherbst. Bei mäßiger Wärme trocknen.

Der Tee wird bei Verkühlung und Husten verwendet. Er ist bei Gelbsucht besonders galletreibend, vermehrt die ausgeschiedene Gallenmenge und ist harntreibend. Außerdem heilt er geschwollene Milz, chronische Verstopfung, Leber-, Magen- und Nierenerkrankungen.

Teezubereitung: 1 vollen Eßlöffel zerkleinerte Wurzel in ½ Liter Wasser 6 bis 9 Stunden weichen lassen und ohne zu kochen davon trinken. Den Rest kann man mit ¼ Liter Wasser nun aufwallen lassen und vom Feuer nehmen. Der Tee ist noch wirksamer, wenn man ihn mit dem kalten Auszug vermischt. (Siehe Tafel XVI)

ENZIAN, Gelber *(Gentiana lutea L.)*

Drogenname: Radix Gentianae

Der Enzian wächst im Gebirge, Gebirgsvorland, auf Bergwiesen, insbesondere in Slowenien, auf Velebit und in Bosnien. Der aufrechte, runde, glatte und innen hohle Stengel kann über 1 m hoch werden. Die Blüten sind gegenständig und eiförmig. Die als Quirl angeordneten Blüten sitzen in den Blattachseln. Blütezeit: Juli bis September. Die Wurzel ist stark verzweigt: der dicke, runde Wurzelstock mit seinen Nebenwurzeln kann 6 Jahrzehnte überdauern.

Im Herbst die Wurzeln sammeln. Dabei muß man beachten, daß immer ein kleiner Teil der Wurzel in der Erde bleibt, damit sich die Pflanze weiter vermehren kann. Das Sammelgut reinigen, durchschneiden und auf warmen Dachböden schattig trocknen. Danach in Dosen gut verschlossen und trocken aufbewahren. Es gibt mehrere Arten von Enziangewächsen, jedoch die gelbe Art ist die wirksamste.

Den Enziantee bei folgenden Krankheiten anwenden: Magenkrankheiten, Verdauungsstörungen, Blutarmut, schwache Knochen, Skrofulose und Würmer, Appetitlosigkeit. Ferner dient er zur Vermehrung der roten und weißen Blutkörperchen. Man sagt auch, daß der Tee jede Art von Schüttelfrost heilt.

Die Enzianwurzel darf man nicht kochen! Von der pulverisierten Wurzel zweimal täglich ½ Teelöffel einnehmen. Bei Kindern die halbe Dosis verabreichen.

Teezubereitung: 1 kleinen Teelöffel Enzian in ½ Liter Wasser vier Stunden weichen lassen. Zweimal täglich eine kleine Tasse davon trinken. Man kann den Enzian mit einem guten Naturschnaps oder -wein ansetzen (1 : 10). Je ein halbes Gläschen mittags und abends davon trinken. Es ist ein ausgezeichnetes Beruhigungsmittel gegen Magenschmerzen. Zur Geschmacksverbesserung kann man etwas Anissamen hinzufügen.

Der Enzian enthält Glykoside Gentiana und Gentiopikrin, ferner Zucker, Gummistoffe, Pektin und andere Substanzen.

ERDRAUCH *(Fumaria officinalis L.)*

Drogenname: Herba Fumariae

Kommt auf bebautem Boden, Getreidefeldern und verwildert vor. Es ist eine stark verzweigte, graugrüne Pflanze, die bis zu 60 cm hoch wird. Rosafarbene oder weiße Blüten stehen in dichten Trauben. Blütezeit ist Juni bis Juli. Doppelt gefiederte Blätter mit wiederum eingeschnittenen Blättchen. Während der Blütezeit die ganze Pflanze sammeln und im Schatten luftig trocknen.

Erdrauch ist ein ausgezeichnetes Blutreinigungsmittel. Regelmäßig eingenommen bildet er nach 8 Tagen rote Blutkörperchen. Nimmt man ihn aber längere Zeit, erzielt man eine gegenteilige Wirkung, nämlich die Verringerung der roten Blutkörperchen. Ferner ist er bei Zuckerkrankheit, Durchfall, Arteriosklerose, Hämorrhoiden, Hautkrankheiten, Magen- und Darmkatarrh, bei Krankheiten der Leber und des Atmungsapparates angezeigt.

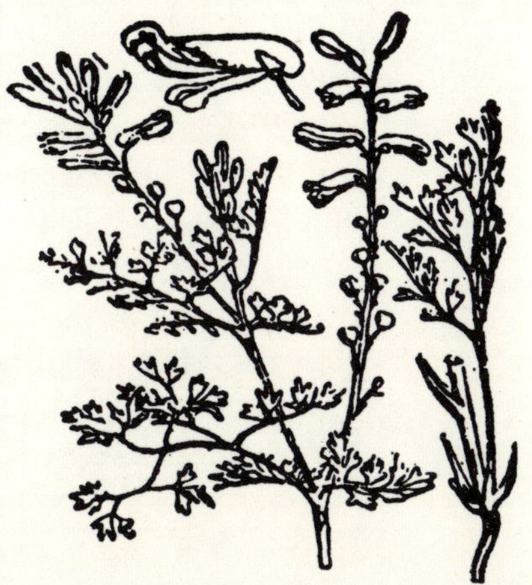

FAULBAUM *(Rhamnus frangula L.)*

Drogenname: Cortex Frangulae

Der mittelhohe Strauch wächst in den Wäldern feuchter Gebiete. Die ganzrandigen elliptischen, langstieligen Blätter tragen sekundäre, parallel angeordnete Äderchen. Die kleinen grünlich-weißen Blüten entwickeln sich im Mai und Juni. Früchte: schwarzblaue Beeren.

Die graubraune Rinde wird als Droge verwendet. Die Rinde gegen Frühlingsanfang von den abgerissenen Zweigen ablösen, das heißt sobald die Säfte zu kreisen beginnen, so daß sich das Holz auch leichter schälen läßt. Die abgelöste ca. 30 cm lange Rinde an der Sonne und in warmen Räumen trocknen.

Der Faulbaum heilt Verdauungsstörungen. (Siehe Tafel XI)

FELD-RITTERSPORN *(Delphinium consolida L.)*

Drogenname: Flores Calcatrippae

Die ganze Pflanze ist sehr giftig. Daher soll man sie nicht selbst anwenden, sie wird aber manchmal in der Volksmedizin zur leichteren Entbindung, zur Regulierung der Monatsblutung, als harntreibendes Mittel gegen Wassersucht usw. genommen.

Zum Export werden die Rittersspornblüten unter dem lateinischen Namen »Flores Calcatrippae« gesucht. – Das Sammelgut schnell und luftig trocknen, um die wunderschöne dunkelblaue Farbe zu erhalten, da man die Droge nach der Farbe zahlt. Man mischt dieses Kraut mit einigen anderen als Bestandteil der Blütentees, und zwar mehr wegen der schönen Farbe als wegen seiner Heilkraft.

Im Volk wird der Feldrittersporn auch noch Wolliges Herzgespann genannt. (Siehe Tafel XXXII)

FENCHEL, Fenikl *(Foeniculum vulgare Mill.)*

Drogennamen: Fructus, Herba et Radix Foeniculi vulgaris

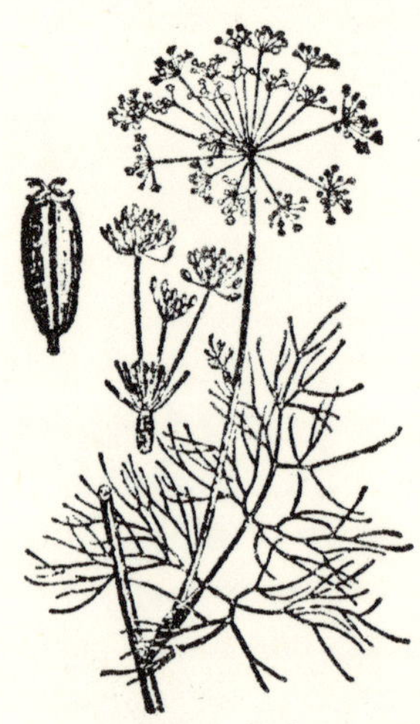

Der Fenchel ähnelt dem Anis, ist nur etwas höher gewachsen. Gezogen wird er in Gärten, kommt aber auch verwildert im Freien, besonders auf Felsen im kroatischen Küstenland, Dalmatien und Mazedonien vor. Sein Stengel kann bis zu 2 m hoch sein, ist stark verästelt und trägt mehrfach eingeschlitzte Blätter. Die gelblichen Blüten bilden große Dolden.

Die Frucht ist länglich, zylindrisch, 6 bis 8 mm lang und ganz gerippt. Die ganze Pflanze riecht nach Gewürz. Völlig reife Früchte von Juli bis September sammeln. Sie riechen angenehm und schmecken süßlich.

Der Fenchel ist ein sehr gutes Heilmittel gegen Spannungen im Bauch und Verdauungsstörungen, insbesondere mit Kamille gemischt. Blutarme Frauen und Mütter, die nicht genügend Milch für ihr Neugeborenes haben, sollen viel Fencheltee trinken. ¼ Teelöffel pulverisierten Fenchel nach dem Essen einnehmen. Er regt den Appetit und die Verdauung an.

Gegen Husten, Brustschmerzen, Krämpfe, Winde, schlechte Verdauung, Grippe und bei Lebensmittelvergiftung: 1 Eßlöffel gemahlenen Samen in einer Tasse Milch 10 Minuten brühen und stündlich einen Eßlöffel warm davon einnehmen. Fenchel mit Honig gemischt stündlich 1 Eßlöffel Kindern bei Erkältungskrankheiten und Verstopfung verabreichen.

Bei Augenerkrankungen 2 Teelöffel Fenchelsamen einige Minuten in ¼ Liter Wasser kochen, abseihen und damit Augenbäder machen.

Gegen Magenkrämpfe trinkt man Fencheltee schluckweise. (Siehe Tafel XV)

FLACHS, Lein, Saatlein *(Linum usitatissimum L.)*

Drogenname: Semen Lini

Gegenwärtig werden Leinsamen in der Medizin als Heilmittel gegen Magenschleimhaut-Entzündung, Entzündung der Atemorgane und als leichtes Abführmittel verwendet. Leinsamen in ein Säckchen legen, gut erwärmen und auf Furunkeln geben.

GÄNSEFINGERKRAUT *(Potentilla anserina L.)*

Drogennamen: Herba, Radix et Folia Anserinae

Die Wurzel treibt mehrere gefiederte und an den Rändern gezähnte Blätter, die an der Unterseite weißlich behaart sind. Die blattlosen Stengel tragen an ihren Enden je eine gelbe Blüte. Blütezeit: Mai bis September. Es wächst in Gräben, auf Mauern, Wiesen und Wegen.

Während des Sommers Blätter sammeln und schattig trocknen. Der Blättertee wird bei Brust-, Magen- und Darmkrämpfen und insbesondere bei Herzkrämpfen empfohlen. Zubereitung: 1 Eßlöffel Blätter und ½ Eßlöffel Zitronenmelisse in einer Tasse Milch fünf Minuten lang sieden. Abseihen und 30 Tropfen Baldriantinktur hinzufügen. Das hilft auch bei Nervenverstimmung. Zum selben Zweck dient auch die Blutwurz *(Potentilla tormentilla).*

Neben dem gesättigten Äther Tormentoll enthält die Pflanze noch Gerbsäure und andere Wirkstoffe. (Siehe Tafel XXV)

GARTEN-ALANT *(Inula helenium L.)*

Drogenname: Radix Inulae helenii

Kommt unter Sträuchern, an Wegen, in der Nähe von bebauten Flächen und an Waldrändern vor. Der oben verzweigte Stengel kann über 2 m hoch werden. Die großen, eiförmigen (krenähnlich) gesägten Blätter sind stengellos. Die ganze Pflanze ist mehr oder weniger behaart und trägt einzelne gelbe, große Blüten. Sie blüht den ganzen Sommer über.

Zu Heilzwecken die Wurzel verwenden, die stark nach Kampfer riecht, dunkelbraun bis schwarz und stark verzweigt ist. Vor dem Trocknen gut waschen, der Länge nach durchschneiden und warm und luftig oder bei künstlicher Wärme trocknen. Dann in Büchsen aufbewahren, um das Verdampfen der Wirkstoffe zu vermeiden.

Außer Asthma heilt der Garten-Alant Bronchialkatarrh, Lungen- und Frauenkrankheiten und Ischias.

Die pulverisierte Alantwurzel bei allen Erkrankungen und zur Verhinderung einer Frühgeburt wie folgt verabreichen: Zwei- bis dreimal täglich ½ Teelöffel Pulver mit genügend Honig oder Kandiszucker gemischt einnehmen.

Der Wurzelstock enthält bis zu 40% Insulin, Kampfer, ätherische Öle mit Helenin, Harze, Säuren und andere Stoffe. (Siehe Tafel XVII)

GARTENRAUTE *(Ruta graveolens L.)*

Drogennamen: Folium Rutae, Herba Rutae hortensis

Der bis zu 1 Meter hohe Strauch wächst in warmen Gebieten auf mageren Böden und steinigen Hügeln. Die eiförmig langen Blätter sind dreifach gefiedert. Die Blüten entwickeln sich in grünlich-gelben Rispen am oberen Stengelteil. Die Blütenblätter sind gesägt zerrissen. Blütezeit: Juni bis September. Die ganze Pflanze verbreitet einen starken Geruch. Während des Sammelns empfiehlt es sich, Handschuhe anzuziehen, um einem Hautausschlag bzw. Hautentzündungen vorzubeugen.

Während der Blütezeit die ganze Pflanze sammeln und luftig trocknen. In Säckchen aufbewahren.

Dieses Heilkraut wird von Pfarrer Kneipp empfohlen. Zur Teezubereitung benötigt man ¼ eines kleinen Teelöffels Kraut auf 1 Liter kochendes Wasser. Der Tee hilft bei Herzklopfen und Magenkrämpfen. Er wärmt und beruhigt. Ferner hat er sich bei Blutandrang zum Kopf und Atembeschwerden gut bewährt. Außerdem verursacht der Rautentee einen Blutzufluß in die Gebärmutter. Gute Erfolge hat man auch bei Schlaflosigkeit, rheumatischen Schmerzen und Hautkrankheiten erzielt.

Man darf das Kraut nur in der angegebenen Menge einnehmen, da größere Mengen Vergiftungserscheinungen verursachen können. Bei schwangeren Frauen kann die Raute Fehlgeburten verursachen. Nur unter ärztlicher Aufsicht einnehmen.

Die Gartenraute enthält ätherische Öle, Kumarin, Apfelsäure und Bitterstoffe.

GEISSRAUTE *(Galega officinalis L.)*

Drogenname: Herba Galegae

Die Pflanze ist krautig und wird bis zu 1 m hoch. Der aufrechte, hohle und der Länge nach gerunzelte Stengel trägt fiedrige und lange Blätter. Die bläulich-weißen Blüten sind in dichten Blütenständen angeordnet. Sie blühen im Sommer. Die Geißraute bevorzugt feuchten Boden.

Man sammelt blühende Zweigspitzen und Samen (Galegae summitas et semen).

Die Pflanze enthält das Alkaloid Galegin (Guanidinderivat), Galuteozid (Flavonheterozid), Saponine, Gerb- und Bitterstoffe. Die Blätter enthalten bis zu 100 mg/% Vitamin C.

Durch das Vorhandensein der Guanidinderivate ist die Anwendung der Geißraute zur Heilung leichterer Formen der Zuckerkrankheit berechtigt. Ferner steigert sie die Harnausscheidung, ist schweißtreibend und fördert bei stillenden Müttern die Milchsekretion. Sie ist auch ein Bestandteil antidiabetischer Teearten.

Achtung! Die Pflanze enthält das giftige Galegin und darf nur unter ärztlicher Kontrolle verwendet werden. (Siehe Tafel XXXII)

GEMEINER ANDORN *(Marrubium vulgare L.)*

Drogenname: Herba Marrubii albi

Der Andorn wächst auf trockenen, steinigen Kalkböden, auf Weiden und an Wegrändern. Sein aufrechter und behaarter Stengel wird bis zu 50 cm hoch. Die weißsilbrigen Blätter sind mit einem weißen Flaum bedeckt. Die weißen, stengellosen Blüten sind zu kleinen Häufchen zusammengedrängt und sehen wie volle Ähren aus. Dadurch unterscheidet er sich von der Schwarzen Brennessel. Die ganze Pflanze verbreitet einen starken, unangenehmen Geruch. Sie schmeckt bitter und scharf. Blütezeit: Juli bis September. Das Kraut ohne Wurzel sammeln und schattig trocknen. Laut Dr. Gostuski ist am besten in Form von einer Alkoholtinktur einzunehmen: 6 Eßlöffel getrocknetes Kraut mit 1 Liter Weißwein ansetzen und acht Tage stehen lassen. Täglich 100 bis 200 ml davon einnehmen. Anscheinend ist diese Pflanze eines der erstklassigen Heilmittel bei Lungenerkrankungen, nach Grippe und bei beginnender Tuberkulose (mit Wunden in der Lunge) und

Schüttelfrost. Ferner ist sie bei Malaria, Typhus und Bauchfellentzündung angebracht. Außerdem ist die Pflanze appetitanregend und auswurffördernd. Der Tee ist auch blutreinigend und er belebt und entwickelt die Drüsen. Zum Aufguß nimmt man 1 Eßlöffel Kraut auf ca. ½ Liter kochendes Wasser und läßt das Ganze zugedeckt 10 bis 15 Minuten ziehen. Zweimal täglich eine Tasse davon trinken.

Gut bewährt hat sich Andorn bei Nervenerkrankungen, Katarrh der Atemorgane, Husten, Magenkatarrh, Leberschwellung, Gelbsucht und anderen Krankheiten. Noch wirksamer ist er, wenn man ihn mit Löwenzahnwurzel vermischt.

Andorn enthält ätherische Öle, Marrubiin, Gerbstoffe und Harze.

GEMEINES KNABENKRAUT *(Orchis mascula L.)*

Drogenname: Tubera Salep

Das gemeine Knabenkraut schmückt jedes Jahr im Mai die Wiesen und Weiden, insbesondere in Herzegowina mit seinen wunderschönen Blüten. Mehrere Arten wachsen auf den Felsen Herzegowinas und um Pirot, sowie in anderen Gebieten. Die Pflanze gehört zu den Orchideengewächsen. Jede Pflanze hat zwei verschiedene Wurzelknollen: die eine ist frisch und kräftig, die andere runzelig und verbraucht. (Siehe Tafel VIII)

Saftige Knollen während der Blütezeit (Mai) sammeln, auf eine Schnur ziehen und an der Sonne trocknen. Ganz trocken pulverisieren und als Heilmittel verwenden.

In der Medizin ist das Knabenkraut als Tubera Salep bekannt. Als Tee hat es sich bei Katarrh, Husten, Durchfall, Heiserkeit, Darmkatarrh, Ruhr, Erkrankungen der Atemorgane und Schleimhäute, Appetitlosigkeit und anderen Krankheiten gut bewährt. Es ist eine leicht verdauliche Nahrung. Besonders wertvoll ist es für Kinder und alte Leute.

Das Salepmehl durchsieben und mit etwas kaltem Wasser anfeuchten, bis ein butterähnlicher Brei entsteht. Danach zwanzigmal soviel, wie die Masse beträgt, heißes Wasser darauf schütten. Es ist eine vorzügliche und leicht verdauliche Nahrung.

Mit Zucker vermischt dreimal täglich vor dem Essen 1 Tasse davon trinken. Kindern anstelle von Kaffee als Frühstück 1 Tasse Salepbrei verabreichen.

Es würde sich lohnen, wenigstens dort das Knabenkraut anzubauen, wo es gedeiht.

Die Wurzelknolle enthält bis zu 40% Schleimstoffe, ferner Zucker, Stärke, Protein, Kalk und schmerzstillende Substanzen.

GERSTE *(Hordeum vulgare L.)*

Da Gerste über 60% Stärke enthält, wird sie als Heilmittel verwendet, besonders die Gerstenkeime. Gut trocknen lassen, zerstoßen und daraus Gerstenmalz machen. Das Malz enthält ein Ferment, das Stärke in Zucker verwandelt. Es ist ein gutes Lungenheilmittel für alte Leute, gegen verschiedene Entzündungen, Hämorrhoiden und Heiserkeit.

½ Liter Gerste mit 2 Liter Wasser ansetzen und 12 Stunden weichen lassen. Am folgenden Morgen einige klein geschnittene Feigen hinzufügen und alles auf kleiner Flamme 45 Minuten bis zu einer Stunde aufwallen lassen. Gegen Durst anstelle von Wasser trinken. Gleichzeitig löst dieses Mittel den Schleim.

GLOCKENBILSENKRAUT, Tollkraut *(Scopolia carniolica Jacq.)*

Drogennamen: Herba et Radix Scopoliae carniolicae

Im Handel wird diese Pflanze manchmal Mandragora officinarium L. (Alraun) genannt. Sie wächst in den Karpaten, von wo man sie auch zur Herstellung der mydriatischen Alkaloide am meisten ausführt. Bei uns trifft man sie in Slowenie, Kroation, in Serbien auf der Hochebene Moratsch und im Kutschaj-Gebirge (zwischen Velika Morava und Timok-Tal). Das Kraut bevorzugt dunkle, feuchte Wälder und kalkhaltige Humuserde. Es wird bis zu 80 cm hoch. Die Frucht stellt eine Kapsel mit doppelter Trennwand dar.

Man verwendet die Wurzel und den Wurzelstock (Scopoliae Radix et Rhizoma). Die Wurzel wird ausgegraben, getrocknet und genau wie die Wurzel der Tollkirsche verwendet. Geschmack, Farbe und Aussehen sind genau so wie bei der Tollkirsche. Viele Pflanzensammler verwechseln das Glockenbilsenkraut mit der Tollkirsche, daher findet man bei Belladonna immer Beimischungen von Tollkraut, besonders wenn die Tollkirsche aus den Karpaten kommt. Die Frucht der Tollkirsche besteht aus saftigen Beeren.

Die Wurzel enthält 0,5% giftiges Alkaloid Scopolamin. Die Pflanze ist sehr giftig. (Siehe Tafel II)

GROSSE BRENNESSEL *(Urtica dioica L.)*

Drogennamen: Folia, Herba et Radix Urticae

Wurzeln im Frühjahr und Herbst, junge Blätter im Frühjahr und die ganze Pflanze mit Wurzel über das ganze Jahr sammeln. Samen im August und September ernten. Schattig trocknen.

Kneipp empfiehlt jedem zur Blutreinigung Brennesselspinat zu essen, da ein hoher Prozentsatz an Vitamin A und C vorhanden ist.

Samen und Blätter gegen Durchfall, Wassersucht, Asthma, Weißfluß, Hämmorrhoiden und zur Blutreinigung benützen. Leidet man unter Schuppen, wasche man die Haare mit dem Absud des ganzen Krautes. Ferner hat sich die Brennessel bei Gelbsucht und Blutungen gut bewährt.

Tee aus dem ganzen Kraut: 3 Eßlöffel in 2 Liter Wasser 10 bis 12 Stunden ziehen und danach ½ Stunde zugedeckt sieden lassen. Dann eine Stunde zugedeckt wirken lassen und dreimal täglich eine Tasse vor dem Essen davon trinken.

Die Brennessel fördert den Schleimauswurf aus den Lungen, reinigt Magen, Leber und Gedärme. Weitere Heilanzeigen: bei Blutarmut, Hämorrhoiden, Malaria und ähnliche Erkrankungen.

Ein bewährtes Rezept gegen Magen- und Darmgeschwüre:

2 Eßlöffel Wegerich, 10 Eßlöffel Brennesselblätter und -wurzel und 1 Eßlöffel zerstoßene Wacholderbeeren.

Die angegebenen Mengen in einem Liter dunkelrotem Wein 10 bis 14 Stunden stehen, dann mit 4 Eßlöffel Honig ½ Stunde sieden und ½ Stunde ziehen lassen. 1 Eßlöffel lauwarm davon einnehmen. Brennnessel hilft auch bei Gicht, Nierenerkrankungen und Angstzuständen. Anscheinend heilt Brennesselwurzelsaft auch das Stottern, wenn man täglich einige Tropfen auf der Zunge zergehen läßt.

Junge Brennesselblätter als Speise zubereitet sind besonders Blutarmen zu empfehlen. Auch bei Gebärmutterblutungen hat sich diese Heilpflanze gut bewährt. 20 Eßlöffel Blätter mit 1 Liter kochendem Wasser überbrühen und 16 Stunden zugedeckt ziehen lassen. Dann abseihen und doppelt soviel Zucker hinzufügen, als die abgeseihte Masse beträgt. Dreimal täglich 100 ml davon einnehmen. (Siehe Tafel VIII)

GROSSE KLETTE *(Arctium lappa L.)*

Drogennamen: Folia et Radix Bardanae

Diese Pflanze wächst überall auf unbebautem Boden – neben Gebüschen und an Wegrändern.

Junge Blätter im Frühling und Wurzeln der zweijährigen Pflanze sowohl im Frühjahr als auch im Herbst sammeln. Weder zu dünne, noch zu dicke (verholzte) Wurzeln sammeln. Da die Wurzel bis zu 50 cm tief in den Boden reicht, muß man einen großen Spaten nehmen. Wurzel gründlich säubern, waschen, länglich aufschneiden und durch den Dampf von starkem Alkohol (96%) gehen lassen. An der Sonne oder in einem mäßig warmen Raum gut trocknen und in Dosen aufbewahren. Gut verschließen, da die Wurzeln gern von Würmern befallen werden. Frische Wurzeln sind heilwirksamer als getrocknete.

Heilanzeigen: Heilt Magenentzündungen, -geschwüre, ist schweißtreibend, heilt Mundschleimhauterkrankungen, Rheuma, Hautkrankheiten (Ekzeme, Flechten), Verdauungsstörungen. Frische Wurzel auf Stich- und Schlagwunden, Schwellungen und Krätzen legen. Gegen Eiterwunden getrocknete, pulverisierte Wurzeln mit Speiseöl verwenden. Gegen Rheuma und Gicht einen Samentee zubereiten. Nach einem Jahr getrocknete Wurzeln wegwerfen, da sie wertlos sind.

Dosierung: 1 vollen Eßlöffel geschnittene Blätter oder Wurzeln in ½ Liter Wasser einige Minuten kochen und zugedeckt 10 bis 15 Minuten stehen lassen. Morgens und abends 2 Eßlöffel davon einnehmen.

GROSSER oder Kleiner WIESENKNOPF

(Sanguisorba officinalis L. oder minor Scop.)

Drogenname: Herba Sanguisorbae

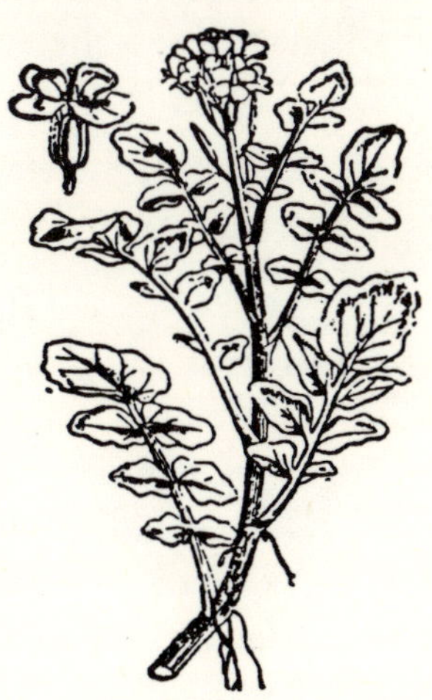

Man findet die Pflanze auf feuchten Wiesen oder in Gebüschen. Sie kann eine Höhe bis zu 90 cm erreichen. Aufrechte oder verzweigte Stengel. Langstielige Blätter sind gegenständig angeordnet. Meistens hat der Wiesenknopf 19 eiförmige und stark gezähnte Blätter, die unterhalb grau sind. Die kleinen Blütenköpfe (wie Zwiebeln) wachsen an der Stengelspitze. Männliche Blüten liegen am Blütenboden.

Blütezeit: Juni bis August. Rotbräunliche kleine Blüten. Während der Blütezeit die ganze Pflanze ohne Wurzeln sammeln und im Schatten trocknen.

Zum Tee einen Eßlöffel in ¼ Liter Wasser 1 bis 2 Minuten sieden. Besonders bewährt bei Magen-Darmkanal: gegen gewöhnlichen und blutigen Durchfall, Darmkatarrh, Magenerweiterung und -senkung. Behebt Magen- und Darmfäulnis. Auch als Mittel gegen Blähungen bekannt. Als Tinktur (1:10) 25 bis 45 Tropfen täglich davon nehmen.

GUNDELREBE, Gundermann *(Glechoma hederacea L.)*

Drogenname: Herba Glechomae

Die Gundelrebe ist eine kleine rankige Pflanze mit aufrechtem, vierkantigen Stengel und wächst in Hainen, auf feuchten Wiesen, lichten Wäldern und Parkanlagen. Die runden und nierenförmigen gegenständigen Blätter sind auf der Oberseite etwas dunkler. Die blaßblauen Blüten sind länglich und rachenförmig. Aus dem Stengel treiben sie zahlreiche Ranken, die zur Vermehrung dienen.

Während der Blütezeit die ganze Pflanze mit einem Messer in Bodennähe abschneiden und kühl und luftig trocknen. Zur Appetitanregung, bei Verdauungsstörungen und Lungenerweiterung ist der Tee angezeigt. Ferner heilt er Atembeschwerden, treibt Nierensteine aus und findet auch bei schwer zu heilenden Wunden Anwendung. Außerdem wirkt die Gundelrebe bei Leber-, Milzerkrankungen und Kopfschmerzen heilend, entfernt Harnblasensteine und hat sich ebenfalls bei Bronchialkatarrh bewährt.

Die Pflanze enthält Bitterstoffe, Salze, ätherische Öle, Gerbstoffe, auch Essig- und Weinsäure.

GURKE *(Cucumis sativus L.)*

Drogenname: Semen Cucumeris

Sogar die Kinder kennen die Gurke und eine Beschreibung ist überflüssig. Sie enthält Eiweiß, Zucker, Mineralsalze und am meisten Wasser. Gurkensaft wird von Frauen gern als Kosmetikmittel zur Verschönerung der Gesichtshaut genommen, da er die Haut erfrischt. Zum Tee 1 kleinen Teelöffel in ¼ Liter Wasser 6 bis 8 Minuten lang sieden.

Der Tee heilt Harnblasenerkrankungen, regt die Nierentätigkeit und Harnausscheidung an. Denselben Zweck erfüllen auch Wasser- und Honigmelonen.

HAGEBUTTE *(Rosa canina L.)*

Drogenname: Fructus Cynosbati

Die Hagebutte wächst auf Brachland, in Hecken und Weidengebüschen sowie im Wald. Der sehr verzweigte Strauch wird bis zu 2 m hoch. Die Blätter sind eiförmig und scharf zugespitzt. Die schönen rosafarbenen oder weißen Blüten blühen im späten Frühling. Die länglich, rote Frucht ist voll von behaarten Kernen und reift von September bis Mitte November. (Siehe Tafel XXV)

Aus den im Frühling vor der Entfaltung gesammelten Blütenblättern (mit anderen Rosenblättern gemischt) bereitet bei uns jede Hausfrau Hagebuttengelee.

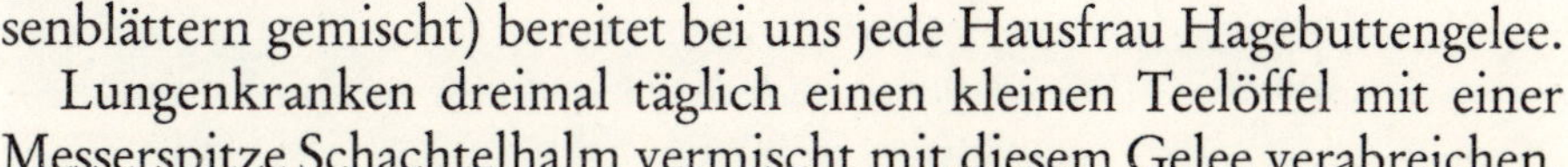

Lungenkranken dreimal täglich einen kleinen Teelöffel mit einer Messerspitze Schachtelhalm vermischt mit diesem Gelee verabreichen. Das heilt alle Lungen- und inneren Krankheiten.

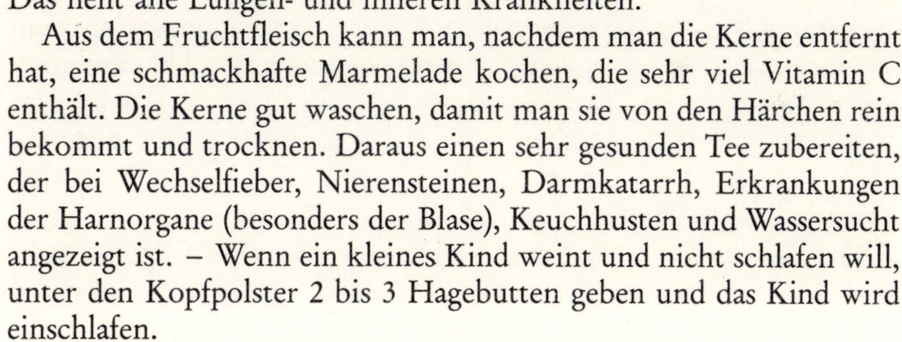

Aus dem Fruchtfleisch kann man, nachdem man die Kerne entfernt hat, eine schmackhafte Marmelade kochen, die sehr viel Vitamin C enthält. Die Kerne gut waschen, damit man sie von den Härchen rein bekommt und trocknen. Daraus einen sehr gesunden Tee zubereiten, der bei Wechselfieber, Nierensteinen, Darmkatarrh, Erkrankungen der Harnorgane (besonders der Blase), Keuchhusten und Wassersucht angezeigt ist. – Wenn ein kleines Kind weint und nicht schlafen will, unter den Kopfpolster 2 bis 3 Hagebutten geben und das Kind wird einschlafen.

HANF *(Cannabis sativa L.)*

Drogenname: Fructus Cannabis

Die Samen enthalten viele fette Öle, Eiweiß, Glykosid, Cannabin und etwas Harze.

Blätter und Samen verwenden. 1 bis 2 Eßlöffel mit ½ Liter Milch einnehmen. Trinkt man mehrmals täglich eine kleine Tasse davon, wird die Gelbsucht sicher ausgeheilt. Auch bei starker Verstopfung und kranker Leber verwenden. Zum Tee 1 bis 2 volle Eßlöffel Blätter mit ½ Liter Wasser 4 bis 6 Minuten lang sieden und bei chronischem Rheuma zwei Tassen täglich kalt davon trinken. Gekochter Same ist ein vorzügliches Mittel gegen rheumatische Schmerzen.

HASELWURZ *(Asarum europaeum L.)*

Drogennamen: Folium Asari, Rhizoma et Radix Asari

Die Pflanze kommt oft und in großen Mengen in unseren Laubwäldern vor. Sie ist niedrig mit dauernder kriechender Wurzel und kann bis zu 15 cm hoch werden. Gewöhnlich hat sie zwei langstielige herz- und nierenförmige und bis zu 8 cm breite Blätter. Sie sind glänzend, grün und mit Äderchen durchflochten. Zwischen den beiden Blättern erhebt sich eine kleine, harte, kurzstielige und violette Blume. Das ganze Heilkraut riecht stark nach Kampfer und Pfeffer. Blütezeit: April und Mai.

Vom Frühling bis August das ganze Kraut und im Herbst die Wurzel sammeln. Die Wurzel darf man vor dem Trocknen nicht waschen. In warmen Räumen trocknen.

Zum Tee 1 Eßlöffel mit ¼ Liter kochendem Wasser überbrühen. Von der Wurzel nur ½ Eßlöffel nehmen. Es ist ein sehr gutes Mittel zur Förderung des Schleimauswurfs. Als Alkoholtinktur (2 : 10) zwanzig Tropfen mit etwas Wasser verdünnt dreimal täglich einnehmen. Ferner heilt die Pflanze Wechselfieber, Husten, Gelbsucht und Nieren. Vorsicht beim Gebrauch, da bei längerer Verwendung und zu großen Mengen Vergiftungserscheinungen auftreten können.

Die Haselwurz enthält ätherische Öle mit Asoran, Kampfer (besonders in der Wurzel), Schleim-, Gerb- und Bitterstoffe.

HEIDELBEERE, Blaubeere, Schwarzbeere *(Vaccinium myrtillus L.)*

Drogennamen: Folia et Fructus Myrtilli

Wächst in Nadel- und Laubwäldern, auf Heiden und in Gebüschen der Gebirgsgegenden. Es ist ein stark verzweigter Zwergstrauch mit rundlich eiförmig gezähnten dünnen Blättern. Die rötlich-weißen,

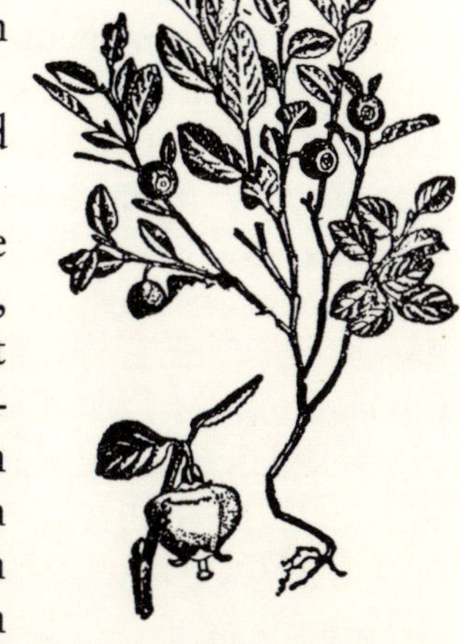

herabhängenden Blüten entwickeln sich einzeln aus den Blattachseln und reifen zu saftigen blauschwarzen Beeren.

Blätter im Mai und im Herbst sammeln und Beeren im Juli und August pflücken.

Der Tee aus Herbstblättern verringert die Harnsäure im Körper und ist gegen Brechreiz, Durchfall, Magenkrämpfe, Zuckerkrankheit und Husten. Äußerlich zum Spülen der Mundschleimhaut. Frische oder getrocknete Beeren gegen Hämorrhoiden und bei unregelmäßigem Stuhl oder Appetitlosigkeit anwenden. Gegen Hämorrhoiden eine Handvoll frische Beeren mit einer Tasse Wasser aufwallen lassen und einmal wöchentlich vor dem Schlafengehen warm trinken.

HERBSTZEITLOSE *(Colchicum autumnale L.)*

Drogennamen: Semen Colchici, Bulbus Colchici

Diese Pflanze ist im Herbst immer und in großer Anzahl auf feuchten Wiesen anzutreffen. Im September schießen aus der Erde größere hellviolette oder rötliche Blüten, ohne Blätter, und werden 20 cm hoch.

Erst im folgenden Frühling schießen aus der Erde zwei bis drei 25 cm hohe Blätter, die jungen Maisblättern ähneln. Die Fruchtkapsel enthält zahlreiche Samen, die im reifen Zustand dunkelbraun sind. Man sammelt die Kapseln vor der Heuernte in Mai und Juni und trocknet sie an der Sonne. Entnommene Samen trocknet man noch gut durch und bewahrt sie in hermetisch verschlossenen Büchsen oder in Säckchen auf. (Siehe Tafel XV)

Aus den Samen stellt man eine Alkoholtinktur gegen Asthma und chronisches Rheuma her. Sie fördert auch die Ausscheidung der Harnsäure und senkt den Blutdruck. Dosis: Zweimal täglich 15 bis 35 Tropfen mit etwas Wasser verdünnt einnehmen.

50 g Samen mit ½ Liter 40%igem Alkohol ansetzen und 10 Tage stehen lassen. Einmal täglich die Flasche schütteln. Danach abseihen und bei oben erwähnten Krankheiten anwenden. Die Einreibungen mit dieser Alkoholtinktur haben sich bei Kreuzschmerzen bestens bewährt. Innerlich ist das Heilmittel nur unter ärztlicher Aufsicht einzunehmen.

HERZGESPANN *(Leonurus cardiaca L.)*

Drogenname: Herba Leonuri Cardiacae

Es ist eine dauerhafte, krautige Pflanze, die 50 bis 130 cm hoch ist. Der Stengel ist verzweigt, quadratisch, oft violett-rötlich und beharrt. Die Blätter sind gesägt, fünf- bis siebenmal geteilt und gezähnt. Die rötlichen oder rosafarbenen, kleinen Blüten befinden sich in den Achseln der an der Spitze und an den Ästen liegenen Blättern. Blütezeit: Juni bis September.

Die Pflanze wächst an Wegrändern. Man sammelt nur das blühende Kraut. Das Heilkraut enthält Leonurin, bis zu 7% Gerbstoff, gegen 0,05% Alkaloide unbekannter Zusammensetzung, Saponosid und ätherisches Öl.

Das Herzgespann ist ein volkstümliches Heilmittel gegen Krämpfe, zur Regulierung von unregelmäßiger Menstruation, gegen Herzklopfen (daher auch der lateinische Name), gegen Harnausscheidungsbeschwerden und Blutarmut. 50 g Tee mit 1 Liter siedendem Wasser überbrühen und mehrmals täglich davon trinken. Als Pulver 1 Eßlöffel mit einem Gläschen Rotwein oder als Tinktur (1 Teelöffel). Man verabreicht die Droge mit anderen Drogen aus Baldrian und Zitronenmelisse als Beruhigungsmittel. (Siehe Tafel XXIV)

HIMBEERE *(Rubus idaeus L.)*

Drogennamen: Herba et Fructus Rubi idaei

Bei uns wird die Himbeere sehr viel wegen der schmackhaften Früchte angebaut. Am meisten züchtet man sie in Stadtnähe, um sie noch frisch auf den Markt zu bringen. Aus den Himbeeren bereitet man den Himbeersaft und daraus den Sirup (Sirupus Rubi idaei), der von unseren und fast allen anderen auf der ganzen Welt vorhandenen Pharmakopöen verschrieben wird. Die Beeren enthalten gegen 70 bis 90% Saft und der Saft enthält 2% Zitronen- und Apfelsäure, etwas Ameisensäure, Zucker, Pektin, verdampfende aromatische Bestandteile, roten Farbstoff u. a. Auch Vitamin C ist vorhanden.

Der Himbeersaft ist ein sehr gesundes und angenehmes Getränk. Durch den erheblichen Gehalt an organischen Säuren erfrischt er und die aromatischen Bestandteile verleihen ihm einen angenehmen Geruch. Wegen der schönen hellroten Farbe, des angenehmen Geruchs und Geschmacks wird der Himbeersaft sehr oft verschiedenen flüssigen Heilmitteln hinzugefügt. Aufgüsse, Abkochungen und andere flüssige Arzneien, besonders in der Kinderpraxis, werden am häufigsten mit Himbeersirup gesüßt.

Getrocknete Himbeeren sind ein Bestandteil von Fruchttees oder sogenannten Vitamintees. Andere Bestandteile solcher Tees sind Walderdbeeren, Heidelbeeren, Hagebutten und anderes Wildobst. Die Herstellung dieser Tees ist bei uns unbekannt und wird vernachläßigt, was sehr zu bedauern ist, da es kein angenehmeres Getränk im Winter gibt, als so eine Teemischung aus getrocknetem Wildobst. Außerdem enthält dieses saure und herbe Wildobst auch im trockenen Zustand noch immer eine erhebliche Menge an Vitaminen, besonders an Vitamin C. Wenn man bedenkt, daß man im Sommer den Mangel an Vitamin C durch verschiedene Obstarten und grünes, frisches Gemüse ersetzt, und es zu dieser Jahreszeit viel Obst und Himbeeren gibt, die verfaulen, weil man sie nicht alle aufessen kann, besteht noch mehr Grund dafür, daß jede Hausfrau im Sommer einige Kilogramm Himbeeren für jedes Familienmitglied trocknet und für den Winter und die erste Frühlingshälfte aufbewahrt, wo keine frische Nahrung vorhanden ist.

Die Himbeerblätter enthalten Tannin, Flavonoid, Vitamin C und organische Säuren. Sie werden als Adstringentia gegen Durchfall verwendet. Außerdem sind die Blätter ein Bestandteil des Brusttees. Läßt man die Himbeerblätter gären, verbreiten sie einen angenehmen Geruch, ähnlich dem russischen Tee. Aus dem Grund benützte man sie früher als Ersatz für russischen Tee. Oft mischt man Himbeer-, Brombeer-, Erdbeer-, Trauben- und Ribiselblätter und läßt sie gären. Das sind »Kriegs- oder Armentees«. (Siehe Tafel XIII)

HIRTENTÄSCHELKRAUT *(Capsella Bursa-pastoris L. Med.)*

Drogenname: Herba Bursae pastoris

Als ein lästiges Unkraut ist es überall auf Äckern, an Wegrändern und auf Rasen anzutreffen. Die fiederspaltigen langen Blätter sind in Bodennähe angeordnet. Der Stengel ist aufrecht und in seiner ganzen Länge verzweigt. Am Ende einzelner Stengel entwickeln sich unansehnliche kleine Blüten, aus denen dreieckige Schötchen entstehen.

Das ganze Kraut ohne Wurzel über den ganzen Sommer sammeln. Dabei die Pflanze mit einem Messer in Bodennähe abschneiden. Auf luftigen Dachböden schattig trocknen. Während des Trockenvorganges darf die Pflanze ihre Farbe nicht verändern, sonst ist sie unbrauchbar.

Heilanzeigen: Erkrankungen des Harnapparates und der Verdauungsorgane ferner bei zu starker Menstruation, Gebärmutter-, Magen-, Darm- und Nasenblutungen. Die Heilkraft des Krautes besteht in seiner zusammenziehenden Wirkung: es ist blutstillend, wo auch immer im Körper und schadet nicht. Dr. Gostuski empfiehlt nach dem Rezept von Dr. Leklerk einen flüssigen Brei aus dem Kraut zuzubereiten und 10 Tage hindurch täglich 2 Teelöffel davon einzunehmen.

Die Pflanze erhöht den zu niedrigen Blutdruck. Durch irgend einen Pilz wird das Heilkraut befallen, rollt sich zusammen und wird weiß, als ob es mit Kreidepulver bedeckt wäre. Man behauptet, daß es gerade dadurch am heilwirksamsten ist. Die jungen Blätter kann man im Frühjahr als Salat zubereiten.

Als blutstillendes Heilmittel: 8 bis 10 Eßlöffel zerkleinertes Hirtentäschelkraut mit 1 Liter kochendem, starkem Naturwein übergießen und 10 bis 15 Minuten zugedeckt sieden lassen. Danach noch eine Stunde zugedeckt ziehen lassen. Dieses Mittel hilft bei allen Arten von Blutungen. Noch wirksamer ist das Heilkraut, wenn man es zu gleichen Teilen mit Zinnkraut mischt: 1 Eßlöffel der Mischung mit etwas mehr als ¼ Liter Wasser 2 bis 3 Minuten sieden lassen. Dreimal täglich eine Tasse davon trinken. (Siehe Tafel XXIII)

HOPFEN *(Humulus lupulus L.)*

Drogenname: Glandulae Lupuli

Bei uns wird sehr viel Hopfen in Vojvodina und Slowenien angebaut, man findet ihn aber auch in Slawonien und anderen Gebieten. Seine bis sechs Meter langen Ranken winden sich um die dafür gestellten Stangen empor. Die Blätter sind drei- bis fünflappig und rauh. Den Hopfen schmücken leichte, trockene Zapfen, die sich aus den männlichen Kätzchen auf den weiblichen Pflanzen entwickeln.

Hopfenzapfen sind vor der Reife zu sammeln und auf warmen Dachböden zu trocknen. Zum Tee 1 Eßlöffel auf ½ Liter Wasser nehmen und dreimal täglich eine Tasse vor dem Essen davon trinken.

Hopfen eignet sich zur Heilung folgender Krankheiten: Nierenentzündung, Leber- und Milzerkrankungen, kranke Gallenblase und Wechselfieber. Ferner ist der Hopfen appetitanregend, schlafördernd, nervenberuhigend, harn- und schweißtreibend. Im Frühjahr kann man junge Sprossen wie Spargel zubereiten. Laut Dr. Gostuski wirken die mit Hopfen gefüllten Pölster günstig auf den Blutkreislauf.

Die Pflanze enthält ätherische Öle, Gerbstoffe, Harze, Cholin, Bitterstoffe und das narkotische Alkaloid Hopein. Einmal täglich eine Messerspitze pulverisierte Hopfenzapfen bei Lähmung, Krämpfen im unteren Teil des Bauches, Schlaflosigkeit und ähnlichen Erkrankungen davon einnehmen.

Das ganze Kraut enthält ätherische Öle und ist wegen seiner harntreibenden Wirkung und als Mittel gegen Blähungen sehr wertvoll. Besonders nützlich ist der Hopfen bei alten Leuten, die unter Harnausscheidungsbeschwerden leiden. Der Same ist wirksamer als Wurzel und Blätter. (Siehe Tafel VII)

HUFLATTICH *(Tussilago farfara L.)*

Drogennamen: Folia et Flores Farfarae

Er kommt in großen Mengen auf Lehmböden, an Bächen, neben Ziegelbrennereien, in Gräben und auf Kanalböden vor. Blütezeit: März und April. Der blätterlose Stengel trägt goldgelbe Blüten, die ein angenehmes Aroma verbreiten und süßlich schmecken. Die während der Blütezeit entfalteten Blütenkörbe ohne Stengel sammeln. Ältere Blüten mit veränderter oder in der Mitte dunklerer Farbe sind wertlos. Die Blüten schattig auf warmen Dachböden oder in der Nähe des Ofens bei künstlicher Wärme von 30° C trocknen. Blätter, die sich viel später entwickeln, sammelt man von Mai bis Juli. Die Blätter ohne Stengel sammeln und an der Sonne trocknen. Trockene Blätter müssen ihre natürliche grüne Farbe beibehalten. In Säckchen trocken aufbewahren.

Die Blätter und Blüten heilen Lungenerkrankungen, Asthma und Husten. Sie sind schweißtreibend und blutreinigend.

Einen Eßlöffel Heilkraut mit ¼ Liter kochendem Wasser überbrühen und 10 bis 15 Minuten zugedeckt ziehen lassen. Dann abseihen, mit Honig süßen und mit Zitronensaft abschmecken. Dreimal täglich eine Tasse davon trinken. Dieser Tee reinigt die Lunge und heilt die Grippe. Einige französische Ärzte betrachten ihn als ein spezifisches Heilmittel gegen Skrofulose. Mit etwas Nußblättern gemischt ist der Tee besonders wirkungsvoll. Diese Teemischung kann man in der angegebenene Menge auch mit Weißwein sieden und mehrmals täglich ein Gläschen davon trinken. Bei geschwollener Gebärmutter taucht man in den Tee sterilisierte Watte und legt sie auf die kranke Stelle.

Die Pflanze enthält Schleimstoffe, das bittere Glykosid, Insulin, Gallensäure, Gerbstoffe, Chaolin, Apfel- und Weinsäure und Phytosterin. (Siehe Tafel XXI)

ISLÄNDISCHES MOOS *(Cetraria islandica L. Achar.)*

Drogenname: Lichen islandicus

Es wächst in den Wäldern höher gelegener Gebirgsgegenden: Bosnien, Montenegro, Slowenien und in anderen Gebieten. Es ist eine niedrige Strauchflechte, die im frischen Zustand zähe und lederartig ist. Der Thallus ist auf der lichtgekehrten Seite olivgrün und auf der Unterseite graugrün mit weißen Flecken und stellenweise rötlich. Getrocknet wechselt er die Farbe. Es ist ein blatt-, wurzel- und geruchloses Gewächs, das einen bitteren Geschmack hat. Membranähnliche, verwachsene Blätter schmarotzen auf der Wurzel anderer Pflanzen.

Sammelzeit: Mai bis September. Im Schatten zum Trocknen auslegen und trocken aufbewahren.

Wird als Lungentee viel verwendet. Außerdem ist er appetitanregend. Das Moos 6 bis 8 Stunden im Wasser vorweichen und in derselben Flüssigkeit so lange kochen, bis sie schleimig wird. Danach abseihen, 1 Eßlöffel gemahlenen Anis und 2 Eßlöffel echten Bienenhonig hinzufügen. Mehrmals täglich eine kleine Tasse davon trinken.

Der so zubereitete Tee hat sich bei allen Entzündungen, Erkältungskrankheiten, Heiserkeit, Krampfhusten und Lungenkatarrh gut bewährt. Außerdem reinigt und stärkt er die Schleimhäute der Verdauungsorgane: Magen, Darm, Leber, Bauchspeicheldrüse und Harnblase. Ferner wirkt er bei Verdauungsstörungen, unregelmäßigem Stuhl, Magen- und Darmgeschwüren sowie bei Zuckerkrankheit heilend. Besonders ist der Tee bei schwangeren und nach der Entbindung geschwächten Frauen angezeigt. Man verabreicht ihn auch Rekonvaleszenten und Kindern. Zweimal täglich eine kleine Tasse schluckweise davon trinken.

Isländisches Moos belebt und regt die Gedärme an. Zur Vermehrung der roten und weißen Blutkörperchen den Tee folgendermaßen zubereiten: Einen Eßlöffel Moos in ¼ Liter Wasser 5 Minuten lang brühen und dreimal täglich kalt ½ Stunde vor dem Essen trinken. Ferner benützt man das Moos gegen Husten und Darmkoliken. Als Sirup: 20 g Moos in ca. ¼ Liter Wasser einige Stunden stehen lassen und abseihen. Über den Rest noch ¼ Liter Wasser gießen und wieder einige Stunden stehen lassen. Danach beide Flüssigkeitsmengen vermischen und mit Honig so lange brühen, bis das Ganze sirupartig dick wird.

Isländisches Moos enthält 70% Stärke, 2% Bitterstoffe, Glykoside, Zucker, Cetrarsäure und andere Substanzen in bestimmten Mengen.

JOHANNISKRAUT, Johannisblut, Wundkraut, Liebfrauengras

(Hypericum perforatum L.)

Drogenname: Herba Hyperici

Man begegnet diesem Kraut auf Weiden, an Straßenrändern, auf verwildertem Boden usw. Eine aufrechte Pflanze mit nach oben stark verästelten Stengeln kann bis zu 70 cm hoch werden. Kleine stengellose, gegenständige, eiförmige Blätter. An der Stengelspitze befinden sich in Trugdolden angeordnete goldgelbe Blütenstände.

Während der Blütezeit von Juli bis September den oberen Teil des blühenden Krautes sammeln. Unter der Hälfte ihrer Höhe abschneiden, um eine bessere Heilwirkung im Tee zu erzielen. Im Schatten und auf Dachböden trocknen und in Säckchen aufbewahren.

Als Tee gegen Leber-, Nierenkrankheiten, Wassersucht, Nierensteine, Durchfall, Appetitlosigkeit, zu Nerven- und Knochenmarkkräftigung. Ferner fördert dieser Tee den Schleimauswurf.

Zum Tee gewöhnlich 1 Eßlöffel mit ¼ Liter Wasser aufwallen lassen und vom Herd nehmen. Zwei- bis dreimal täglich eine Tasse davon vor dem Essen trinken. Besonders bei unfreiwilligem Harnlassen.

Bei Schwellungen, Verrenkungen, rheumatischen Schmerzen in den Gelenken und Kreuzschmerzen folgenden Tee zubereiten: 2 Eßlöffel in ¼ Liter Wasser 12 bis 16 Stunden stehen lassen und über längere Zeit hindurch eine kleine Tasse mit etwas Honig gesüßt trinken. Das hilft bei allen inneren Krankheiten. Hautwunden und -ausschläge bei Kindern und Erwachsenen mit Johannisöl bestreichen. Zubereitung: In eine 1-Liter-Flasche 4 Eßlöffel nicht entfaltete Knospen geben und ein wenig welken lassen. Dann ½ Liter feines Olivenöl hinzufügen, die Flasche verschließen und 6 bis 8 Wochen an einem warmen Ort stehen lassen. (Siehe Tafel VIII)

KALMUS, Deutscher Ingwer, Magenwurz *(Acorus calamus L.)*
Drogenname: Radix Calami

Man findet ihn in Bächen, Sümpfen und stehenden Gewässern. Die Pflanze kann bis über einen Meter hoch werden. Blütezeit: Juni bis August. An der Seite des Stengels bildet sich ein blühender, langer, gekrümmter Kolben mit sehr dichten, kleinen grünlich-gelben Blüten. Aus dem langen, sehr verzweigten Wurzelstock wachsen schlanke, schwertförmige Blätter. Die Pflanze ähnelt der Sumpfschwertlilie.

Wurzel im Frühling oder Spätherbst sammeln. Gut waschen, längsspalten, warm trocknen und trocken aufbewahren.

Kalmus heilt die Leber, Verdauungsorgane, Darmerkrankungen und beschleunigt den Auswurf von Nierensteinen. Wurzel in Schnaps weichen lassen und damit den Mund spülen. Das festigt das Zahnfleisch. Zur Herstellung von Likör wird Kalmus dem Schnaps beigemischt. Jedenfalls ist es sehr gesund, ein kleines Gläschen Schnaps, in dem Kalmus eingeweicht war, zu trinken.

Die Kalmuswurzel ist harntreibend, appetitanregend und beruhigt Herzklopfen. Als Tee dient sie zur Lungendesinfektion und als Mittel gegen Blähungen. Zu diesem Zweck einen Eßlöffel zerkleinerte Wurzel mit ¼ Liter kochendem Wasser überbrühen und zugedeckt 10 bis 15 Minuten ziehen lassen. Danach abseihen und dreimal täglich eine Tasse vor dem Essen davon trinken. Bei einer Magenerkrankung eine Mischung aus gleichen Teilen Kalmuswurzel und Ackerschachtelhalm herstellen.

Die Kalmuswurzel enthält Glykoside, ätherische Öle, Acorin, Alkaloide, Stärke und Spuren von Cholin. Im Haushalt kann man mit der Kalmuswurzel Zimt ersetzen.

KAMILLE *(Matricaria chamomilla L.)*
Drogenname: Flores Chamomillae vulgaris

Die Kamille wird bei uns in großen Mengen gezüchtet. Man führt auch sehr viel aus. Wild wächst sie in der Nähe der besiedelten Gebiete, aber auch auf verwüstetem Boden, Getreidefeldern und an Wegrändern. Der verästelte Stengel der Kamille wird bis zu ½ m hoch und trägt schmale, gefiederte Blätter. Die Blütenköpfe wachsen vereinzelt. Schneidet man ein Blütenköpfchen durch, verbreitet es einen angenehmen Geruch. Von innen ist es hohl. Blütezeit über den ganzen Sommer.

Nur Blüten ohne Stengel sammeln. Im Schatten auf Leintüchern ausgebreitet auf warmen Dachböden trocknen. Getrocknete Kamille muß ihre natürliche Farbe beibehalten. Die Kamille ist eine der ältesten Heilpflanzen in unserem Haushalt. Sie ist schmerz- und krampflindernd, reguliert die Verdauung und heilt den Magen. Ferner ist die Pflanze ein gutes Gurgelmittel. Anstelle von Muttermilch kann man Säuglingen einen schwachen Kamillentee verabreichen. Die Kamille hat sich bei Kopf- und Kreuzschmerzen gut bewährt. Noch wirksamer ist der pulverisierte Tee: ½ Teelöffel mit Zucker und Wasser wie Aspirin einnehmen. Erwachsene nehmen einen starken Kamillentee: 2 Eßlöffel Blüten mit ¼ Liter kochendem Wasser überbrühen und eine Stunde zugedeckt ziehen lassen. Danach abseihen und nach Belieben gesüßt warm davon trinken. Der so zubereitete Tee ist schmerzlindernd. Die Blüten auf keinen Fall kochen, da sonst die ätherischen Öle verdampfen und sie wertlos sind. (Siehe Tafel XXVII)

KAPUZINERKRESSE *(Tropaeolum majus L.)*

Drogenname: Herba Nasturtii indici

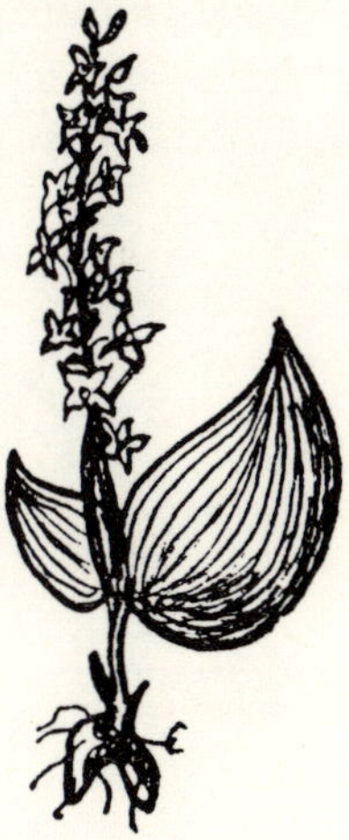

Sie kommt in lichten, sonnigen Buchenwäldern und Fluren vor. Sie hat breite, eiförmige – ähnlich dem Breitwegerich – eingebogene Blätter mit vielen geraden Blattadern. Die kurzgestielten Blätter wachsen aus dem Wurzelstock. Im Frühling entspringt aus demselben ein bis zu 15 cm hoher Stengel, der an der Spitze eine Ähre schöner, weißer Blüten trägt. Blütezeit: Juni bis Juli.

Während der Blütezeit Blätter und Blüten sammeln und im Schatten trocknen. Reife Samen im frühen Herbst verwenden.

Die Kapuzinerkresse enthält Schwefelöl, das bei Lungenerweiterung und eitrigen Lungendrüsen zu benützen ist. Sie fördert auch den Schleimauswurf. Als Alkoholtinktur dreimal täglich einen Teelöffel mit etwas Wasser verdünnt nehmen. Die Pflanze ist harntreibend und regt die Lebenskraft an. Dazu ist sie sehr empfehlenswert. Äußerliche Anwendung gegen Hautkrankheiten. Gegen Haarausfall je fünf Eßlöffel Blätter und Samen der Kapuzinerkresse, Brennesselblätter und Buchsbaumblätter zerkleinern, mischen und mit ½ Liter 40%igem Alkohol in einer Flasche 3 Wochen stehen lassen. Täglich einmal durchschütteln. Dann durch Drücken abseihen. Das Heilmittel in die kahlen Kopfhautstellen einreiben und nach einer Stunde den Kopf mit lauwarmem Wasser waschen. 3 Wochen lang jeden zweiten Tag den Vorgang wiederholen.

KIRSCHE *(Prunus avium L.)*

Drogenname: Stipites Cerasorum

1 Teelöffel Kirschenstengel in ¼ Liter Wasser oder Milch 1 bis 2 Minuten sieden. Dieses Heilmittel hat sich bei Nierenentzündung und -steinen sowie Harnsperre gut bewährt. Außerdem ist es harntreibend.

KLATSCHMOHN *(Papaver rhoeas L.)*

Drogenname: Flores Rhoeados

Mit seinen grellroten Blüten ist der Klatschmohn schon aus der Ferne auf unseren Getreidefeldern, an Wegrändern, auf Eisenbahndämmen und Brachäckern zu sehen. Der als Unkraut wachsende Klatschmohn ähnelt dem angebauten sehr, nur ist er etwas kleiner. Die Pflanze ist sehr bekannt und eine ausführliche Beschreibung erübrigt sich daher. (Siehe Tafel XXVIII)

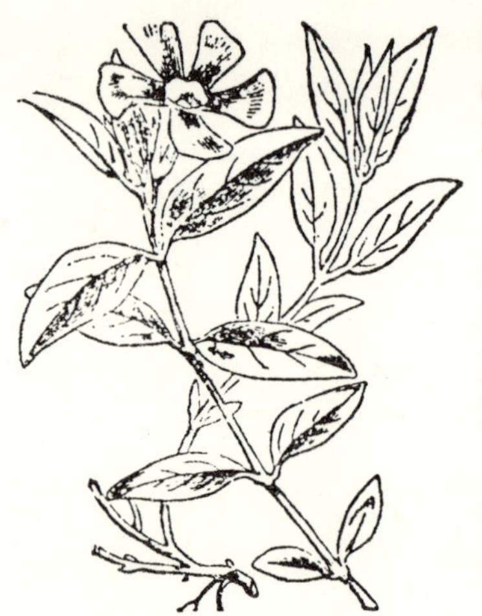

KLEINES IMMERGRÜN

(Vinca minor L., Vinca major L.)

Drogenname: Folium Vincae

Es ist in Parkanlagen, auf Friedhöfen, in Gärten und in Zierhecken als niederer Strauch anzutreffen. Die immergrünen Blätter im Frühling sammeln und bei künstlicher Wärme trocknen.

1 Eßlöffel Blätter in ¼ Liter Wasser zwei Minuten brühen. Der Tee hilft bei Lungenkrankheiten, besonders bei Blutungen, Hämorrhoiden, Magenkatarrh

und -erweiterung. Außerdem baut er die Schleimhäute auf. Man kann ihn auch pulverisiert einnehmen: Zweimal täglich ½ Teelöffel verabreichen. Das Kleine Immergrün ähnelt stark dem Buchsbaum. Daher muß man sehr aufpassen, daß man es mit ihm nicht verwechselt, obwohl auch dieser als Heilmittel verwendet wird. Dieses Gewächs reguliert die Menstruation. (Siehe Tafel XXXI)

KOLBEN-BÄRLAPP, Schlangenmoos, Erdmoos, Wolfsklaue, Wolfsranke, Löwenfuß, Hexenkraut, Drudenfuß

(Lycopodium clavatum L.)

Drogennamen: Lycopodii Sporae, Herba Lycopodii

Kommt auf Heide und in lichten Gebirgswäldern vor. Es ist eine immergrüne am Boden dahinkriechende Pflanze, gabelig verzweigt und mit kleinen, nadelartigen Blättern (moosähnlich) bewachsen. Aus den liegenden Sprossen entwickeln sich senkrechte Stengel, die an der Spitze je zwei gabelige »Fruchtähren« (Sporenblätter) tragen. Das als Sporen bezeichnete gelbe Pulver haftet an den Gegenständen und schwimmt an der Wasseroberfläche, ohne unterzutauchen. Dieses Pulver sammelt man und verwendet es in Form von Tabletten bei Prellungen. Das Pulver ist geschmack- und geruchlos, leicht brennbar. Im August enthält es 50% fettes Öl, Alkaloide, Zucker, stickstoffhältige Substanzen u. a.

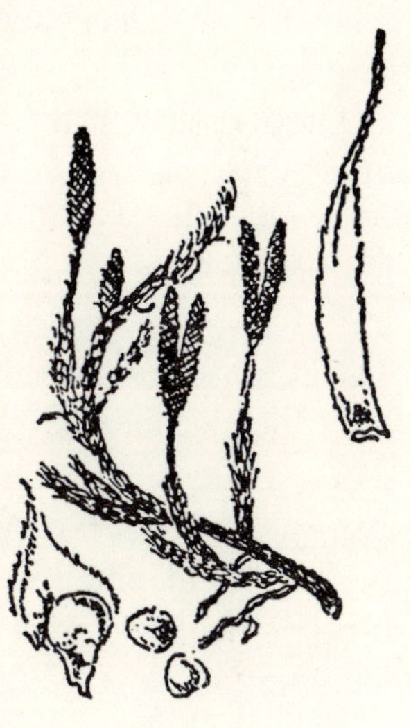

Blütezeit von Juli bis August. Das Pulver eignet sich besonders gut bei durch Urin verursachten wunden Hautstellen bei Kleinkindern. Man sprüht es auf.

Die Volksheilkunde verwendet das ganze Grün der Pflanze gegen Blasen-, Harnleitererkrankungen und Durchfall. Es empfiehlt sich, das Heilmittel in kleineren Mengen zu nehmen, da größere Dosen Störungen hervorrufen können.

Gegen Leberkrankheiten 2 bis 4 g Pulver mit Milch dreimal täglich einnehmen. Es hat sich ebenfalls bei Psoriasis (Schuppenflechte) und feuchten Ekzemen gut bewährt. (Siehe Tafel XXII)

KÖNIGSKERZE, Wollblume, Kerzenkraut *(Verbascum phlomoides L.)*
Drogennamen: Flores et Folia Verbasci

Die Pflanze kommt an Wegrändern, Bächen, auf verwilderten, steinigen Böden und auf Waldlichtungen mit sandigem Grund vor. Sie wird über einen Meter hoch und hat große, längliche, lanzettliche Blätter. Die ganze Pflanze schimmert silbrig und ist filzig. Große gelbe und sehr schöne Blüten entwickeln sich im oberen Teil des Stengels. Sie stehen in Büscheln und bilden Ähren und Sträußchen. Blütezeit: Juni bis August. Blätter und Blüten während der Blütezeit sammeln und im Schatten trocknen. Da getrocknete Pflanzen leicht von Würmern befallen werden und verderben, muß man das Trockengut in hermetisch verschlossenen Dosen oder Gläsern aufbewahren. Den Tee durch ein dichtes Sieb oder Tuch durchseihen, da die kleinen Härchen im Hals kitzeln.

Die Königskerze ist angezeigt bei Husten, Erkältungen, Heiserkeit und Rheuma. Außerdem ist sie, mit anderen Kräutern gemischt, schweißtreibend. Weitere Heilanzeigen sind Lungenkrankheiten, Hämorrhoiden, Leber-, Milzkrankheiten und Husten. 8 bis 10 g Blüten mit ¼ Liter kochendem Wasser überbrühen und zweimal täglich eine Tasse davon trinken. Noch wirksamer ist es, die Kräuter mit kochender Milch aufzugießen und mehrmals täglich eine Kaffeetasse davon zu trinken. Das wendet man bei Gelbsucht und Harnsperre an. Bei Wunden zwei Minuten in Milch kochen und Umschläge damit machen. Bei Asthma zu gleichen Teilen Königskerze, Holunder, Eibischwurzel und Huflattichblätter mischen und 1 Eßlöffel mit ¼ Liter kochendem Wasser übergießen. Das hilft auch bei hartnäckigem Husten.

Neben anderen Substanzen enthält die Königskerze Saponine, ätherische Öle, Zucker, Fette und Schleimstoffe.

KORIANDER *(Coriandrum sativum L.)*
Drogenname: Fructus Coriandri

Der Koriander wächst in vielen Ländern Europas und Asiens als Unkraut. Seine Heimat ist Mittelasien und die Länder des Mittelmeergebietes. Der Stamm wächst bis zu 50 cm und ist sehr verzweigt. Am Stengelende sind die zahlreichen weißen oder rosaroten Blüten in Dolden angeordnet. Blütezeit von Juni bis August. Die ganze Pflanze, und besonders die grüne Frucht, riecht unangenehm nach Wanzen, wenn man sie zwischen den Fingern zerreibt (griechisch bedeutet »koris« Wanze), während reife und trockene Früchte ein angenehmes Aroma verbreiten und ein wenig scharf und süßlich schmecken. Der Koriander ist eine hervorragende Bienenweide und daher wird ihr Anbau sehr empfohlen. Die Nachfrage ist sowohl im In- als auch im Ausland sehr groß. (Siehe Tafel X)

Die Pflanze wird in der UdSSR, in Deutschland, England, Italien, Holland, Marokko, Ägypten, Indien, USA und auf Malta angebaut. Bei uns wird Koriander in Banat und Batschka angebaut. Während der beiden vergangenen Weltkriege hat man in Europa und bei uns sehr viel Koriander angebaut, da er als Pfeffer- und bis zu einem gewissen Grad auch als Zimtersatz verwendet wurde, weil man damals diese beiden Gewürze aus Indien nicht einführen konnte. Marokko allein führt jährlich drei Millionen Kilogramm aus.

Der Koriander wird genauso wie Kümmel und andere Doldengewächse angebaut. Die Saat erfolgt im März oder April in Abständen von 30 x 30 cm. Die Herbstsaat ist üppiger und intensiver, wird aber oft vom Frost vernichtet. Man soll auf ein Hektar 20 kg Koriander säen. Das Mähen erfolgt im Sommer vor Sonnenaufgang, solange noch der Tau vorhanden ist und vor der völligen Reife, damit das Sammelgut nicht schlaff wird. Auf einem Hektar kann man ca. 1400 kg Frucht ernten. Was den Boden betrifft, ist der Koriander nicht wählerisch, aber besser gedeiht er auf kalkhaltigem, durchlässigem, feinerdigem und warmem Boden an sonnigen Stellen. Er ist weniger empfindlich als der Anis, jedoch lehmige und saure Erde verträgt er nicht. Durch den Trockenvorgang verliert die Pflanze den Wanzengeruch und fängt an, angenehm zu riechen.

Die Korianderfrucht enthält bis zu 1% ätherische Öle, 13 bis 18% fette Öle und 16 bis 18% Eiweißstoffe. Das ätherische Öl enthält bis zu 70% Korianderol oder Linalol.

Das Korianderöl ist die Hauptquelle zur Gewinnung des Linalols. Das Öl enthält außerdem weitere Terpenderivate wie Pinen, Borneol, Limonen, Geraniol usw.

Das Öl gewinnt man durch die Destillation von unreifen Früchten, die einen unangenehmen Wanzengeruch verbreiten. Die Destillationsrückstände stellen ein hervorragendes Viehfutter dar, da sie 17% Eiweißstoffe und ca. 20% Fette enthalten.

In der Schulmedizin ist die Anwendung des Korianders unbekannt.

In den Präparaten Aqua carminativa und Spiritus aromaticus ist auch der Koriander enthalten. Etwas häufiger ist diese Pflanze in der Volksmedizin anzutreffen und am meisten in der Tierheilkunde als Karminativa, Stomatika, Antihysterika, Stimulatien und Digestiva. In größeren Dosen wirkt das ätherische Öl giftig, ähnlich wie das Fenchelöl, nur etwas schwächer. Es ruft eine Art Trunkenheit und einen tiefen Schlaf hervor. Es hat eine ähnliche Wirkung wie der Alkohol.

KORNBLUME *(Centaurea cyanus L.)*

Drogennamen: Radix, Fructus, Flores Cyani coerulei

Das ist eine sehr verbreitete Pflanze, die am meisten auf unsern Getreidefeldern, insbesondere Weizenfeldern, anzutreffen ist. Sie ist aufrecht, sehr verzweigt und wird bis zu 60 cm hoch. Die unteren Blätter sind gefiedert und die obrigen lanzettförmig. Die blauen Blütenköpfe entwickeln sich vereinzelt am Stengelende. Blütezeit von Juni bis Juli.

Blüten sammeln und im Schatten auf luftigen Dachböden trocknen. Das Trockengut in verschließbaren Behältern aufbewahren, da es sonst leicht verdirbt. Die Blüten müssen ihre natürliche Farbe beibehalten.

Als Tee hat sich die Kornblume bei Eierstockentzündung, Gelbsucht, Harnausscheidungsbeschwerden und Harnsperre gut bewährt. Ferner als Spülmittel bei entzündeten Augenlidern. Äußerlich als Umschläge auf Wunden legen. (Siehe Tafel XXII)

Die Kornblume enthält Gerb- und Schleimstoffe, Harze und Farbstoffe.

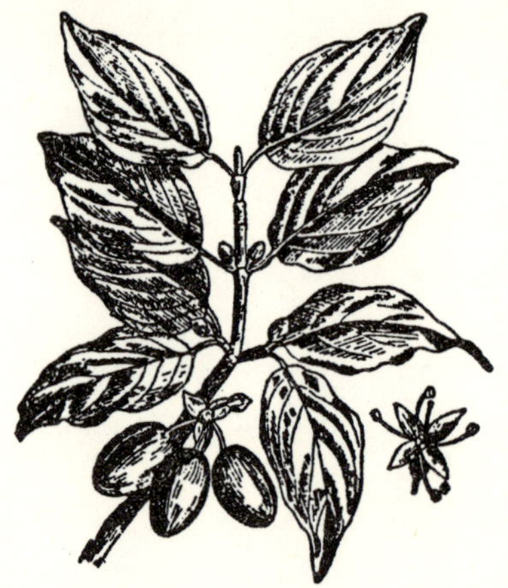

KORNELKIRSCHE *(Cornus mas L.)*

Drogenname: Fructus Cornus mascula

Die Kornelkirsche ist ein strauchiger Baum und wird auf trockenen, sonnigen und steinigen Abhängen wachsenden Laubwäldern bis zu 6 m hoch. Sie hat eiförmige und sehr spitze Blätter, die Ränder sind ungezähnt. Blütezeit: Anfang Frühling. Die gelben Blümchen blühen vor der Blattentfaltung auf. Der Baum trägt rote, längliche Steinfrüchte, die säuerlich aber angenehm schmecken. Reife Früchte und Baumrinde sammeln und an der Sonne oder bei mäßiger Wärme trocknen.

Als Tee gegen Darmkrankheiten, alle Arten von Durchfällen und Schüttelfrost anwenden. Unsere Hausfrauen kochen aus reifen Früchten eine schmackhafte Marmelade ein, pressen Obstsäfte und stellen Wein daraus her. Unser Volk brennt auch Schnaps aus den Früchten.

KREUZDORN *(Rhamnus cathartica L.)*

Drogenname: Fructus Rhamni catharticae

Er ähnelt sehr dem Faulbaum. Der Unterschied besteht darin, daß der Kreuzdorn an der Stengelspitze Dornen trägt. Als Heilmittel verwendet man die reifen, getrockneten Früchte.

KÜMMEL *(Carum carvi L.)*

Drogennamen: Fructus Carvi, F. Cumini

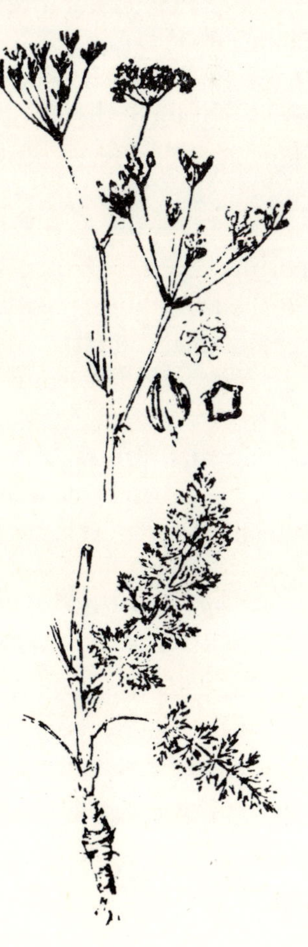

Bei uns wird der Kümmel nicht genügend verwendet. Er kann allen von Nutzen sein, insbesondere Kindern. Er beseitigt Beschwerden in den Verdauungsorganen. (Siehe Tafel IX)

Kümmel ist ein Karminativum und wird in Teeform als Digestivum (verdauungsförderndes Mittel), Diuretikum und als Galaktagogum (milchtreibendes Mittel für Wöchnerinnen) verabreicht. Bekannte Präparate sind Aqua carminativae, Spiritus Carvi u. ä. In größerer Menge wirkt das ätherische Öl giftig. Es wird mehr in der Tierheilkunde verwendet. Der Kümmel ist hauptsächlich ein Haus- und Volksmittel und insbesondere ein Gewürz, das man täglich dem Brot und verschiedenen Getränken in den westlichen Ländern Nord- und Mitteleuropas beimengt. Zur Likör- und Seifenherstellung benützt man Carvon und das carvonfreie Öl. In der Likörindustrie wird am meisten das Kümmelöl verwendet.

Gegen Blähungen und geblähtem Bauch 1 g gemahlenen Kümmelsamen zweimal täglich nach dem Essen einnehmen.

Der Kümmel wird oft zusammen mit anderen Drogen als Stomatikum und Karminativum verwendet. Vor allem mischt man ihn gern mit Anis, Fenchel, Kamille, Pfefferminze, Dillkraut und anderen angenehm riechenden und schmeckenden Drogen.

Bei uns und besonders in den östlichen und südlichen Gebieten ist der Gebrauch von Kümmel ziemlich unbekannt, was zu bedauern ist. Unsere Bergbewohner müßten den Kümmel anbauen, da wir ihn einführen müssen.

Die Araber kannten den Kümmel und wandten ihn auch an. Man nimmt an, daß er im 13. Jahrhundert nach Europa eingeführt wurde.

Da der Hauptbestandteil der Kümmelfrucht (man nennt sie im täglichen Leben fälschlich Samen) das ätherische Öl ist, das sich verschlossen in einer festen Membran befindet, ist es notwendig, jeweils vor dem Gebrauch die Frucht zu mahlen oder zu zerstoßen, um den Ölauszug zur Herstellung von Heiltees und anderen Heilmitteln zu ermöglichen. Genauso verfährt man mit ähnlichen Früchten, die ätherische Öle im inneren Sekretionsapparat enthalten. Den Kümmel darf man nur kurz vor dem Gebrauch mahlen, da sich das ätherische Öl beim Aufbewahren verflüchtigt und das Mehl erhitzt und somit nicht mehr heilkräftig ist.

In Nord- und Westeuropa, in Ländern, wo der Kümmel am meisten angebaut wird (der größte Lieferant des besten Kümmels ist Holland) und wo man ihn täglich als unschädliches, billiges und jedem zugängliches Heilmittel und auch als Gewürz anwendet, haben sich folgende einfache, aber nützliche Heilrezepte bewährt:

Zur Verdauungsförderung und gegen Bauchschmerzen, die durch angesammelte Blähungen verursacht sind

1. 50 g Kümmel und 50 g Fenchel mahlen oder zerstoßen und in einer Glasflasche verschlossen aufbewahren; bei Bedarf ½ Teelöffel mit etwas Pfefferminze nach dem Essen einnehmen.

2. 35 g Kümmel, 35 g Koriander, 35 g Anis. Alles andere wie unter 1.

3. 30 g gemahlener Kümmel, 30 g Fenchel, 30 g Zitronenmelisse und 10 g Pfefferminze mischen. Einen Eßlöffel davon mit ca. ¼ Liter

kochendem Wasser überbrühen, zugedeckt und lauwarm abseihen. Drei- bis viermal täglich 1 Tasse nach dem Essen trinken. Man kann nach Belieben süßen.

4. 25 g Kümmel, 25 g Fenchel, 25 g Tausendguldenkraut und 25 g Enzian vermischen und wie unter 3. zubereiten. Vor dem Essen ungesüßt trinken.

Chronischer Magenkatarrh

5. 25 g Kümmel, 25 g Eisenkraut, 25 g Kamillenblüten und 25 g Odermennig. Zubereitung wie unter 4.

Gegen Verstopfung

6. 30 g Kümmel, 30 g Fenchel, 30 g Kamillenblüten und 10 g Faulbaum gut vermischen. Einen Eßlöffel davon mit ca. ¼ Liter kochendem Wasser überbrühen und drei Stunden ziehen lassen. Danach abseihen und eine Tasse morgens und abend vor dem Essen davon trinken.

Zur besseren Harnausscheidung

7. 20 g Kümmel, 20 g Fenchel, 20 g Petersilie, 20 g Sellerie und 20 g Dillsamen vermischen. Drei Eßlöffel davon zu Pulver zerstoßen und mit ½ Liter kochendem Wasser überbrühen. Drei Stunden ziehen lassen und dann abseihen. Anstelle von Wasser mehrmals täglich eine Tasse davon trinken. Nach drei Tagen eine Pause von einem Tag einschalten und bei Bedarf wiederholen.

Bei Grippe, Erkältung und zur Schweißförderung

8. 30 g Kümmel, 30 g Holunderblüten, 30 g Lindenblüten und 10 g Stiefmütterchen (Viola tricolor).

KÜRBIS *(Cucurbita Pepo L.)*

Drogenname: Semen Cucurbitae

Es ist eine allseits bekannte einjährige Pflanze. Unser Volk züchtet den Kürbis als Viehfutter auf den Maisfeldern. Aus den Samen gewinnt man ein hervorragendes dunkles Kernöl. Da sie sehr viel Phosphorsäure, 25% fettes Öl, Phytosterin, Salizylsäure u. a. enthält, ist sie sehr heilwirkend. Ferner benützt man Kürbissamen als Wurmmittel, bei altersbedingter Prostatahypertrophie und Harnbeschwerden.

LAVENDEL *(Lavandula officinalis Chaix, Lavandula latifolia L. Vill.)*
Drogennamen: Oleum et Flores Lavandulae

Es ist eine von selbst hervorkeimende Pflanze. Sie wächst an trockenen, sonnigen Hängen in Dalmatien. Dieser Halbstrauch wird in Gärten gezogen und bis zu 60 cm hoch. Der unten verzweigte Stengel mit vierkantigen Zweigen trägt rosmarinähnliche, graugrüne Blätter. Die Drüsen befinden sich auf der Kehrseite des Blattes, das am Rand etwas umgerollt ist. Die Blütezeit ist im Sommer von Juli bis September. Die blauen Blüten bilden eine volle Blütenähre und verbreiten einen starken aromatischen Geruch. Sie schmecken bitter und scharf. Sprossen mit Blüten sammeln und schattig und luftig trocknen. In Säckchen aufbewahren.

Zum Tee 1 Eßlöffel mit ca. ¼ Liter kochendem Wasser überbrühen. Man kann den Tee zum Inhalieren benützen. Bei uns verabreicht man den Tee bei Herzschmerzen, Schwindel, schwachen Nerven, Kopfschmerzen, Blutandrang zum Kopf und bei Krämpfen. Er senkt die Temperatur, beruhigt und reguliert die Herztätigkeit.

Wirkungsvoller ist der Tee, wenn man ihn zu gleichen Teilen mit Kamillenblüten mischt: 2 volle Eßlöffel mit ca. ½ Liter kochendem Wasser übergießen und 10 Minuten zugedeckt ziehen lassen. Dreimal täglich eine Tasse schluckweise davon trinken.

Lavendel enthält viele für den Organismus nützliche Stoffe: Lynalyl, Borneol, ätherische Öle, Geraniol, Bitterstoffe u. a.

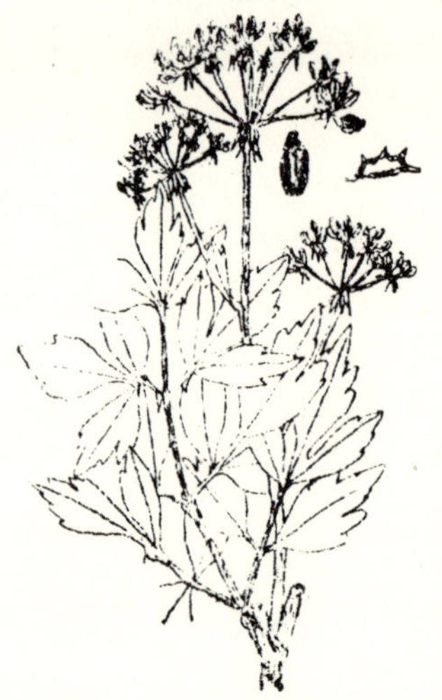

LIEBSTÖCKEL *(Levisticum officinale Koch)*
Drogennamen: Semen et Radix Levistici

Die Wurzel und die Frucht enthalten bis zu 1% ätherisches Öl, dessen Hauptbestandteil das Terpinöl ist. Ferner enthält das Öl Harze, Gummi- und Gerbstoffe, Zucker, Stärke und verschiedene Säuren. Die Blätter enthalten bis zu 100 mg/% Vitamin C.

Das Heilkraut wird als ein angenehmes, aromatisches und schadloses Diuretikum, Stomatikum und Karminativum (gegen Blähungen) angewandt. Oft mischt man Liebstöckel mit anderen Doldengewächsen zur Heilung der Verdauungs-, Harn- und Atemorgane.

Harnleiterentzündung: 20 g Liebstöckelwurzel, 20 g Birkenblätter, 20 g Bärentraubenblätter, 20 g Leinsamen und 20 g Bruchkraut. 2 Eßlöffel der Mischung mit ca. ¼ Liter kochendem Wasser überbrühen und 2 Stunden ziehen lassen. Danach abseihen auf dreimal über den Tag verteilt davon trinken.

Eine andere Volksbezeichnung: Badekraut. (Siehe Tafel XXIV)

LINDE *(Tilia grandifolia Ehrh., Tilia cordata Mill.)*

Drogenname: Flores Tiliae

Sie wächst in Wäldern und wird in Parkanlagen und Alleen angepflanzt. Die Linde kann bis zu 30 m hoch sein. Es gibt mehrere Arten, aber alle sind mehr oder weniger heilwirksam. Da die meisten Leute die Linde kennen, ist eine nähere Beschreibung überflüssig.

Blütezeit: Juni bis Juli. Die Blüten mit Deckblättern sammeln, die schön grün und ohne Rostflecken sein müssen. Sonst nur die Blüten während des Aufblühens sammeln, bevor sie alt werden und die Farbe verändern, da sie wertlos werden. Die getrockneten Blüten müssen ihre natürliche Farbe und einen angenehmen Geruch beibehalten. Schattig und luftig trocknen.

Lindenblüten heilen Erkältungskrankheiten und solche der Atemorgane. Sie sind schweiß-, harntreibend und stuhlfördernd. Ferner sind sie bei chronischem Husten, schmerzender Harnausscheidung, Nervenkrankheiten und Erschöpfung angezeigt. Außerdem sind sie blutreinigend. Lindenblüten enthalten ätherische Öle, Glykoside, Zucker, Gerbstoffe, Hesperedin, Gummi- und Schleimstoffe, sowie Harze und andere Substanzen.

Wer regelmäßig Lindenblütentee mit Honig trinkt, braucht Lungenentzündung und Erkrankungen der Atemorgane nicht zu fürchten: 2 Eßlöffel zerkleinerte Lindenblüten mit ¼ Liter Wasser überbrühen. Wenn der Kranke täglich 1 Liter Lindenblütentee trinkt, wird seine Harnblase gereinigt und seine Nerven werden sich beruhigen. Außerdem wirkt der Tee in diesem Fall gegen übermäßiges Schwitzen und Nierensteine. Es ist ganz gleich, ob man den Tee trinkt oder ihn als Badezusatz verwendet. Beim Baden dringt er durch die Poren ein und reinigt und heilt die Haut. (Siehe Tafel XI)

LORBEERBAUM *(Laurus nobilis L.)*

Drogennamen: Folia et Fructus Lauri

Der Lorbeerbaum wächst im Mittelmeergebiet und ist ein Immergrün. Seine Blätter werden bis zu 10 cm lang. Reibt man sie zwischen den Fingern, ergibt sich ein angenehmer Geruch. Getrocknete Blätter benützt man zum Würzen.

Der Lorbeer reizt Magen und Gedärme, daher ist er bei Magen- und Darmkrankheiten zu meiden. Die Beeren werden als Gewürz benützt, doch auch hier ist Vorsicht geboten.

LÖWENZAHN *(Taraxacum officinale Web.)*

Drogenname: Radix Taraxaci cum herba

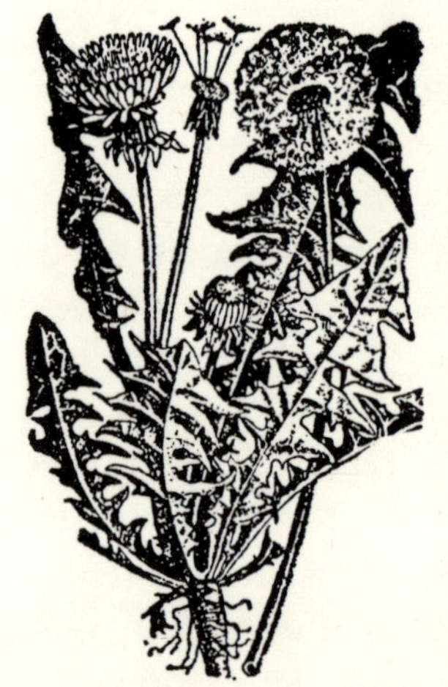

Die auf unseren Wiesen wachsende Pflanze kennt ein jeder. Unser Volk sammelt den Löwenzahn im Frühjahr und benützt ihn als Salat. Zu Heilzwecken im Frühjahr das ganze Kraut sammeln: Wurzel und junge Blätter mit Blütenkrone. – Holzige und faule Wurzeln soll man nicht für Heilmittel verwenden!

Das Sammelgut an der Sonne oder in einem warmen Raum trocknen. Vor dem Trocknen muß man die Wurzeln waschen und durchschneiden.

Zu Heilzwecken das ganze Kraut samt der Wurzel verwenden.

Als Tee wirkt das Kraut zusammenziehend, ist harntreibend und stuhlfördernd; es kräftigt den Magen, verbessert die Verdauung und heilt Hämorrhoiden.

Weitere Heilanzeigen: Schlaflosigkeit, Leber- und Milzerkrankungen, kranke Gallenblase, geschwollene Leber und Hautkrankheiten. Außerdem ist der Tee blutstillend, blutreinigend, fördert die Menstruation und entfernt die Steine.

Vor zu langer Einnahme ist zu warnen, da er sich auf die Verdauungsorgane schädlich auswirkt.

Der Löwenzahn enthält Insulin, Eiweiß- und Bitterstoffe, Wachs und andere nützliche Substanzen. (Siehe Tafel XIII)

LUNGENKRAUT *(Pulmonaria officinalis L.)*

Drogenname: Folia Pulmonariae

Die Pflanze ist überall in Wäldern, an Hecken, unter Gebüschen und an feuchten Orten anzutreffen. Die unteren Blätter sind groß, eiförmig und durch den langen Stengel zugespitzt, die oberen sind kleiner und stengellos. Das Gewächs kann bis zu 30 cm hoch sein und ist ganz behaart. Die Blätter sind mehr oder weniger hellgrün und gefleckt. Die verschiedenfarbigen in Sträußchen angeordneten Blüten im oberen Stengelteil blühen von März bis Juni. Sie sind trichterförmig.

Während der Blütezeit das ganze Kraut mit jungen Blättern ohne Wurzel sammeln und in dünnen Lagen schattig trocknen. Darauf achten, daß die Farbe beibehalten wird, sonst ist das Trockengut wertlos.

Als Tee eignet sich Lungenkraut bei Lungenkrankheiten, Husten, Beschwerden der Atemorgane, zur Blutreinigung und Wiederherstellung der physischen Kräfte.

Einen Eßlöffel Kraut mit ¼ Liter kochendem Wasser überbrühen und 10 bis 15 Minuten ziehen lassen. Danach abseihen und über den Tag verteilt mehrmals eine Kaffeetasse davon trinken. Der Tee ist noch wirksamer, wenn man ihn zu gleichen Teilen mit Eibisch und Spitzwegerich vermengt und mit echtem Bienenhonig süßt. Pulverisiertes Kraut eignet sich zum Besprühen alter Wunden.

Das Lungenkraut enthält Kalk, über 9% Schleimstoffe, Salze und Gerbstoffe. (Siehe Tafel XXI)

MAIGLÖCKCHEN *(Convallaria majalis L.)*

Drogennamen: Herba cum radicis, Flores, Rhizoma Convallariae

In Gärten gezüchtet, kommt aber auch in unseren schattigen Wäldern vor. Es wird bis zu 20 cm hoch, hat zwei lange, ovale Blätter und einen aus dem Wurzelstock treibenden dünnen Stengel, an dessen oberem Teil schöne, weiße und angenehm duftende Glöckchen angeordnet hängen.

Nach den beschriebenen Eigenschaften erkennt man das Maiglöckchen leicht. Blütezeit: Mai. Um diese Zeit die ganze Pflanze samt der Wurzel sammeln, auf warmen Dachböden oder in warmen Räumen trocknen und in Dosen aufbewahren. Gut verschließen, da sie leicht an der Luft verderben.

Vorsicht beim Einnehmen, da die Pflanze giftig ist! Nur nach ärztlicher Anweisung verwenden!

Zum Tee ½ bis ¾ Teelöffel mit ¼ Liter kochendem Wasser überbrühen und bei beschleunigtem Blutkreislauf einnehmen. Außerdem reguliert der Tee die Herztätigkeit und die Funktion der Herzaorta. Ferner wird er zur Anregung besserer Harnausscheidung und bei Lungenkrankheiten benützt. Kräftigt den ganzen Organismus, hilft bei Herzklopfen und steigert die Nierentätigkeit, um größere Harnmengen auszuscheiden.

Das Maiglöckchen enthält das Glykosid Convallatoxin, ätherische Öle, gelbe Farbstoffe, Kaliumoxalate, Wachs und in der Wurzel Asparaginsäure. (Siehe Tafel V)

MAIS *(Zea Mays L.)*

Drogenname: Stigmata Maydis

Die Maisgriffel sitzen an der Spitze des reifen Kolbens. Im Volksmund nennt man sie auch »Maisbart«. Man verwendet den Tee gegen Harnblasengrieß, Blutgefäß- und Herzerkrankungen sowie bei Zukkerkrankheit. Er lindert auch die Harnblasenschmerzen. Ferner ist er bei Nierensteinen und Bluthochdruck angezeigt.

1 Eßlöffel Maisgriffel in ¼ Liter Wasser 2 Minuten lang sieden.

Die Maisgriffel enthalten Chlorophyll, Phosphorsäure, Fette und andere Wirkstoffe.

Die Griffel vor der völligen Reife der Maiskolben pflücken, das heißt solange die Körner noch milchig sind. Schattig und luftig trocknen. So sind sie am heilwirksamsten, da sie Chlorophyll und andere Stoffe enthalten.

Weitere Heilanzeigen bei Rachitis, Husten, Rückenschmerzen und Bluterkrankungen. Dreimal täglich 1 Tasse Tee trinken.

MAJORAN, Dost, Deutscher Majoran

(Origanum majorana L., Origanum hortensis Moench)

Drogennamen: Herba Majoranae, Labiatae

Der Majoran ist ein Volksheilmittel, das wie die Pfefferminze innerlich angewendet wird. Äußerlich benützt man den Majoran als Heilsalbe oder als Alkoholtinktur wie Nervinum gegen Hautentzündungen und zur Wundbehandlung (Tannin und die bakterizide Wirkung des ätherischen Öles).

Bei uns und in anderen Ländern Europas wird der größte Teil der Droge bei der Wurstherstellung als aromatisches Gewürz verwendet.

Volksbezeichnungen: Meiran, Wurstkraut. (Siehe Tafel XII)

MALVE, Käsepappel *(Malva silvestris L.)*

Drogennamen: Folia Malvae, Flores Malvae

Sie kommt überall in der Nähe von Wohnsiedlungen, auf Brachäckern, in Gräben und zwischen Ruinen vor. Die nierenförmigen Blätter mit einigen Lappen sind am Rand gezähnt. Zwei bis vier rötlichviolette Blüten mit dunkelblauen Streifen wachsen aus den Blattachseln. Blätter und Blüten während der vollen Entfaltung sammeln und im Schatten trocknen. Das Trockengut in geschlossenen Behältern aufbewahren. Vor Feuchtigkeit schützen, da die Pflanze hygroskopisch ist. Wurzeln im Frühling und Herbst sammeln, gut säubern, waschen und längsspalten. Bei künstlicher Wärme trocknen.

Der Blüten- und Blättertee heilt kranke Verdauungsorgane und Husten und ist auswurffördernd. Er ist auch ein gutes Heilmittel gegen Hämorrhoiden, Geschwüre und Lungenkatarrh. Der Tee dient auch zum Gurgeln und als Augen- und Ohrenbad. Denselben Heilzweck erfüllt auch die Wurzel.

Die Malve enthält sehr viel Schleimstoffe und etwas Gerbstoff. Die Blüten enthalten aber ein Chlorid, das in Malvidin und Glukose verwandelt wird. (Siehe Tafel IV)

MEERZWIEBEL *(Urginea scilla L. oder Urginea maritima L. Baker)*

Drogenname: Bulbus Scillae

Sie ist in größeren Mengen in unserem Küstenland auf den Felsen Dalmatiens anzutreffen. Ich fand diese Zwiebel auch auf der Insel Loschinj. Die ziemlich große Zwiebel befindet sich teilweise über der Erde, ähnelt unserer weißen Zwiebel und riecht nach Porree. Die Blütentrauben befinden sich am Stengelende. Die Blätter sind länglich und lanzettlich wie bei der weißen Zwiebel. Die frische Meerzwiebel schadet unserer Gesundheit, daher nur trockene, pulverisierte Zwiebel einnehmen: Zweimal täglich eine Messerspitze davon einnehmen. Kindern darf man dieses Mittel nicht verabreichen.

Die pulverisierte Meerzwiebel wirkt wie Digitalis (Fingerhut) auf den unregelmäßigen Blutkreislauf und stärkt und heilt das Herz. Weitere Heilanzeigen: Chronische Nierenentzündung (im akuten Stadium darf man dieses Mittel nicht verabreichen!), Lebererkrankungen, Leberzirrhose und Bauchgeschwülste. Außerdem stärkt die Meerzwiebel die Herzmuskeln, ist harntreibend und fördert die Ausscheidung des Harnstoffes aus dem Blut.

MISTEL *(Viscum album L.)*

Drogennamen: Stipites, Folia Visci albi

Diesen strauchartigen Schmarotzer findet man auf den Stämmen der Obstbäume, insbesondere der Apfelbäume, Eichen und anderen. Ich fand ihn auch auf dem Weißdornstamm. Gelblichgrüne, immergrüne, ovale Blätter mit gelben Blüten und weißen Früchten, die einen klebrigen Saft enthalten.

Junge Zweige und Blätter sammeln, künstlich trocknen und trocken aufbewahren.

Der Misteltee wird gegen Epilepsie, Krämpfe, Arteriosklerose und Bluthochdruck verordnet. Als Pulver zweimal täglich eine Messerspitze oder ½ Teelöffel einnehmen. Mit Wasser, Wein oder zu den Mahlzeiten verabreichen. Ferner reguliert der Misteltee die Herztätigkeit und lindert Beschwerden der Wechseljahre. Außerdem verwendet man die Mistel in Form von kühlen Extrakten; 3 Stunden in warmem Wasser einweichen und ½ Teelöffel mit ¼ Liter kaltem oder lauwarmem Wasser einnehmen. Von der Menge die eine Hälfte morgens und die andere abends vor dem Schlafengehen verwenden. Man kann pulverisierten Tee, und zwar ⅕ eines Teelöffels einnehmen.

Die Mistel kann man verschiedenartig verwenden: Pulverisiert zwei Eßlöffel mit 1 kg Honig gut vermischen und 2 Teelöffel täglich davon einnehmen. Ferner mit Milch, Wein oder zu den Speisen beigemengt. Einen Teelöffel Pulver in ¼ Liter Wasser 8 Stunden stehen lassen, und schluckweise über den Tag verteilt davon trinken. Außer den angeführten Krankheiten regelt die Mistel den Stuhl, heilt ungesundes Blut (insbesondere bei Krebs), ist blutstillend, beruhigt die Nerven, heilt

Schlaflosigkeit und Ohrensausen. Zum Tee 2 Teelöffel mit ca. ¼ Liter kochendem Wasser überbrühen und zugedeckt einige Minuten stehen lassen. Morgens auf nüchternem Magen und eine Stunde nach dem Abendessen eine Tasse davon trinken.

Die Mistel enthält grüne Harze, dicke Öle, ätherische Öle, Viscin, Schleimstoffe, Gerbstoffe, Gummi, Säuren u. a. (Siehe Tafel VII)

MOHN, Garten- oder Schlafmohn *(Papaver somniferum L.)*

Drogenname: Papaveraceae

Die Mohnkapsel ist in der wissenschaftlichen Pharmazie und Medizin ein wichtiges Heilmittel und ein noch wichtigerer Rohstoff. Leere Kapseln sind spröde und eigroß mit vielen Scheidewänden. Sie können verschiedenförmig und verschieden groß sein: rundlich oder eiförmig länglich, kahl, graugrün oder aschgraù-bläulich.

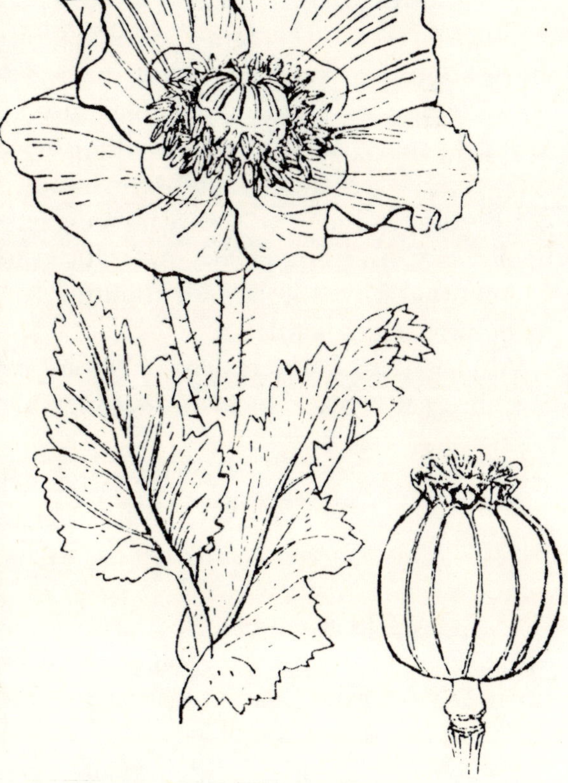

Am Scheitel tragen die Kapseln eine große, flache, rundliche, sitzende Narbe, die strahlenförmig gestreift ist und 10 bis 15 Zähnchen trägt. Unter der Narbe befinden sich manchmal ca. 10 Löcher.

Der Mohn schmeckt unangenehm und bitter. Die Kapseln, die keinen bitteren Geschmack haben, sind wertlos, weil sie von der reifen Pflanze stammen, die keine Alkaloide hat.

Je reifer man die Kapseln erntet, desto weniger Opiumalkaloide besitzen sie. Sie weisen nur noch gegen 0,02% Alkaloide auf. Sonst findet man ca. 0,18 bis 0,28% Morphin, 0,04% Narkotin, etwas Papaverin, Narcein, Papaveramin und andere Opiumalkaloide. In den Kulturländern sind unreife Kapseln nur in Apotheken gegen Rezept erhältlich. In einigen Pharmakopöen sind sie zur Sirupherstellung noch erhältlich. Unreife Kapseln wirken ähnlich wie Opium. Die Mohnkapseln wirken beruhigend und schmerzlindernd. In Apotheken werden sie wie alle Gifte verschlossen aufbewahrt. (Siehe Tafel XII)

MUTTERKORN *(Secale cornutum, Fungus Secalis)*

Die Hauptbestandteile sind Ergotamin, Ergotoxin, Ergometrin und andere, ferner Amine Tyramin, Histamin und Azetylcholin.

Das Mutterkorn erhöht den Blutdruck, da es die Kontraktion aller Arterien hervorruft, indem es direkt auf ihre Wände wirkt. Wegen der uteruskontrahierenden Wirkung findet es in der Frauenheilkunde Anwendung. Es kann eine Fehlgeburt verursachen (Abortus). Das Mutterkorn hat sich auch zur Heilung verschiedener Gebärmutterblutungen (Metrarrhagie, Meorrhagie) bestens bewährt. Zur Bekämpfung der Blutungen in anderen Organen eignet sich das Mutterkorn nicht. In der Frauenheilkunde hat das Mutterkorn eine große Bedeutung.

Achtung! Mutterkorn ist giftig und darf nur unter ärztlicher Kontrolle verwendet werden.

Anmerkung: Mutterkorn hat eine große pharmakomedizinische und internationale Handelsbedeutung. (Siehe Tafel XXII)

NELKENWURZ *(Geum urbanum L.)*

Drogennamen: Rhizoma, Radix Caryophyllatae

Das Gewächs kommt in Gebüschen um Dörfer herum, in lichten Wäldern und auf schattigen Stellen vor. Der aufrechte Stengel ist 60 cm hoch. Ich fand die Pflanze sehr oft im Eichenwald in der Nähe von Bjelovar. Die Blätter sind langstielig und gelb. Der Stempel verwandelt sich nach dem Abfall der Blütenblätter in die Frucht, die mit rotbraunen Häkchen versehen ist.

Im Frühling und Herbst Wurzeln und sofort nach dem Aufblühen das ganze Kraut sammeln. Bei künstlicher Wärme trocknen.

Teezubereitung: 2 Eßlöffel Heilkraut mit ¼ Liter Wasser drei bis fünf Minuten brühen. Der Tee hat sich bei schwachen Magennerven, schlechter Darmfunktion, Bronchialkatarrh, Dysenterie und Leberkrankheiten sowie bei Rheuma und Kopfschmerzen gut bewährt.

Die Pflanze ist stuhl- und schweißtreibend und löst den Schleim. 10 g Wurzel in ¼ Liter Wasser einige Stunden weichen und danach auf der Herdplatte nur aufwallen lassen. Vom Herd nehmen und zugedeckt 10 Minuten ziehen lassen. Täglich 1 Tasse davon trinken.

Tinktur: 50 g Wurzel in ½ Liter starken Treberbranntwein zehn Tage stehen lassen. Davon dreimal täglich 6 bis 8 Tropfen mit etwas Wasser einnehmen. Tee und Tropfen helfen bei Magenbeschwerden, skrofuloseartigen Ekzemen, Hautflechten und Wunden. Den Tee kann man auch bei Mundfäulnis verwenden.

ODERMENNIG, Ackermennig *(Agrimonia eupatoria L.)*

Drogenname: Herba Agrimoniae

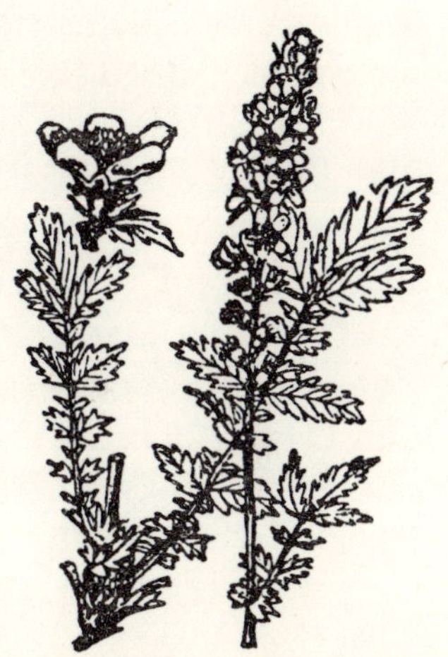

Die Pflanze wächst an sonnigen Stellen an Wegen und Rainen. Es ist ein aufrechtes, verzweigtes, bis zu 70 cm hohes Gewächs. Blütezeit: Juli bis September. Die kleinen gelben Blüten sind in langen Trauben um den Stengel selbst angeordnet. Die ganze Pflanze ist behaart und trägt gefiederte Blätter.

Das Heilkraut benützt man innerlich gegen Leberleiden, Magenkatarrh und Durchfall. Äußerlich verwendet man es gegen blutende Wunden, Nierenblutungen, Milzleiden, Haut- und Blutkrankheiten. Das pulverisierte Kraut mit Wein vermischt ist ein ausgezeichnetes Mittel bei Halsentzündung, Mundhöhlenerkrankungen, Gicht und Rheuma. Für Personen, die in ihrem Beruf sehr viel reden müssen und dadurch an trockener und entzündeter Kehle leiden, empfiehlt sich folgendes: 10 Eßlöffel klein geschnittene Blätter in 1 Liter Wasser auf ¾ Liter einkochen. Mit echtem Bienenhonig süßen und mehrmals täglich eine Tasse davon trinken.

Als Umschlag für offene, durch Krampfadern entstandene Wunden anwenden: 3 Eßlöffel Kraut mit ½ Liter kochendem Weißwein überbrühen, danach zugedeckt 20 bis 30 Minuten ziehen lassen. Vor dem

Umschlag die Wunde mit Lebertran behandeln. Alle zwei Stunden den Umschlag wechseln.

Zum Tee 1 Eßlöffel Kraut in einem Liter Wasser 4 bis 6 Minuten sieden und 10 Minuten zugedeckt ziehen lassen. Dreimal täglich 1 Tasse davon einnehmen.

Odermennig enthält etwas ätherisches Öl, genügend Gerbstoffe, Salze und einen Bitterstoff. (Siehe Tafel XIX)

ÖLBAUM *(Olea europaea L.)*

Drogennamen: Oleum Olivarum, Folia Olivae

Die Olive stammt wahrscheinlich aus Palästina oder Kleinasien. Sie verträgt keine allzugroße Entfernung vom Meer. Die Oliven haben für den Lebensstandard der dalmatinischen Bauern eine große Bedeutung. Das Olivenöl gehört nicht nur zu den hochwertigsten Ölen, sondern ist auch vielseitig verwendbar und heilwirkend. Es heilt den harten Stuhl, treibt Gallensteine aus, und dient außerdem als Grundlage verschiedener Salben, die Hautkrankheiten heilen. Es hemmt die Wirkung verschiedener Bakterien. Gegen Katarrh nimmt man 10 bis 15 Tropfen auf einen Würfel Zucker dreimal täglich vor dem Essen. Ein Eßlöffel Olivenöl, nüchtern genommen, durchblutet den Magen und stärkt die Verdauungsorgane. Gegen ansteckende Krankheiten täglich zwei Teelöffel davon einnehmen. Ferner senkt das Olivenöl das Fieber. Zur Linderung der Darmkrämpfe und Entstopfung der Gallenblase und Leber 100 bis 200 ml Olivenöl alle drei Stunden einnehmen. Das hilft auch bei Gallenkolik. Bei Bluthochdruck und Malaria viermal täglich davon einnehmen. Nach dem Öl etwas schwarzen Kaffee trinken, um den schlechten Mundgeruch zu beseitigen.

PFEFFERMINZE *(Mentha piperita L.)*

Drogenname: Folia Menthae piperitae

Da diese Pflanze selten verwildert anzutreffen ist, muß man sie anbauen. Sie bevorzugt einen leichten Lehmboden mit viel Feuchtigkeit und Wärme. Die Pfefferminze kann bis zu 70 cm hoch werden. Blütezeit: Juli bis August. Während der Blütezeit das ganze Kraut und den Sommer über die Blätter sammeln. Die Pflanze besitzt eiförmig zugespitzte, am Rand gesägte Blätter. Die Blüten sind rötlich-weiß und sprießen aus den Stengelknoten. Die ganze Pflanze verbreitet genau wie die Krauseminze einen intensiven Geruch nach Menthol.

Der Pfefferminztee wird empfohlen bei Verdauungsstörungen, Gallenerkrankungen und Kopfschmerzen. Er heilt Magenübersäuerung und verschiedene Blutkrankheiten. Ferner ist der Tee bei Krämpfen, Nervenübermüdung, Vergiftungen und Erbrechen angezeigt. (Siehe Tafel XX)

PFINGSTROSE, Päonie *(Paeonia officinalis L.)*

Drogennamen: Herba, Radix, Flores Paeoniae

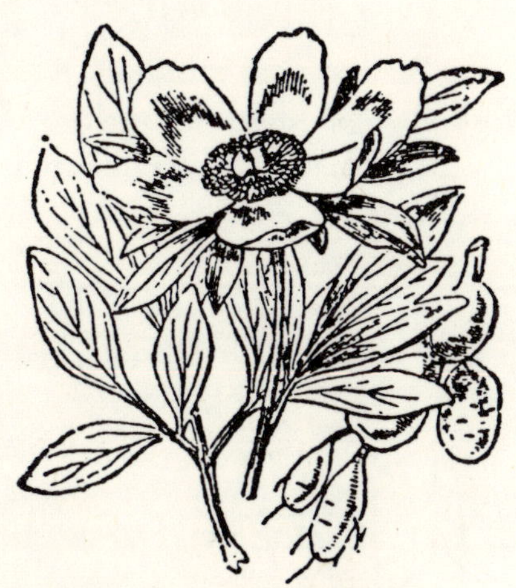

Die lateinischen Namen muß man genau verstehen, um den richtigen Teil der Pflanze zu gebrauchen: Herba = Gras, Radix = Wurzel, Flores = Blüte. Es könnte sonst passieren, daß der Verbraucher falsch einkauft.

Die Pfingstrose wird in Gärten gezüchtet, kommt aber auch verwildert vor. Sie trägt schöne, einzelne rote oder weiße Blüten. Blütezeit: Mai und Juni. Zu verwenden sind alle Pflanzenteile, am häufigsten aber Blüte und Wurzel. Der Blütentee heilt Epilepsie, Neuralgie, krampfartigen Husten und Harnblasenkrankheiten.

Vorsicht bei Dosierung, da größere Mengen schlimme Folgen haben können. Am besten unter ärztlicher Kontrolle einnehmen. Wurzelabsud zum Spülen eitriger Wunden und Geschwüre verwenden. Die verwilderte Pfingstrose hat den besseren therapeutischen Effekt.

Die Frucht im Mörser zu Pulver zerstoßen und zwei- bis dreimal täglich eine Messerspitze bei folgenden Krankheiten nehmen: Schwindel, nervliche Spannungen, Epilepsie, Herzkrankheiten, Wechselfieber und ähnliches.

4 bis 5 Eßlöffel zerkleinerte Wurzel in 1 Liter Wein 3 bis 4 Minuten brühen und 10 Tage stehen lassen. Bei Magenkrämpfen und durch Steine verursachten Schmerzen 6 bis 12 Tropfen mehrmals täglich einnehmen.

Wurzeltee: 3 Eßlöffel geschnittene Wurzel in 1 Liter Wasser 2 bis 4 Minuten brühen.

Die Wurzel enthält Alkaloide, Calciumoxalate, Gerbstoffe, Glykose, Sacharose, Schleim und Stärke. Die Wurzel wird meistens bei Nervenkrankheiten, Asthma, Neuralgie und Angstzuständen angewandt.

PORTULAK *(Portulaca oleracea L.)*

Stammt aus Asien, wo man ihn seit langem als Nahrungsmittel verwendet. In Südeuropa und auch auf der ganzen Welt ist die Pflanze als Unkraut bekannt oder sie wird in Gärten gezogen.

Es ist ein einjähriges, kriechendes Gewächs, dessen Stengel 10 bis 20 cm hoch wird. Es wächst auf Äckern, an Wegen und auf Mauern. Die Blätter sind rundlich oder länglich, dick, klein und weich. Die Blüten sind klein und gelb.

In Dalmatien verwendet man den Portulak als Salat, zu Suppen und als Zuspeise.

QUECKE *(Agropyrum repens L.)*

Drogenname: Radix Graminis

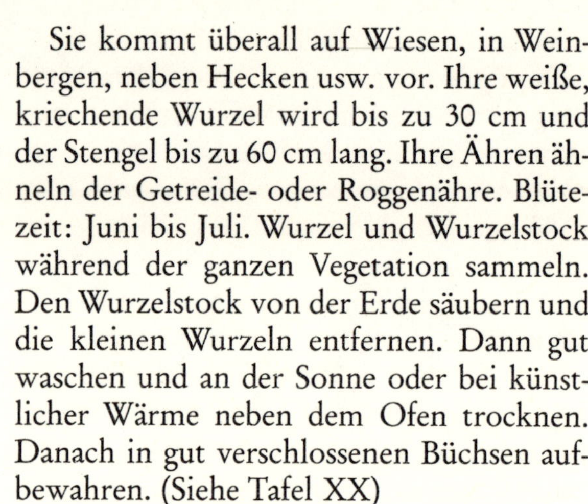

Sie kommt überall auf Wiesen, in Weinbergen, neben Hecken usw. vor. Ihre weiße, kriechende Wurzel wird bis zu 30 cm und der Stengel bis zu 60 cm lang. Ihre Ähren ähneln der Getreide- oder Roggenähre. Blütezeit: Juni bis Juli. Wurzel und Wurzelstock während der ganzen Vegetation sammeln. Den Wurzelstock von der Erde säubern und die kleinen Wurzeln entfernen. Dann gut waschen und an der Sonne oder bei künstlicher Wärme neben dem Ofen trocknen. Danach in gut verschlossenen Büchsen aufbewahren. (Siehe Tafel XX)

Als Blutreinigungstee: 3 Eßlöffel kleingeschnittene und im Mörser zerstoßene Wurzel in 1 Liter Wasser zugedeckt auf die Hälfte einkochen. 6 bis 8 Wochen hindurch dreimal täglich eine Tasse davon trinken.

Dieses Mittel hat sich zur Blutauffrischung und Nervenstärkung gut bewährt. Gleichzeitig heilt es verschiedene innere Entzündungen: Lungen-, Rippenfellentzündung, Schüttelfrost, Husten und Harnentleerungsbeschwerden. Ferner regt der Tee die Funktion der Magenschleimhaut, der Leber, Milz und Bauchspeicheldrüse an. Gute Erfolge hat man auch bei Weißfluß und Blutungen nach der Geburt erzielt. Ferner kann man den Queckentee bei Erkrankungen der Atemorgane (Asthma) und zur Nervenberuhigung verwenden. Vor zu langer Einnahme wird gewarnt, da die Nieren beeinträchtigt werden können.

QUENDEL, Feldthymian, Kuttelkraut *(Thymus serpyllum L.)*

Drogenname: Herba Serpylli

Kommt in großen Mengen auf sonnigen Hügeln, trockenen Wiesen, in Straßengraben und an Rainen vor. Aus dem unteren Teil des niederliegenden und holzigen Stengels wachsen aufrechte, bis zu 30 cm hohe Sprossen. Der Quendel hat kleine, eiförmige Blätter und purpurrote Blüten, die an der Spitze des Stengels einen Quirl bilden. Sie blühen über den ganzen Sommer und riechen stark und angenehm.

Das ganze Kraut ohne holzige Teile sammeln. Nicht brechen, sondern mit dem Messer schneiden. Auf luftigen Dachböden schattig trocknen.

Der Quendel ist ein wirksames Heilmittel bei Magenverstimmung, Lungenkrankheiten, Atembeschwerden, hartnäckigem Husten, Blutarmut, vermehrter Gallenausscheidung, Blasenkrankheiten, Angina, Nieren- und Frauenkrankheiten. Er wird auch bei Nervenschwäche und Neurasthenie empfohlen. Ferner erhöht Quendel die physische Kraft des Kranken, heilt Schwindel, Gelenksschmerzen und Skrofulose. Es empfiehlt sich, Kinder zur Nervenstärkung im Absud des Heilkrautes zu baden.

Zubereitung: 1 Eßlöffel Kraut mit ca. ¼ Liter kochendem Wasser überbrühen und zugedeckt 10 bis 15 Minuten ziehen lassen. Danach abseihen, nach Belieben mit Honig süßen und etwas Zitronensaft hinzufügen. Schluckweise über den Tag verteilt davon trinken. Der Tee hilft bei Husten, Bronchitis, Schlaflosigkeit, Lungenkatarrh, Migräne, Asthma, Durchfall, Blähungen, Magengeschwüren und Skrofulose.

Es gibt mehrere Arten von Quendel. Manche wechseln je nach dem Standort sowohl den behaarten Stengel als auch die Blätter. Eine Unterart hat ganz schmale kleine Blätter: sie riecht harzig und schmeckt aromatisch. Der Quendel enthält ätherische Öle mit Thymol, Carvacrol, Gerb- und Bitterstoffen. (Siehe Tafeln XI und XXVI)

Gegen Keuchhusten

1. 35 g Quendel, 35 g Deutscher Majoran (Origanum vulgare), 35 g Edelkastanienblätter und 10 g Spitzwegerich.

Die angeführten Kräuter mischen und 4 Eßlöffel dieser Mischung mit 1 Liter kochendem Wasser überbrühen. Sechs Stunden zugedeckt ziehen lassen, danach abseihen und nach Belieben mit Honig süßen. Stündlich 1 Eßlöffel davon einnehmen.

2. 25 g Quendel, 25 g Edelkastanienblätter, 25 g Spitzwegerich, 25 g Stiefmütterchen. Alles andere wie unter 1.

3. 40 g Quendel, 40 g Edelkastanienblätter, 10 g Holunderblüten, 5 g Sonnentaublätter und 5 g Huflattichblätter; Zubereitung wie unter 1.

4. 35 g Quendel, 35 g Edelkastanienblätter, 10 g Majoran, 10 g Pfefferminze und 10 g Huflattich; zubereiten wie unter 1.

5. 50 g Quendel, 20 g Huflattichblätter, 10 g Eibisch, 10 g Malve und 10 g Kohlrose (Rosa centifolia), alles andere wie unter 1.

6. 60 g Quendel, 10 g Leinsamen, 10 g Quittensamen, 10 g Rosenpappel und 10 g Klatschmohn; zubereiten wie unter 1.

7. 60 g Quendel, 30 g Eibisch und 10 g Salbei; Zubereitung wie unter 1.

8. Rauchinhalation: 30 g Quendel, 30 g Salbei, 30 g Zitronenmelisse und 10 g Stechapfel fein zerdrücken, vermischen und mit 10 g Kalium-nitrat (5%) und 10 g Kampfer befeuchten (besprengen). Sobald die Mischung trocken ist, gut verpacken, damit der Kampfer und ätherische Öle nicht verdampfen. 1 Eßlöffel der Mischung auf die Glut geben und einatmen.

Gegen Asthma

9. 30 g Quendel, 30 g Blüten und Blätter von Huflattich und 10 g Rosenpappel. Alles vermischen und wie unter 1. zubereiten.

10. 35 g Quendel, 35 g Origanum vulgare (Wilder Majoran), 10 g Huflattichblätter und 10 g Pfefferminze. Zubereiten wie unter 1.

11. 25 g Quendel, 25 g Huflattichblätter, 25 g Raute, 5 g Zitronenmelisse (Blätter und Blüten), 5 g Eisenkraut, 5 g Eibisch, 5 g Malve und 5 g Lavendel. Zubereiten wie unter 1.

RADIESCHEN *(Raphanus sativus L. subsp. Radicula)*

Drogenname: Radix Raphani

Diese Gemüseart heilt Verstopfung, verdorbenen Magen und Darmkrankheiten. Weitere Heilanzeigen: Appetitlosigkeit, verschiedene Hautflecken, Nieren-, Luftröhren- und Milzerkrankungen, Harnblasengrieß und -steine sowie Harnausscheidungsbeschwerden, verschiedene Hautpusteln und Würmer.

Zwei Eßlöffel Radieschensaft morgens auf nüchternem Magen und abends vor dem Schlafengehen einnehmen. Das Radieschen auf einem Reibeisen anreiben und durch ein feines Sieb passieren.

RAINFARN *(Tanacetum vulgare L.)*

Drogenname: Herba et Flores Tanaceti

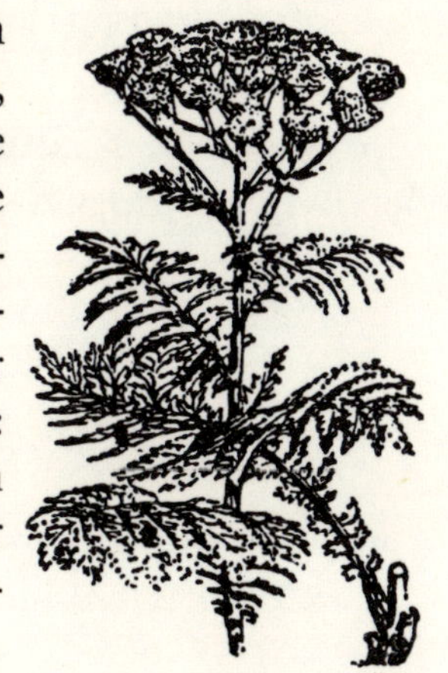

Der Rainfarn kommt in großen Mengen an Waldrändern, neben Hecken, an Bachufern, Feldrainen und an Wegrändern vor. Er ist eine aufrechte, kräftige Pflanze, die bis zu 1 m Höhe erreichen kann. Seine großen Blätter sind gefiedert und mehrfach eingeschnitten. Sie verbreiten einen bitterscharfen Geruch. Oft ist der Rainfarn an Friedhöfen anzutreffen. Blütezeit: Juli bis Oktober. Die kleinen gelblichen Blüten sind in Dolden angeordnet und haben in ihrer Gesamtheit die Form eines geöffneten Regenschirms.

Während der Blütezeit das ganze Kraut sammeln und schattig trocknen und verschlossen aufbewahren. Der Tee ist wurm- und schweißtreibend und stärkt den Magen. Anscheinend heilt er auch Nierenerkrankungen und lindert Harnentleerungsbeschwerden. In großen Mengen eingenommen, ist der Rainfarn giftig, daher nur unter ärztlicher Kontrolle anwenden.

3 bis 4 Tropfen Saft auf einen Würfel Zucker zweimal täglich einnehmen. Zum Tee 1 gestrichenen Eßlöffel Kraut mit etwas Wermut vermischt nehmen und in ½ Liter Wasser einige Stunden weichen (nicht kochen!) lassen. Von den pulverisierten Blüten nimmt man täglich 2 bis 3 g mit Marmelade, Milch oder Wein ein.

Der Rainfarn enthält Borneol, ätherische Öle mit Thujon, Harze, Glykosid, Tanacetin und andere Stoffe.

RHABARBER *(Rheum officinale Baill.)*

Drogennamen: Rhizoma et Radix Rhei

Er ist eine mehrjährige Pflanze. Aus der fleischigen Wurzel wachsen große Blätter. Rhabarber enthält sehr viel Vitamin C und kann die Zitrone ersetzen. Er ist mehr ein erfrischendes als nahrhaftes Gemüse. Gegart benützt man ihn bei Verdauungsstörungen. Nierenkranken ist der Rhabarber nicht zu empfehlen, da er die Nieren reizt.

Zu Heilzwecken Wurzeln alter Pflanzen sammeln.

RINGELBLUME *(Calendula officinalis L.)*

Drogenname: Flores et Herba Calendulae

Sie wächst in Gärten und auf Friedhöfen. Der Stengel ist erst im oberen Teil etwas stärker verzweigt. Das ganze Kraut ist mit kurzen, weichen Haaren bedeckt. Jeder einzelne Stengel endet mit einem großen, orangegelben Blütenkorb, dessen Hüllkelch nach innen gebogen ist. Die Pflanze ist ölig, klebrig und riecht unangenehm. Besonders die Blüten verbreiten einen intensiven Geruch. Die Blütezeit: Juni bis Oktober.

Während der Blütezeit Blütenblätter und das ganze Kraut sammeln. Am wertvollsten sind die Blütenblätter. Schattig auf warmen Dachböden trocknen.

Der Tee aus den Blütenblättern wird bei folgenden Krankheiten empfohlen: Gelbsucht, Nierenerkrankungen, Skrofulose, Blutarmut, allgemeine Schwächen, Harnentleerungsbeschwerden, Gebärmuttererkrankungen und zur Anregung der Menstruation. Außerdem heilt er Wechselfieber. Zur äußeren Anwendung: Als Umschlag bei Geschwüren, Erfrierungen und wunder Haut. Die Ringelblumensalbe heilt Geschwüre, Ekzeme und Skrofulose: Das ganze Kraut klein schneiden und mit Talg oder ungesalzenem Schweinefett vermischen.

Ein Ringelblumentee nach Kneipp: 10 g Ringelblume in ¼ Liter Wasser nur aufwallen lassen. Bei Magengeschwüren sechs- bis achtmal täglich einen Eßlöffel davon einnehmen. Dieses Mittel hilft auch bei geschwollener Leber und Milz sowie bei Gelbsucht. Bei skrofulosen Geschwüren und Drüsenverhärtung etwas Blüten und Blätter in Milch sieden und dreimal täglich eine Tasse davon trinken.

Die Ringelblume enthält Calendulin, ätherische Öle, Saponin, Salizylsäure und Bitterstoffe. (Siehe Tafel XVI)

ROSE *(Rosa gallica L.)*

Drogenname: Flores Rosae

Zu Heilzwecken verwendet man nur die Blütenblätter dieser Blume, die sich auf einem dornigen Strauch entfalten. Bei chronischem Durchfall bei Kindern Rosenextrakt aus Blütenblättern verabreichen: 2 bis 10 g täglich. Als Mundspülmittel und auch gegen Mundhöhlen- und Halsentzündung einen Aufguß aus 15 g Blütenblätter und einem Liter Wasser machen. Umschlag gegen Tränensäcke: 30 g Rosmarinblüten in einem Liter destilliertes Wasser 8 Tage weichen lassen. Danach abseihen und 30 ml Rosenwasser und 30 ml Treberbranntwein oder Schnaps (Slibowitz) dazu geben. Ein Tuch in diese Flüssigkeit tauchen und morgens und abends auf die Tränensäcke legen und 10 Minuten behalten. Einige Tage lang wiederholen.

ROSMARIN *(Rosmarinus officinalis L.)*

Drogennamen: Flores, Folia Rosmarini

Wird in Gärten gezogen, kommt aber auch verwildert in unserem Küstenland vor. Als Strauch kann der Rosmarin über 1 m hoch sein. Da die Pflanze allgemein bekannt ist, erübrigt sich eine besondere Beschreibung.

Die Blätter, Blüten und Sprossen vom Frühjahr bis zum Herbst sammeln und schattig auf Dachböden trocknen. Wegen des starken Aromas muß man den Rosmarin in gut verschließbaren Behältern oder Säckchen aufbewahren.

Als Tee heilt die Pflanze Katarrhe der Verdauungsorgane und ist schweiß- und harntreibend. Sie ist außerdem ein gutes Mittel gegen Blähungen. Rosmarin stärkt Magen, heilt Nieren-, Leber- und Herzerkrankungen, sowie Rheuma und Lähmungen. Bei Schwächegefühl oder Schwellungen in den Beinen: Rosmarinblätter im Alkohol (Spiritus) weichen lassen und zwei- bis dreimal täglich die Beine damit einreiben. Bei schwachen Augen die Schläfen damit einreiben. Unser Volk gebraucht die Pflanze auch als Gewürz für verschiedene Speisen: Beim Ausbacken von Fisch dem Öl hinzufügen.

Bei körperlicher oder geistiger Überanstrengung hat sich der Rosmarin sehr gut bewährt: In einem kleinen Topf Wasser 2 bis 3 Rosmarin- und 2 Wermutblätter nur aufwallen lassen. Eine Tasse davon auf nüchternem Magen und eine abends vor dem Schlafengehen trinken. Es ist gleichzeitig ein ausgezeichnetes Mittel bei Darmkatarrh. Zur Anregung der Magensäfte bereitet man den Tee folgendermaßen: 30 g Rosmarin in 1 Liter Wasser 2 bis 3 Stunden, oder auch länger, weichen lassen. Dann abseihen und zweimal täglich vor dem Essen davon trinken.

Rosmarinbäder heilen Hautgeschwüre und -ausschläge: 4 Handvoll Rosmarin in 5 Liter Wasser 3 bis 5 Minuten sieden.

Bei Verstopfung und Herzkrankheiten: 1 Eßlöffel Kraut mit ¼ Liter kochendem Wasser überbrühen.

An Wirkstoffen enthält Rosmarin Bitterstoffe, Arbutin, Quercitron, Glykosid, Zitronensäure, Ericolin, Pektin, ätherische Öle, Harze und andere Stoffe.

Rosmarintinktur: 2 Eßlöffel zerkleinerte Blätter und Blüten mit 1 Liter 60%igem Alkohol ansetzen und 10 Tage ziehen lassen. Danach abseihen und davon morgens auf nüchternem Magen 6 bis 10 Tropfen auf einen Würfel Zucker oder etwas Honig einnehmen. Es ist ein gutes Heilmittel gegen Gicht, Rheuma und Gelenksentzündung (Arthritis).

Rosmarinblätter enthalten Glykosid, Ericolin, Arbutin, Quercitron, Zitronensäure, Bitterstoffe, Fette, Pektin und ätherische Öle.

ROSSKASTANIE *(Aesculus hippocastanum L.)*

Drogennamen: Semen Aesculi, Cortex Rami

Jeder von uns kennt die Roßkastanie, so daß eine Beschreibung überflüssig erscheint.

Im Frühling Knospen, Blüten und Rinde sammeln und im Herbst die Früchte ernten. Knospentee gegen Gicht, Neuralgie und Rheuma trinken; Rinde und Frucht gegen Hämorrhoiden, Prostataerweiterung, Hodengeschwulst und Krampfadern benützen.

Knospen und Blüten gut trocknen und in Dosen verschlossen aufbewahren, da sie leicht verderben.

Die Rinde enthält das Glykosid Aesculin, verschiedene Säuren, Gerbstoffe, Farbstoffe, fette Öle, Stärke und Harze. In allen Teilen des Baumstammes sowie in der Frucht sind Saponine enthalten, die Hautkrankheiten heilen. Saponine verdünnen auch das Blut und machen es weniger klebrig. (Siehe Tafel V)

SALBEI *(Salvia officinalis L.)*

Drogenname: Folia Salviae

Die Heilpflanze wächst auf steinigen Böden in Dalmatien und Herzegowina. Bis zu 60 cm hoher Strauch, stark verästelt und auf beiden Seiten mit ovalen, filzigen und schwach gezähnten Blättern bewachsen. Rachenförmige, violette Blütenstände. In der Natur riecht man schon von weitem den Salbei. Er hat einen sehr starken und angenehmen Geruch.

Blätter und junge Zweige vor der Blütezeit sammeln. Blütezeit: Mai bis Juli. Im Schatten trocknen.

Als Tee bei Krankheiten der Atemorgane und der Lunge verwenden. Ferner ist der Salbei appetitanregend, heilt den Husten und hat sich auch bei Grippe, blutigem Durchfall, übermäßigem Schwitzen, Rheuma und als Stärkungstee für Rekonvaleszenten gut bewährt. Der Tee stärkt den Magen und wirkt stimulierend. Er dient auch als Mund- und Gurgelwasser bei Entzündungen in der Mundhöhle. Weitere Heilanzeigen: Menstruationsstörungen und Hämorrhoiden; innere Krankheiten: Leber-, Nieren- und Nervenerkrankungen. Mit frischen Blättern die Zähne und das Zahnfleisch einreiben. Zum Tee 1 Eßlöffel mit ¼ Liter kochendem Wasser übergießen und dreimal täglich eine Tasse davon trinken. Man kann das Kraut auch mit Wein ansetzen: 8 Eßlöffel klein geschnittenen Salbei in 1 Liter Weißwein 10 Tage stehen lassen und dann gebrauchen. 20 Tage im Monat ein kleines Schnapsgläschen nach dem Mittag- und Abendessen davon trinken. Mit dieser Kur darf man nicht übertreiben.

Zu Heilzwecken nur Blüten und Blätter verwenden. Der Salbei hemmt das Schwitzen, stärkt den Organismus, reguliert die Verdauung, kräftigt das Herz, dient zur Mundspülung und als Gurgelmittel.

Aufguß: 2 bis 3 Eßlöffel Salbei mit ½ Liter kochendem Wasser aufgießen und dreimal täglich eine Tasse davon trinken. Als Sirup dient der Salbei zur Nervenkräftigung und Verdauungsregulierung. Er aktiviert den Blutkreislauf und reguliert die Menstruation. Ferner ist er schlaffördernd und hemmt den Nachtschweiß.

Bei schwer heilenden Wunden, Venenerweiterung und -verengung sowie gegen Krätzen hat sich Salbei gut bewährt.

Er enthält ätherische Öle, Thujon, Kineol, Salviol, Borneol; ferner gummiähnliche und Gerbstoffe, Stärke, Harze und andere Substanzen.

SANDDORN *(Hippophae rhamnoides L.)*

Drogenname: Elaeagnaceae

Der Sanddorn ist ein 2 bis 3 m hoher Strauch. Er ist an sandigen Flußdünen anzutreffen. Die Früchte sind orangegelb, saftig und erbsengroß. Sie enthalten am meisten, gegen 1000 mg/% Vitamin C und werden daher zur Herstellung von Konfitüren, Marmeladen, Siruparten, Konzentraten und anderen Präparaten gegen Skorbut verwendet. Sanddorn wird besonders Kindern während des Winters und Anfang Frühling überreicht. Die Früchte enthalten Apfelsäure, Manitol, Farbstoffe, fette Öle, die angenehm riechen und schmecken. Es empfiehlt sich, den Sanddorn längs der Flüsse anzubauen. (S. Tafel XVIII)

SANIKEL, Saunigel *(Sanicula europaea L.)*

Drogennamen: Radix et Herba Saniculae, Diapesiae

Die Pflanze gehört zu den Doldengewächsen (Umbelliferae). Im Mittelalter schätzte man sie sehr und verwendete sie als Heilmittel bei Erkrankungen der Atemorgane, des Magens und des Darms, bei verschiedenen Blutungen usw.

Sanikel kommt in schattigen und feuchten Wäldern Europas, Asiens und Afrikas vor. Hauptsächlich finden wir das Gewächs in Buchenwäldern. Es ist eine mehrjährige Pflanze mit geteilten Blättern und zahlreichen weißen und rötlichen Blüten, die in gewölbten Dolden angeordnet sind. Als Heilmittel verwendete man die Wurzel oder das ganze Kraut. Wahrscheinlich sind Saponine darin enthalten, die zusammenziehend wirken.

Auch heute noch verwendet man Sanikel in der Volksmedizin als Gurgelmittel bei Hals- und Zahnfleischentzündungen, sowie zum Spülen von Wunden. Es ist ein allgemeines Mittel gegen Blutungen.

SAUERDORN, Berberitze *(Berberis vulgaris L.)*

Drogennamen: Radix, Fructus Berberidis, Cortex Berberidis radicis

Der Sauerdorn ist auf sonnigen, steinigen Hügeln, zwischen den Sträuchern und an Weg- und Waldrändern im ganzen Land anzutreffen. Der Strauch kann von 1 bis 3 m hoch sein. Die Rinde seiner schlanken Zweige ist grau und das Holz von innen gelb. Die grünlichgrauen Blätter sind gezähnt, eiförmig, kurzgestielt und in Bündeln angeordnet, aus denen ein oder zwei Dornen wachsen. Blütezeit: April bis Juli. Die kleinen gelben Blüten sind in hängenden Trauben angeordnet. Die Frucht ist länglich und rot. Im Sommer sammelt man Blätter, Rinde, Zweige und Wurzel und im Herbst erntet man die reifen Beeren. An der Sonne oder bei künstlicher Wärme trocknen.

Das Kraut verwendet man bei schlechter Verdauung, Leber- und Nierenkrankheiten. Aus reifen Früchten bereitet man einen Saft zur Herstellung von Limonaden, da er Zitronensäure enthält.

SCHAFGARBE *(Achillea Millefolium L.)*

Drogennamen: Flores, Folium, Herba Millefolii

Sie wächst überall auf Wiesen, Weiden, an Rainen und Wegrändern. Die Pflanze steht aufrecht, bis zu 80 cm hoch und hat sehr viele gefiederte Blätter. Das ganze Heilkraut riecht angenehm. Die zahlreichen kleinen Blüten sind entweder weiß oder rosarot. 5 bis 7 Blüten sind am Stengelende in Doldentrauben angeordnet.

Während der Blütezeit den oberen Teil oder ein Drittel der Pflanze sammeln. Die Schafgarbe blüht vom Frühling bis zum Herbst. Schattig trocknen.

Schafgarbentee heilt Blutungen, Magen- und Darmkatarrh, Hämorrhoiden, Leber- und Nierenerkrankungen und Rheuma. Außerdem ist er blutreinigend und stärkt die Verdauung. Unser Volk setzt die Schafgarbe mit einigen anderen Kräutern in Schnaps an.

Nach Kneipp: 18 bis 30 g Schafgarbe in 1 Liter Wein ansetzen und 10 Tage stehen lassen. Täglich 2 bis 3 Gläschen davon trinken. Dieses Heilmittel hat sich bei allen inneren Wunden und Verletzungen sowie bei Blutgerinnung und Blutstockung im Körper gut bewährt.

Die Schafgarbe enthält ätherische Öle, Akonitsäure, Achillein, Cimol, Harze, Salze, Gerbstoffe und anderes. (Siehe Tafel VI)

SCHLANGENKNÖTERICH *(Polygonum Bistorta L.)*

Drogenname: Radix Bistortae

Die Pflanze enthält über 16% Gerbstoffe, die sehr zusammenziehend wirken, genügend Stärke und Kalzium.

Es ist eine ausdauernde Pflanze, die wegen ihres hohen Gerbstoffgehaltes genau so wie die Blutwurz eines der aktivsten Heilkräuter ist. Die geschlängelte Wurzel ähnelt der Zahl 5 und ist äußerlich braun und innerlich fleischähnlich. Die Vermehrung entsteht so, daß aus den Wurzelknoten Sprossen treiben, die neue Wurzeln entwickeln. Jede dieser Wurzeln lebt selbständig für sich allein. Den Knöterich kann man auch durch Samen vermehren. Gleich nach der Samenreife im Herbst den Samen in bebauten Boden einsetzen. Wurzeln im Dezember ausgraben, waschen und schnell trocknen. Alte Wurzeln verlieren ihre Heilkraft. Das Gewächs kann über 1 m hoch werden, hat lange, lanzettförmige Blätter, die unten noch langstielig, während die oberen, genau wie beim Blutweiderich, schmäler und stengelumfassend sind. Die Oberseite der Blätter ist dunkelgrün und die Unterseite graugrün. Die rosafarbenen und weißlichen Blüten sind in Blütenähren an der Stengelspitze vereint. Sie verbreiten einen angenehmen Geruch. Die Pflanze ist auf Gebirgswiesen und -weiden anzutreffen.

Teezubereitung: 2 Eßlöffel zerkleinerte Wurzel (50 g) in 1 Liter lauwarmem Wasser zwei bis drei Minuten, auch länger, weichen lassen. Wegen der Stärke ist es besser, den Tee nicht zu kochen.

Heilanzeigen: Blutungen, Durchfall (als Spülmittel bei Dysenterie und Durchfall). Der Tee regt die Tätigkeit des gesamten Darmtraktes an. Ferner heilt er Schleimhautentzündungen. Täglich 2 bis 3 Tassen Tee davon trinken. Vom Pulver nur eine Messerspitze mit etwas Wasser oder Milch verdünnt zweimal täglich vor dem Essen einnehmen.

Das Heilkraut kann auch als Vorbeugungsmittel bei Gefahr einer Fehlgeburt angewandt werden. Gegen Dysenterie 8 g Kraut auf 1 Liter Wasser nehmen. Der Tee heilt Wunden in der Mundhöhle und ist auch bei Blutarmut anzuwenden.

Dosierung: Dreimal täglich einen Eßlöffel davon einnehmen.

SCHLEHDORN *(Prunus spinosa L.)*

Drogennamen: Flores et Fructus Pruni spinosae

Der dichte Strauch kommt auf Weiden, in Hecken, auf Brachäckern und an Waldrändern vor. Die dichten, dornigen Zweige tragen kleine, verkehrt-eiförmige, an den Rändern gezähnte Blätter. Die Blüten sind klein, weiß und zahlreich. Die Steinfrucht ist dunkelblau, sehr bitter und säuerlich.

Blüten vom März bis Ende April sammeln und die Frucht im Herbst nach der Reife ernten.

Der Blütentee ist bei Husten, als Blutreinigungsmittel und mildes Abführmittel zu empfehlen. Er hilft auch bei Krankheiten der Atemorgane und Lungenerkrankungen. Die reifen Früchte heilen Magen-, Nieren- und Blasenkrankheiten. Sie haben auch stopfende Wirkung.

Teezubereitung: Zu gleichen Teilen mit Salbei, Schachtelhalm, Rosmarin und Wermut (die halbe Dosis) mischen: 1 Eßlöffel mit ¼ Liter kochendem Wasser überbrühen und täglich eine Tasse oder mehrmals schluckweise davon trinken.

Der Schlehdorn enthält Gerb- und Bitterstoffe, Blausäure, Salze, Benzolaldehyd und andere Stoffe. (Siehe Tafel XXVIII)

SCHLÜSSELBLUME, Hohe Primel, Himmelschlüssel

(Primula officinalis Jacq., Primula elatior L. Hill.)

Drogennamen: Radix, Flores, Herba Primulae

Die Primel mit ihren gelben Blüten gehört zu den ersten Frühlingsblumen. Sie wächst in lichten Wäldern, zwischen den Hecken und Sträuchern. Man züchtet sie in Gärten als Zierpflanze. Die ganze Pflanze ist behaart. Die Blütendolden befinden sich am Ende des Stengels, der sich aus der Wurzel erhebt. Runzelige, am Rande gekerbte Blätter mit gefiederten Äderchen.

Während der Blütezeit Wurzeln, Blätter und Blüten sammeln. Nur langstielige und auf eine Seite geneigte Pflanzen sammeln, da sie wirksamer sind.

Die Primel ist bei Lungenkrankheiten, Ohnmachtsfällen und Herzklopfen angebracht. Der Blütentee vermehrt die roten Blutkörperchen. Weitere Heilanzeigen bei Verstopfung und Hysterie. Wurzeltee: ¾ Eßlöffel mit ¼ Liter kochendem Wasser überbrühen und dreimal täglich eine Tasse davon trinken. Die Blätter enthalten sehr viel Vitamin C. Sie helfen bei Blutkreislauf und fördern den Schleimauswurf. Ferner heilt der Blättertee Schlaflosigkeit, Migräne und unregelmäßige Menstruation. Äußerlich als Umschlag auf Schlagwunden: 8 Eßlöffel Kraut in 1 Liter Wasser auf ⅓ einkochen.

In der Naturheilkunde benützt man Wurzel und Blüten. Wurzeln im Frühjahr oder Herbst sammeln. Getrocknete Wurzeln haben einen angenehmen anisähnlichen Geruch.

Man kann sowohl Blüten als auch Wurzeln als Aufguß verwenden. In einem Liter Wasser 2 bis 3 Eßlöffel Blüten einige Stunden weichen lassen. Der so zubereitete Tee hat sich als Beruhigungsmittel, ferner bei Migräne, Nervosität, Schlaflosigkeit, Schwindel und Ohnmacht gut bewährt.

Bei Bronchitis 1 Eßlöffel Wurzeln mit ¼ Liter kochendem Wasser überbrühen und dreimal täglich eine Tasse davon trinken.

Weitere Heilanzeigen bei Lähmungen, Nierenerkrankungen, Ohnmacht, Migräne und Rheuma.

Der Tee aus getrockneten Blättern kräftigt die Nerven und heilt Neuralgie und chronische Verstopfung. Zweimal täglich zwei Tassen warm davon trinken. (Siehe Tafel VII)

SCHLUTTE, Judenkirsche *(Physalis alkekengi L.)*

Drogennamen: Fructus, Baccae Alkekengi

Kommt überall als Strauch in Weinbergen und lichten Wäldern vor. Die Judenkirsche wird bis zu 50 cm hoch, hat eiförmig-dreieckige Blätter und grünlich-weiße Glockenblumen. Die Frucht besteht aus glänzend roten Beeren, die einzeln in blasenartig erweiterten Kapseln verschlossen sind. Sie haben die Größe einer Wildkirsche. Die säuerliche Frucht wird im Frühherbst reif und ist eßbar. Man muß aufpassen, daß die Frucht mit der Kapsel nicht in Berührung kommt, da diese sehr bitter schmeckt. Nur reife Früchte sammeln und auf der Herdplatte oder im Ofenrohr trocknen. Trockene Früchte rascheln zwischen den Fingern. Die Früchte müssen ihre rote Farbe auch im trockenen Zustand beibehalten.

Trockene Früchte sind bei Harnentleerungsbeschwerden, chronischem Harnblasenkatarrh, Nieren- und Harnblasensteinen und -grieß angezeigt. Zum Tee nimmt man 20 g Frucht auf ½ Liter Wein oder Wasser und brüht alles ein bis zwei Minuten lang. Während des Tages schluckweise davon trinken. Vorsicht bei längerer Einnahme, da Magenvergiftungen auftreten können.

SCHÖLLKRAUT *(Chelidonium majus L.)*

Drogenname: Papaveraceae

Der frische Saft und der Aufguß haben bakterizide und fungizide (bakterien- und pilztötende) Wirkung (gegen pathogene Trichophyton-Pilze). Der Saft wird zur Steigerung der Gallenausscheidung, gegen Hauttuberkulose und anderes angewandt.

1. Lebererkrankungen: 20 g Schöllkraut, 20 g Berg-Gamander, 15 g Pfefferminze, 15 g Zitronenmelisse, 15 g Edel-Gamander und 15 g Odermennig vermischen und 3 Eßlöffel dieser Mischung mit ungefähr ½ Liter kochendem Wasser überbrühen. Zugedeckt 2 Stunden ziehen lassen und abseihen. ½ Stunde vor dem Essen je eine drittel Tasse davonvon trinken.

Man kann auch folgende Mischung verwenden: 20 g Schöllkraut, 20 g Berg-Gamander, 20 g Faulbaumrinde, 20 g Edelgamander, 10 g Pfefferminze, 5 g Zitronenmelisse, 5 g Kamillenblüten. Zubereitung wie oben erwähnt.

2. Anregende und gallentreibende Tees: 50 g Schöllkraut und 50 g Pfefferminze vermischen und wie unter 1. zubereiten.

20 g Schöllkraut, 20 g Enzian, 20 g Löwenzahn, 20 g Pfefferminze und 20 g Wegwarte vermischen und wie unter 1. zubereiten.

25 g Schöllkraut, 25 g Tausendguldenkraut und 25 g Ruhrkraut wie unter 1. zubereiten.

25 g Schöllkraut, 25 g Gemeines Knabenkraut, 25 g Eisenkraut und 25 g Ackerschachtelhalm wie unter 1. zubereiten.

3. Asthma, Verdauungsstörungen: 20 g Schöllkraut, 20 g Huflattich, 20 g Kreuzdorn, 20 g Odermennig und 20 g Erdrauch vermischen und wie unter 1. zubereiten.

4. Der Saft oder das Extrakt von Schöllkraut ist ein Volksheilmittel zur Beseitigung von Warzen. (Siehe Tafel XXIII)

SCHWARZE JOHANNISBEERE *(Ribes nigrum L.)*

Drogennamen: Fructus et Folia Ribes nigri

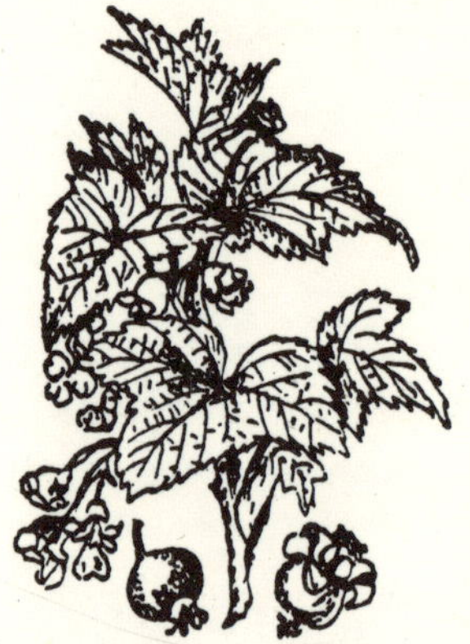

Hauptsächlich wird die Johannisbeere in Gärten gezogen. Sie ist aber manchmal verwildert in Gebüschen und Wäldern mit feuchtem Boden anzutreffen. Die Frucht stellt schwarze Beeren dar, sonst ähnelt sie ganz den roten Ribiseln.

Blätter und Früchte haben sich bei Blasenkatarrh, Harnentleerungsbeschwerden, Arterienverkalkung, Malaria und Skorbut gut bewährt. Außerdem senkt dieses Heilmittel den Blutdruck. Bei Entzündungen der Atemorgane hat der Johannisbeersaft gute Erfolge erzielt. Die Rinde in Wein sieden und bei kranken Nieren anwenden. Johannisbeerblätter mit Birkenblättern zu gleichen Teilen mischen und als harntreibenden Tee verwenden. Die Beeren heilen den Husten. Der Beerensaft mit Zucker gekocht hilft bei Keuchhusten und Bronchitis. Es empfiehlt sich, die Beeren mit Schnaps anzusetzen und als Stärkungsmittel für den ganzen Organismus zu verwenden.

SCHWARZE UND WEISSE MAULBEERE

(Morus nigra L. und Morus alba L.)

Drogennamen: Fructus Mori nigrae et albae, Sirupus Morarum

Es ist ein hoher Baum und in unserer Heimat weit verbreitet. Er wächst an Straßenrändern, in Parkanlagen und als Alleebaum. Da er sehr bekannt ist, erübrigt sich eine gesonderte Beschreibung. Junge Blätter im Frühling, die Rinde im Sommer sammeln. Die Früchte auch im Sommer pflücken. Blätter im Schatten trocknen und trocken aufbewahren. Bei erhöhter Temperatur und unregelmäßigem Stuhl Maulbeersirup trinken. Tee aus Baumrinde gegen Bandwurm und als leichtes Abführmittel benützen. Blättertee senkt den Blutzucker und heilt Halsschmerzen.

Die Wurzel enthält Kalzium und Enzyme (Käsefermente), hat einen scharfen, bitteren Geschmack und regelt den Stuhl.

Der weiße Maulbeerbaum unterscheidet sich vom schwarzen durch folgende Merkmale: er ist höher, hat weiße Früchte und glatte, ungezähnte Blätter. Beeren und Kirschen mischen, einmal aufkochen, Zucker hinzufügen und Sirup daraus zubereiten. Mit etwas Wasser verdünnt gegen Schüttelfrost, Gelenksentzündungen und verdorbenen Magen trinken.

Blätter enthalten Kalziumkarbonat, Asparaginsäure, Adenin, Glukose und Peptone, die das Eiweiß im Blut spalten und daher für Zukkerkranke sehr wichtig sind.

SCHWARZPAPPEL *(Populus nigra L.)*

Drogenname: Salicaceae

Gegen Winterende in Februar und März sammelt man die jungen, saftigen, sehr klebrigen, noch geschlossenen, duftenden und glänzenden Blattknospen der Schwarzpappel. Seltener sammelt man von der Populus pyramidalis (Pyramidenpappel). Die Schwarzpappel auf Pritschen trocknen lassen.

Hauptsächlich verwendet man Pappelknospen als Naturheilmittel. In einigen Pharmakopöen (amtliches Arzneibuch) sind die Knospen angeführt.

Aus frisch gequetschten Knospen stellt man die Wundsalbe (Ungentum Populi) her. Man wendet sie bei spröden Lippen, wunden Brustwarzen stillender Mütter, gegen Rheuma und Gicht und besonders gegen Hämorrhoiden an. Innerlich wird sie als Expectorantien (Hustenmittel) und Stimulantien (Anregungsmittel) benützt. Ferner stellt man aus den Knospen eine aktive Kohle her, die sehr adsorptionsfähig ist. Sie wird als Diuretika (harntreibendes Mittel) verwendet. Weitere Heilanzeigen: Polyarthritis und Harnblasenentzündung.

Steht die Schwarzpappel nicht zur Verfügung, kann man die Knospen der kanadischen und anderen Pappelarten, sowie der Zitterpappel *(Populus tremula L.)* nehmen. (Siehe Tafel IV)

SCHWARZER HOLUNDER, Holler *(Sambucus nigra L.)*

Drogennamen: Flores Sambuci, Folia Sambuci, Fructin Sambuci

Bis über drei Meter hoher, baumähnlicher Strauch. Wächst an Waldrändern, in Gebüschen, an Bachufern, auf unbebautem und verwildertem Boden. Blätter unpaarig gefiedert mit gezähnten Rändern. Die kleinen, gelblich weißen Blümchen haben einen starken Geruch und bilden große Dolden.

Sammelzeit: Blüten im Juni vor dem völligen Aufblühen, Blätter nach voller Entfaltung, Rinde dickerer Zweige im Frühling, wobei die äußere graue Rinde entfernt und nur die innere grüne verwendet wird. Die reifen Beeren gegen Sommerende.

Am häufigsten verwendet man Holunderblüten, die man nur bei warmem und trockenem Wetter sammeln darf. In dünnen Lagen sehr sorgfältig auf Dachböden oder in warmen Räumen zum Trocknen auslegen. Man achte darauf, daß die getrockneten Blüten ihre natürliche Farbe beibehalten. Dunkel verfärbte Blüten sind wertlos und daher wegzuwerfen.

Holunderblütentee dient als schweiß- und harntreibendes Mittel und hat sich bei Verkühlungen gut bewährt. Die Rinde hat dieselbe Verwendung. Ferner ist der Tee bei Nieren-, Leber- und Herzkrankheiten angezeigt. Holunderblätter benutzt man bei Hautunreinheiten. 7 bis 8 Blätter mit ¼ Liter kochendem Wasser überbrühen und auf kleiner Flamme 8 Minuten sieden lassen. Dann abseihen und einen Teelöffel Honig hinzufügen. Das ist ein hervorragendes Blutreinigungsmittel, entfernt Ausschläge und wirkt gegen Leber-, Nieren-, Darm-, Magen- und Lungenkrankheiten. Zum schweißtreibenden Tee gleiche Teile Holunder- und Lindenblüten und Wacholderbeeren mischen und etwas Zitronensaft und Honig hinzufügen. Dieses Heilmittel bei Verkühlungen, Katarrhen und Schleimhautentzündungen anwenden.

Im Herbst täglich einen kleinen Teller mit reifen Beeren essen. Das erfrischt und reinigt den ganzen Körper; außerdem sind die Beeren blutbildend.

Tee aus getrockneten Holunderblättern heilt die Zuckerkrankheit. Pulverisierte mittlere Holunderrinde in einer Mischung aus 50% Wasser und 50% Wein ansetzen und 8 Tage stehen lassen. Bei Epilepsie dreimal täglich einen Teelöffel trinken.

Die Rinde bei Fett- und Wassersucht anwenden. (Siehe Tafel XXXI)

SCHWARZER RETTICH *(Raphanus sativus L.)*

Wenn man den Schwarzen Rettich längere Zeit ißt, heilt er Nierenerkrankungen. Man muß ihn zweimal täglich mit etwas Salz essen. Den Rettich einige Stunden vor der Mahlzeit in dünne Scheiben schneiden, ein wenig salzen und stehen lassen.

SEIFENKRAUT *(Saponaria officinalis L.)*

Drogennamen: Herba et Radix Saponariae

Es kommt an Fluß- und Bachufern und an Wegrändern mit sandigem Boden vor. Der Stengel kann bis zu 75 cm hoch werden. Seine ovalen, länglichen Blätter haben 2 bis 5 Rippen. Die großen, weißen oder rosafarbenen Blüten befinden sich am Ende des Blütenstengels und sind von kleinen lanzettartigen Hüllblättchen umgeben.

Blätter erst im zweiten Jahr (Juli oder Anfang August) während der Blütezeit sammeln. Schattig und luftig trocknen. Wurzeln im Herbst des ersten oder Frühjahr des zweiten Jahres sammeln. Das Sammelgut zu Bündeln schnüren und an luftigen Stellen zum Trocknen aufhängen.

Blätter und Wurzeln heilen alte Hautkrankheiten (wenn sich die Haut zu schälen beginnt) und Rheuma. Der Tee fördert den Stoffwechsel, ist schweißtreibend und blutreinigend. Vorsicht vor Überdosierung, da unangenehme Folgen auftreten können. Dosis: 1 Eßlöffel mit ½ Liter kochendem Wasser überbrühen.

SPECHTWURZ *(Dictamnus albus L.)*

Drogenname: Radix Dictamni albi

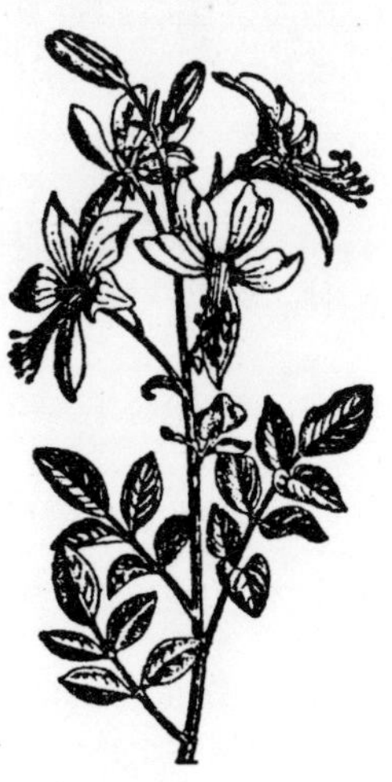

Die Spechtwurz wird auch über 1 m hoch und wächst an trockenen, sonnigen und auch steinigen Stellen mit kalkhaltigem Grund. Blätter ganz oder unpaarig gefiedert, gewöhnlich fünf auf einem Stengel, ledrig und schwach gezähnt. Aus dem verzweigtem Wurzelstock treiben aufrechte Stengel, die sich zu einer glatten, runden Krone (Korb) entwickeln. Die weißen oder rosafarbenen Traubenblüten befinden sich auf dem oberen Stengelteil. Die ganze Pflanze riecht nach Zitrone.

Im Frühjahr oder Herbst Rinde und Wurzeln; Blätter im Frühling sammeln. Nur reife Früchte pflücken. Die Wurzel heilt Blutkrankheiten. 3 Eßlöffel getrocknete Wurzel mit ½ Liter kochendem Wasser überbrühen und 1 Stunde ziehen lassen. Mehrmals täglich eine Tasse davon trinken. Tee aus getrockneten Blättern hat sich bei Verdauungsstörungen gut bewährt und treibt auch Würmer aus. Der Tee von den Früchten heilt Nierenkrankheiten.

SPIERSTAUDE, Kleines Mädesüß, Spierstrauch

(Filipendula ulmaria L. Maxim., Spiraea ulmaria L.)

Drogennamen: Ulmaria summitas, Folium et Flores Spiraeae

Sie ist eine mehrjährige, krautige Pflanze mit aufrechtem, bis zu 2 m hohem Stengel. Die gefiederten Blätter sind geteilt und am Rand gezähnt. Die kleinen weißen oder gelblichweißen Blüten sind in Blütenständen angeordnet und riechen angenehm. Blütezeit: ganzer Sommer.

Die Blüten gegen Erkrankungen der Harnorgane benützen. Der Tee ist auch blutreinigend. Wegen der Gerbsäure wird die Spierstaude bei Durchfall und Blutungen empfohlen. Ferner hat sie sich bei Krankheiten der Atemorgane, Skrofulose, Rheuma, Grippe und ähnlichem gut bewährt. Die Wurzelessenz dient in der Homöopathie bei Herz-, Nieren- und Blasenkrankheiten. Die ganze Pflanze enthält das Glykosid Gaultherin, Diuretika, Tonikum, Adstingentia und Diaphoretika.

In Wurzeln und Blüten sind 2% ätherische Öle vorhanden. Ferner sind auch kleine Mengen an Salizylsäure anzutreffen. Das Heilmittel hilft bei akutem und chronischem Rheuma, bei Gicht und Fettsucht.

Teezubereitung: Man muß darauf achten, daß das Wasser nicht siedet, da der Wasserdampf die Heilkraft der Pflanze vernichtet. Das Wasser nur bis zu 90° C erwärmen und mit ½ Liter davon 1 Eßlöffel Tee überbrühen. 10 bis 12 Stunden stehen lassen. Ungezuckert (keine Bedingung) täglich ca. ¼ Liter davon trinken.

SPITZWEGERICH, Wegtritt, Wundwegerich

(Plantago lanceolata L. et Plantago major L.)

Drogennamen: Herba Plantaginis et Radix Plantaginis

Es gibt drei Arten von Wegerich: Großer, mittlerer und Spitzwegerich. Sie wachsen überall: an Wegrändern, auf Weiden, Wiesen und

Bauernhöfen. Breitwegerich ist maskulin und Spitzwegerich feminin. Alle drei Arten haben eine Heilwirkung. Breitwegerich benützt man bei Wunden und als Umschläge und Spitzwegerich bei Lungenkrankheiten und Frauenleiden.

Stengellose Blätter über den ganzen Sommer oder während der Blütezeit sammeln. Auf Dachböden im Schatten trocknen. Die getrocknete Pflanze muß ihre natürliche Farbe beibehalten.

Der Spitzwegerich findet als Blutreinigungsmittel, bei Zahnschmerzen, Schlangenbiß, Blut im Harn, Husten und Weißfluß Anwendung. Frische Blätter auf Wunden oder Insektenstiche legen. Der Sirup ist für schwache Lungen. Als Tee ¼ Liter Wasser mit 1 Eßlöffel Kraut 2 bis 6 Minuten sieden und bei folgenden Krankheiten anwenden: Tuberkulose, Blutungen, Durchfall, Sodbrennen, Hämorrhoiden, Schweregefühl im unteren Teil des Bauches und Malaria.

Der Spitzwegerich enthält Glykoside (Verbindung des Zuckers mit der organischen Säure), Gerbstoffe, Schleime, Salze und Bitterstoffe.

(Siehe Tafel II)

STECHAPFEL *(Datura stramonium L.)*

Drogennamen: Folia et Semen Stramonii

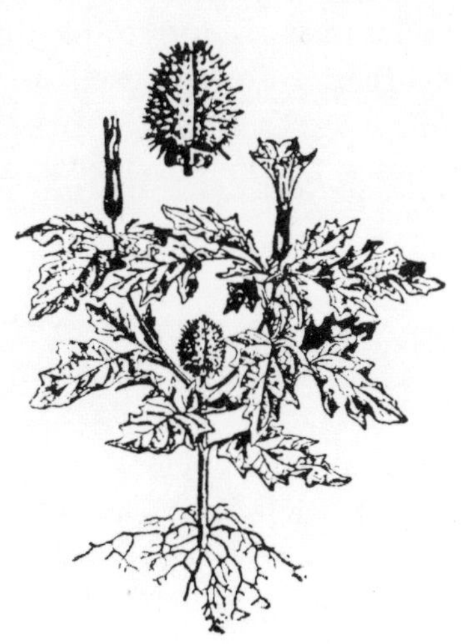

Er kommt in großen Mengen auf unbebautem Boden und Ruinen vor. Der kahle, sehr verzweigte Stengel kann bis zu 1 m hoch sein. Die Blätter sind eiförmig und die Ränder stark gezähnt. Die weißen und großen Blüten sind aufrecht und haben die Form einer verkehrt aufgestellten Glocke mit fünf Falten. Innerhalb der Blüte befinden sich fünf Staubgefäße und ein Stempel, aus dem sich der Fruchtknoten entwickelt. Die dornige Fruchtkapsel enthält zahlreiche Samen. Blütezeit: Spätsommer. Man darf nur die Blätter der blühenden Pflanze sammeln, wobei die Blüten nicht welken dürfen. Im Herbst die reife Frucht ernten. Die Pflanze ist genau wie die Tollkirsche giftig. Die Blätter und Samen verwendet man nicht nur zur Heilung von Asthma, sondern auch bei Nervenkrankheiten. Bei der Dosierung ist große Vorsicht geboten; höchstens 1 : 10 g nehmen und das unter ärztlicher Kontrolle.

Der Stechapfel enthält giftige Pflanzenbasen, ähnlich der Tollkirsche. Die Blätter enthalten 0,3 bis 0,5 Hyoszyamin, Atropin und Skopolamin.

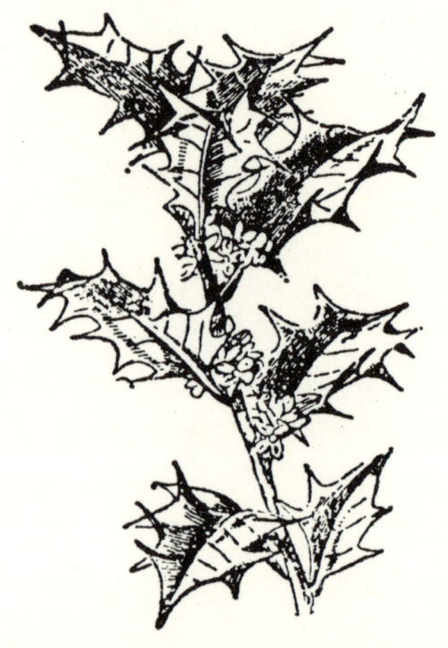

STECHPALME *(Ilex aquifolium L.)*
Drogenname: Cortex Ilex

Der aufrechte und verzweigte Strauch wächst in vielen Gebirgsgegenden. Immergrün mit kurzstengeligen, eiförmigen, welligen, dunkelgrünen, ledrigen und glänzenden Blättern; an den Rändern gezähnt, wobei jeder Zahn mit einem Dorn endet. Aus den Blattachseln wachsen weiße und rosige Blüten. Blütezeit von Mai bis Juni. Die Stechpalme hat eine schwarze, seltener eine gelbe Steinfrucht.

Junge Blätter sammeln und im Schatten an einem luftigen Ort, Wurzeln an der Sonne oder in einem mäßig warmen Raum trocknen.

Blätter und Wurzeln als Tee verwenden: 1 Eßlöffel mit ½ Liter Wasser. Der Tee hat sich bei Magen- und Darmkrankheiten, bei erhöhter Temperatur, Husten, Wassersucht und Rheuma bewährt.

STEINBRECH, Große Bibernelle *(Pimpinella saxifraga L.)*
Drogenname: Radix Pimpinellae

Auf trockenen Wiesen, an Waldrändern und in Gebüschen bis 80 cm hoch wachsend. Der unterirdische Stengel ist gut entwickelt und die Blätter sind gefiedert. Von Juni bis Oktober trägt die Pflanze rosaweiße oder gelbliche Blüten. (Siehe Tafel I)

Im Frühling oder Herbst Wurzeln sammeln. Sie riechen stark nach Gewürznelken. Im Schatten, an luftigen Stellen trocknen. Als Tee ist die Bibernelle bei folgenden Krankheiten zu empfehlen: Nerven- und Lungenkrankheiten, Asthma, Rheuma, Blutarmut und Nierensteine.

TAFEL I

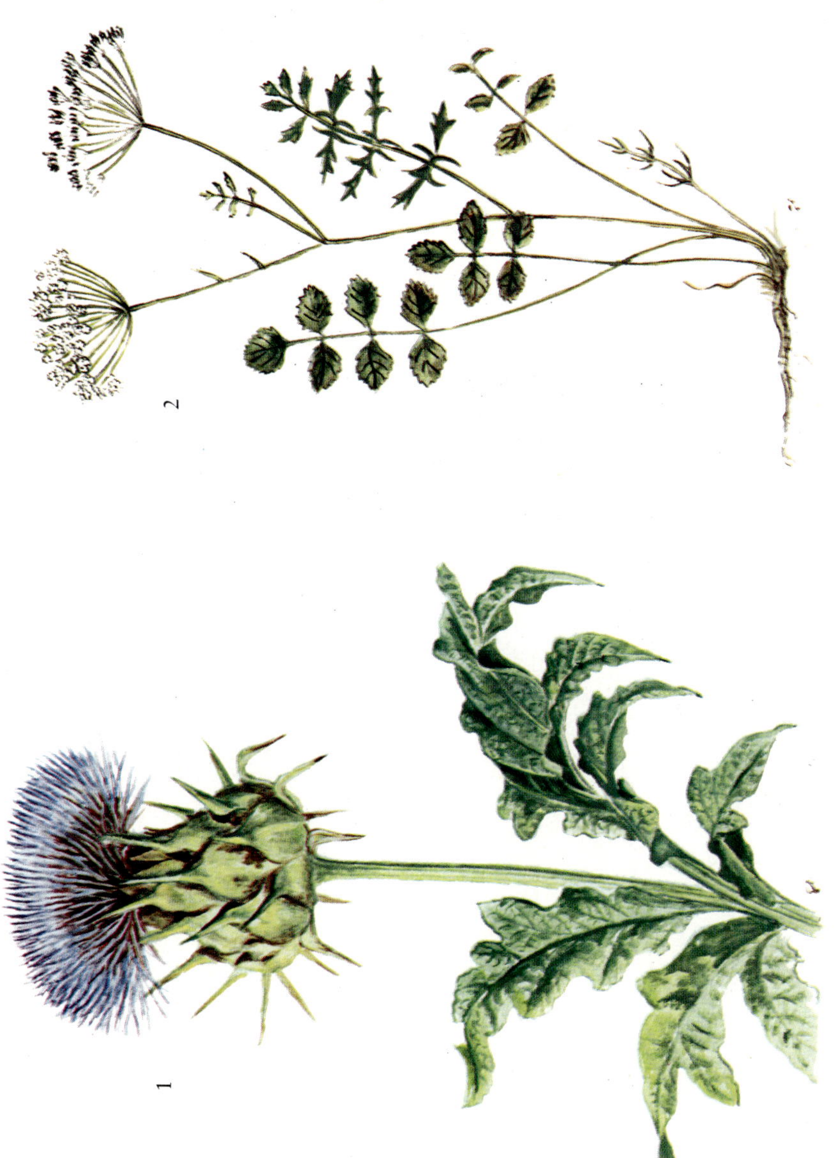

1. Artischocke (*Cynara scolymus L.*) 2. Steinbrech, Bibernelle (*Pimpinella saxifraga L.*)

TAFEL II

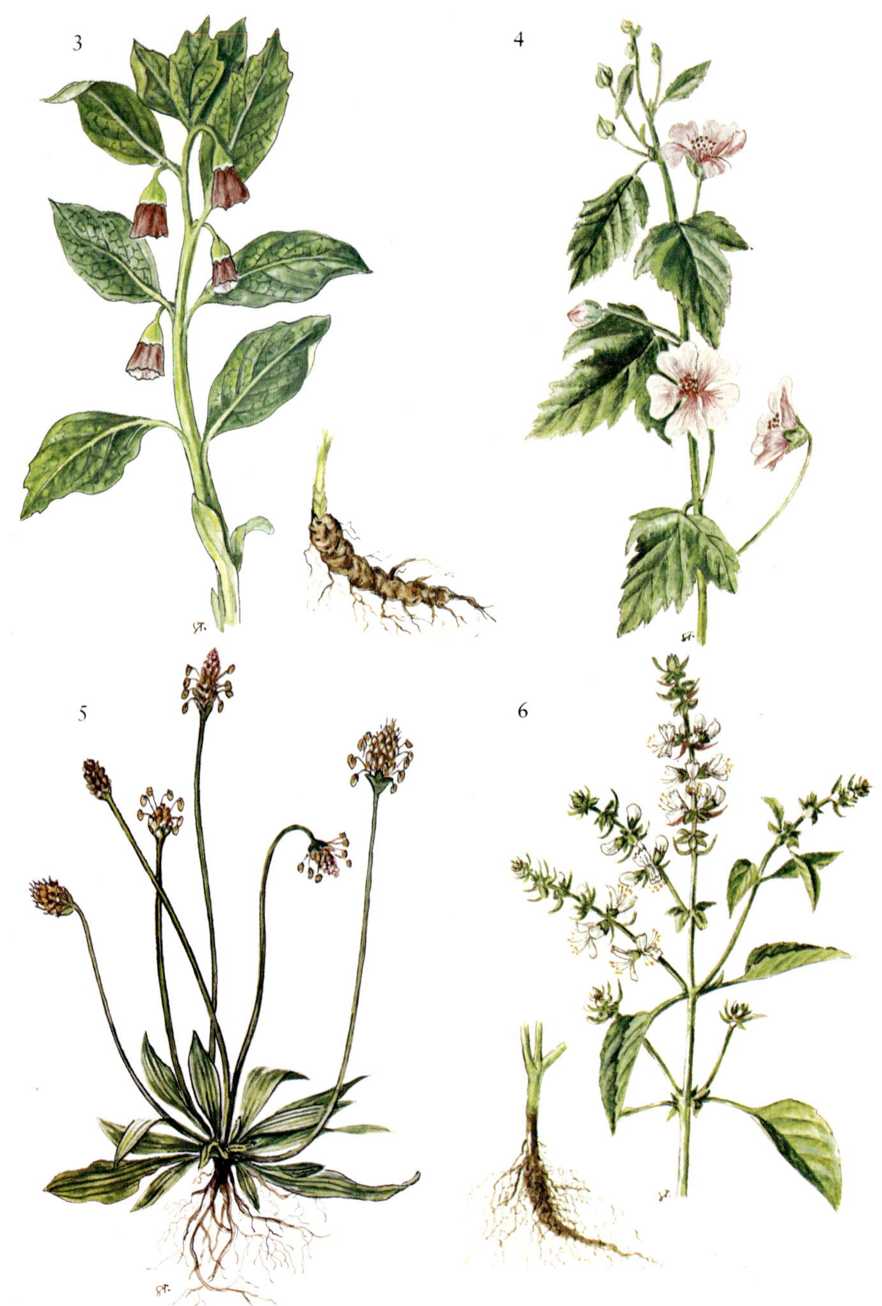

3. Glockenbilsenkraut *(Scopolia carniolica Jacq.)*
4. Eibisch *(Althaea officinalis L.)*
5. Spitzwegerich *(Plantago lanceolata L.)*
6. Königskraut oder Basilikum *(Ocimum basilicum L.)*

7. Arnika oder Wohlverleih *(Arnica montana L.)*

8. Weißbirke *(Betula verrucosa Ehrh.)*

TAFEL IV

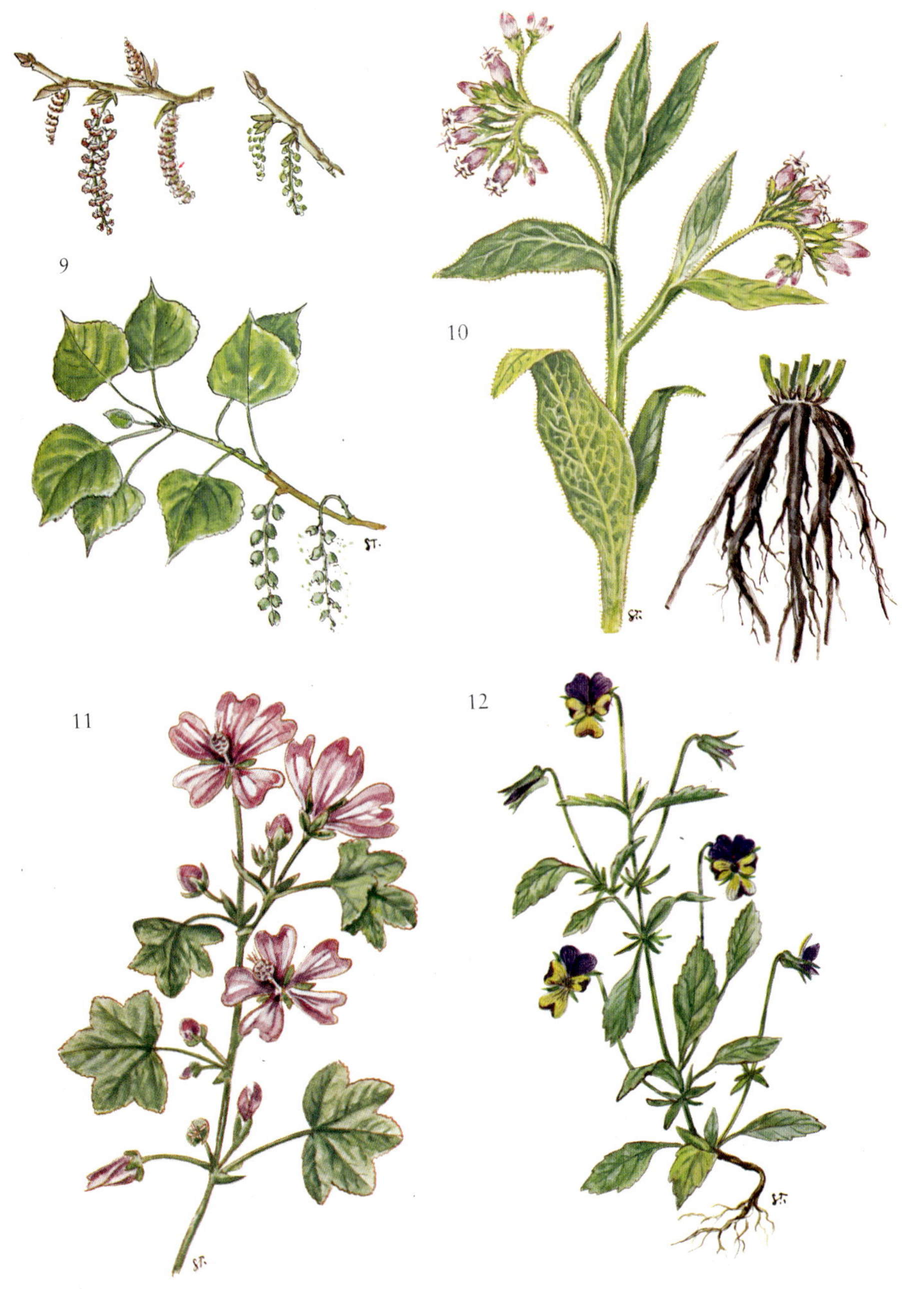

9. Schwarzpappel *(Populus nigra L.)*
10. Beinwell oder Beinwurz *(Symphytum officinale L.)*
11. Wilde Malve *(Malva silvestris L.)*
12. Stiefmütterchen *(Viola tricolor L.)*

TAFEL V

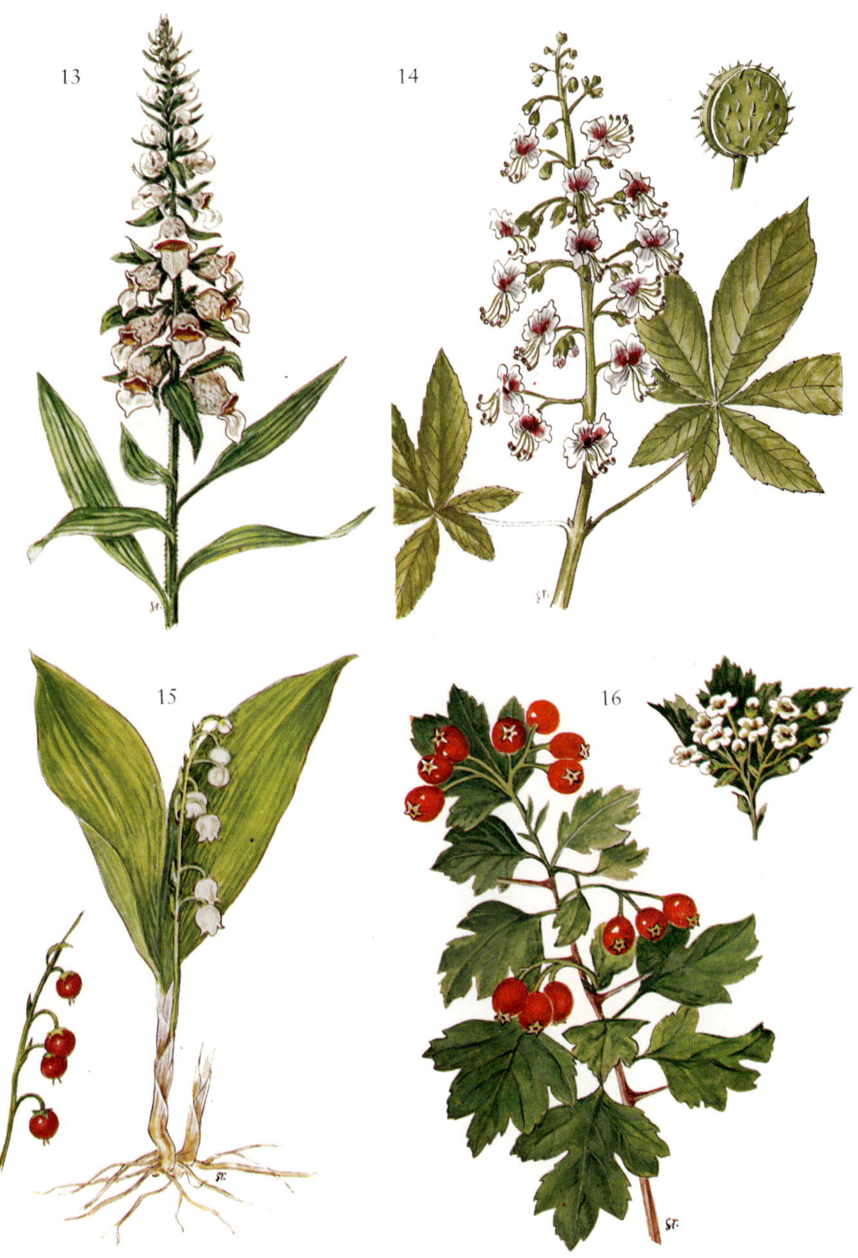

13. Wolliger Fingerhut *(Digitalis lanata Ehrh.)*
14. Roßkastanie *(Aesculus hippocastanum L.)*
15. Maiglöckchen *(Convallaria majalis L.)*
16. Eingriffeliger Weißdorn *(Crataegus monogyna Jacq.)*

TAFEL VI

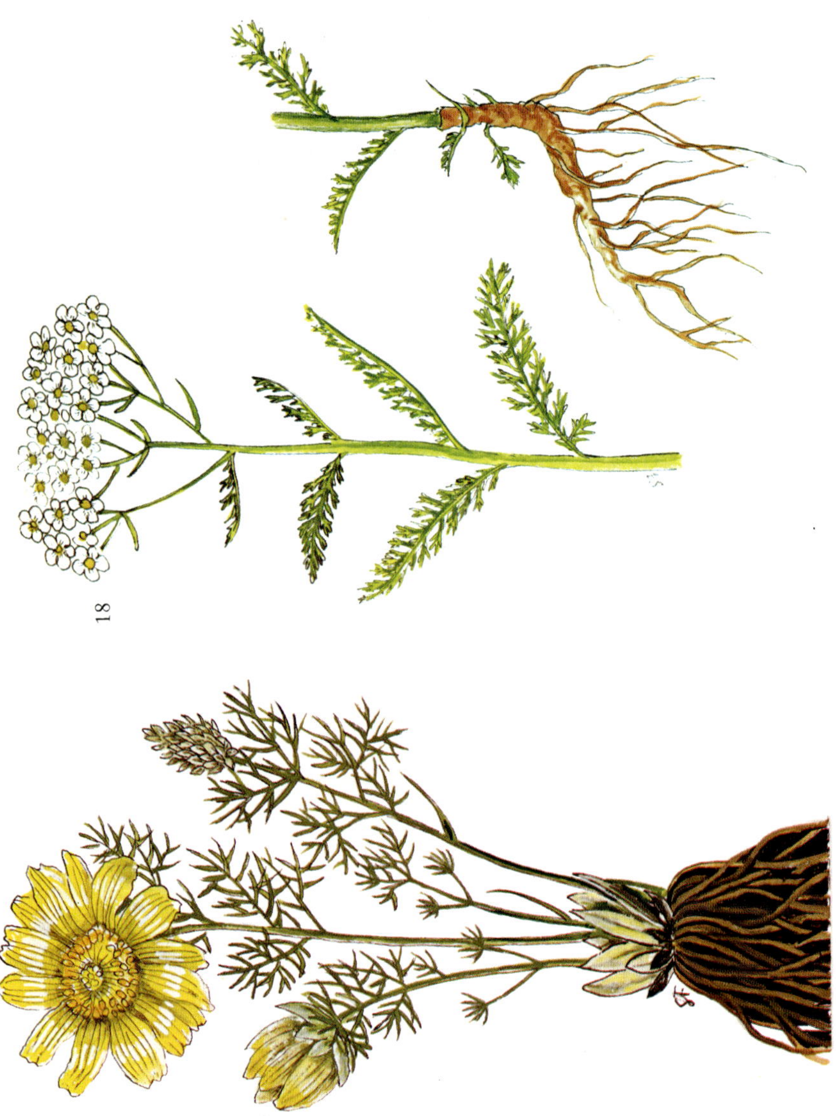

17. Frühlings-Adonisröschen (*Adonis vernalis L.*)

18. Schafgarbe (*Achillea Millefolium L.*)

TAFEL VII

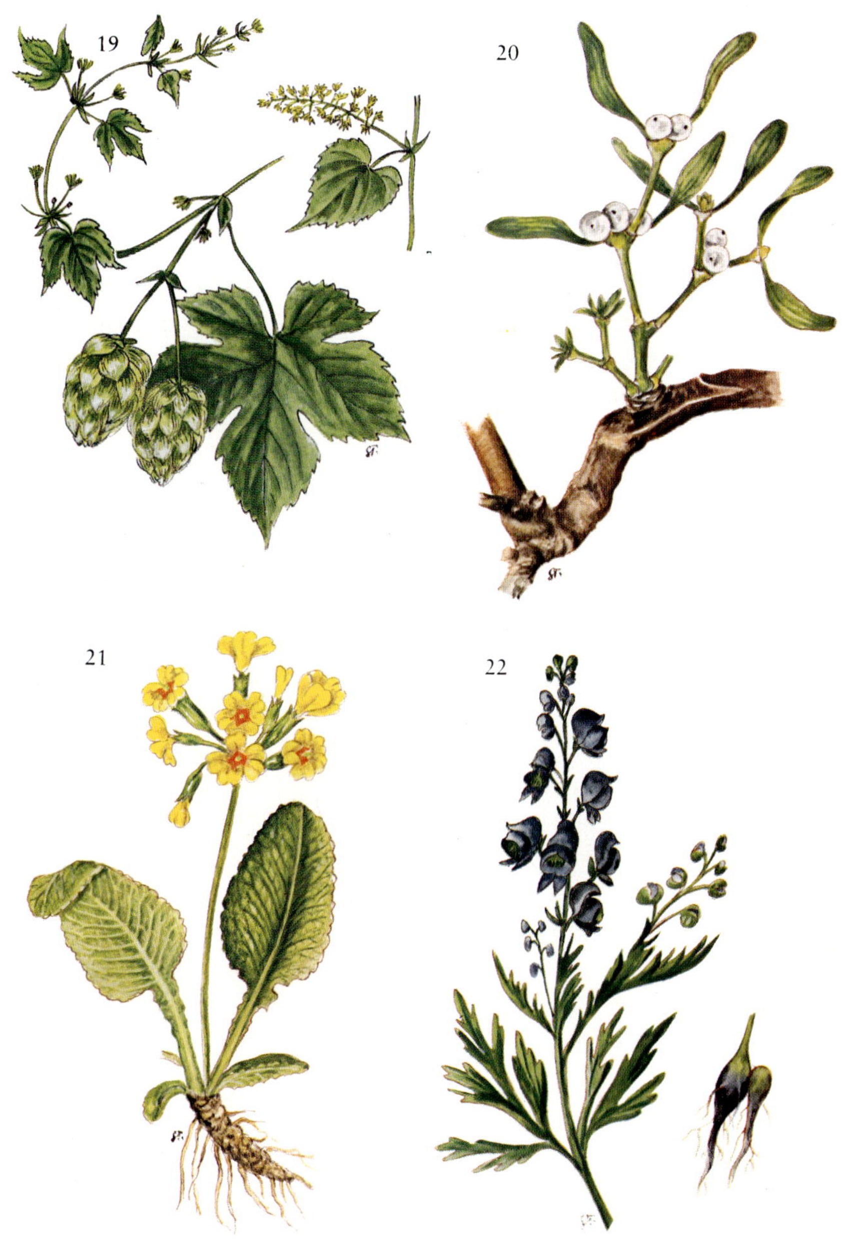

19. Hopfen *(Humulus lupulus L.)*
20. Mistel *(Viscum album L.)*
21. Hohe Primel *(Primula elatior L.)*
22. Blauer Eisenhut *(Aconitum napellus L.)*

TAFEL VIII

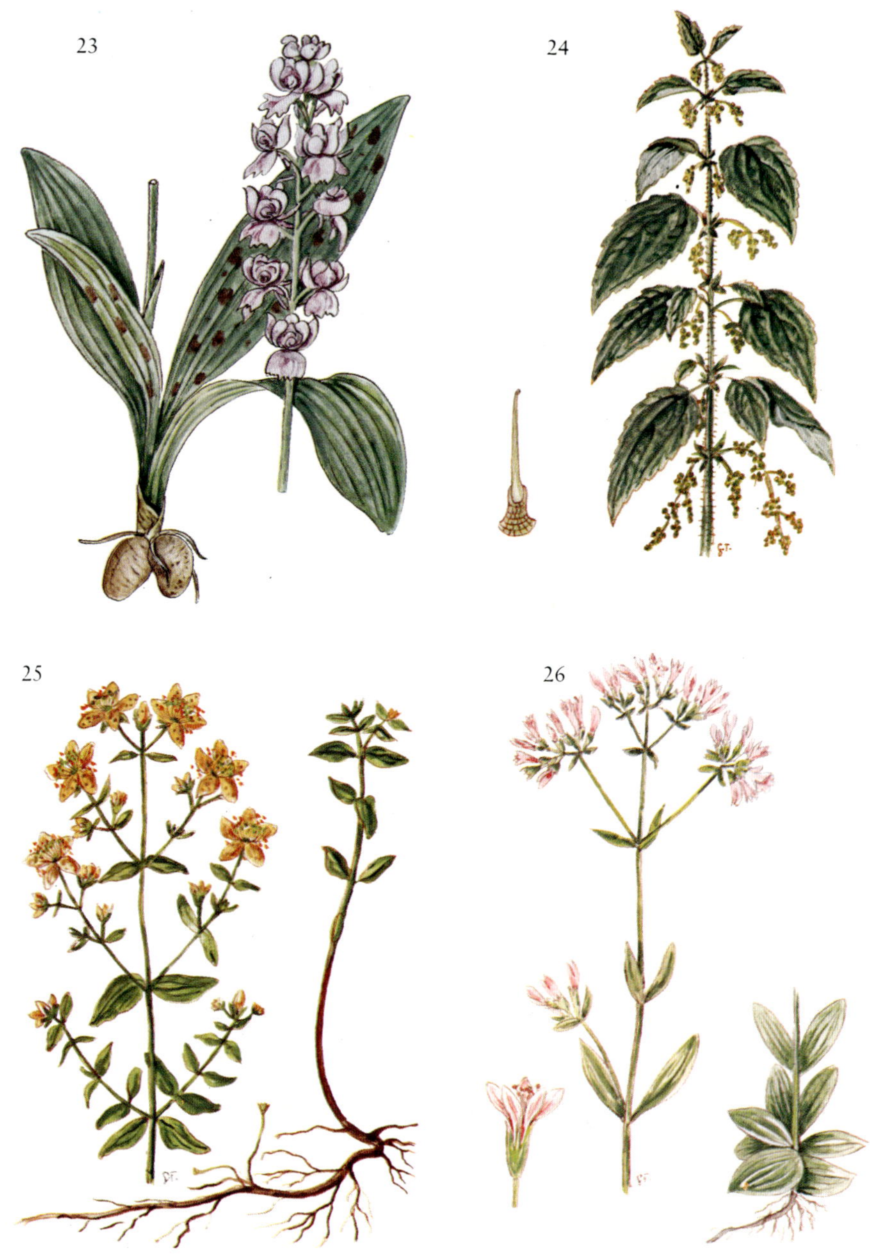

23. Männliches Knabenkraut *(Orchis mascula L.)*
24. Große Brennessel *(Urtica dioica L.)*
25. Johanniskraut *(Hypericum perforatum L.)*
26. Tausendguldenkraut *(Erythraea centaurium Pers.)*

TAFEL IX

27

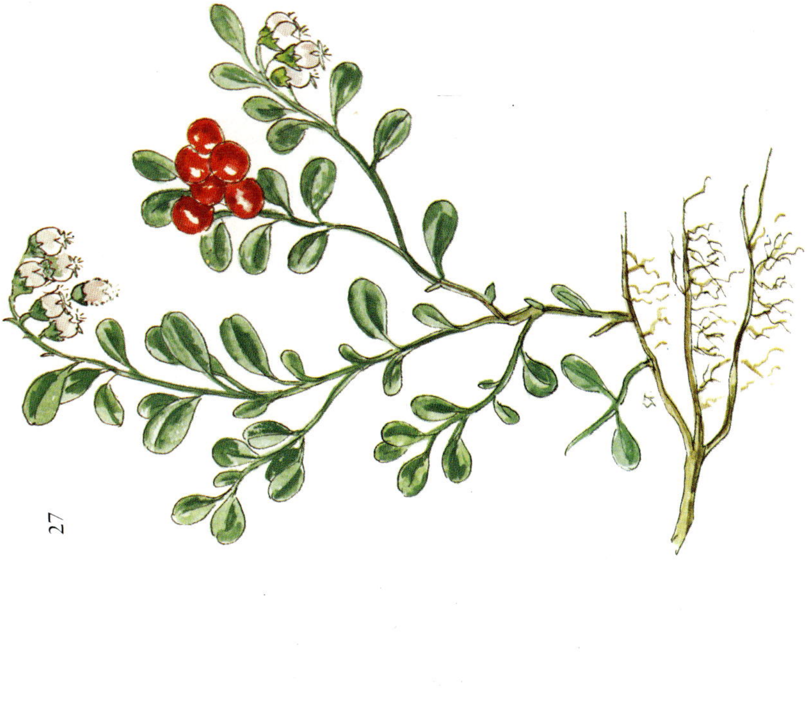

28

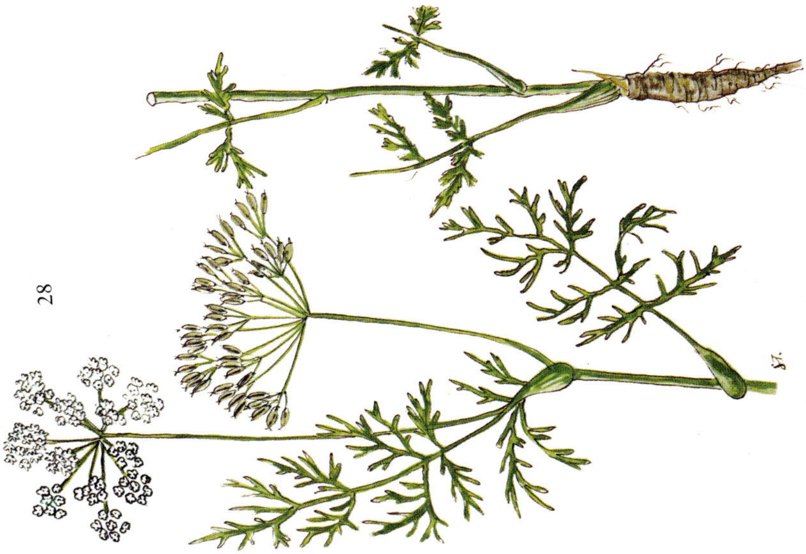

27. Preiselbeere (*Vaccinium vitis idaea L.*)

28. Kümmel (*Carum carvi L.*)

TAFEL X

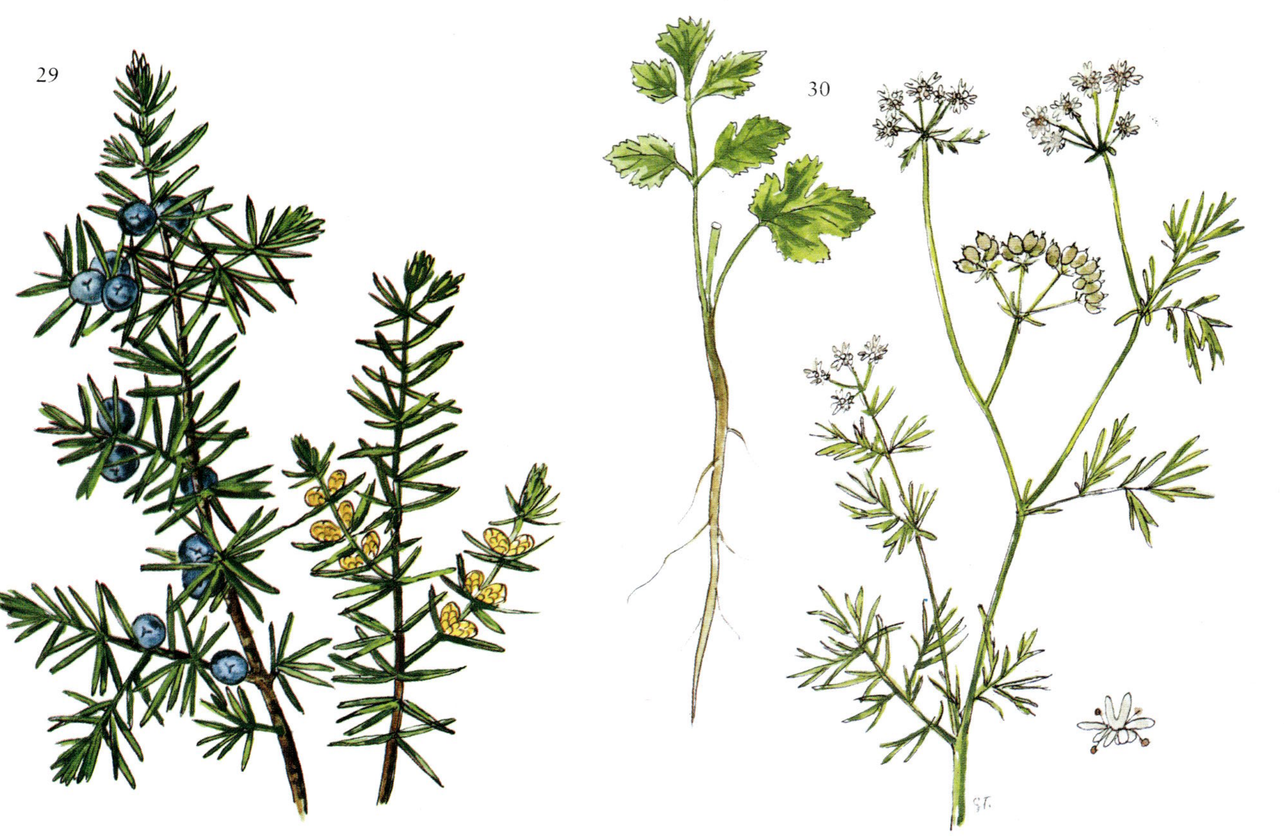

29. Heide-Wacholder (*Juniperus communis L.*)

30. Koriander (*Coriandrum sativum L.*)

TAFEL XI

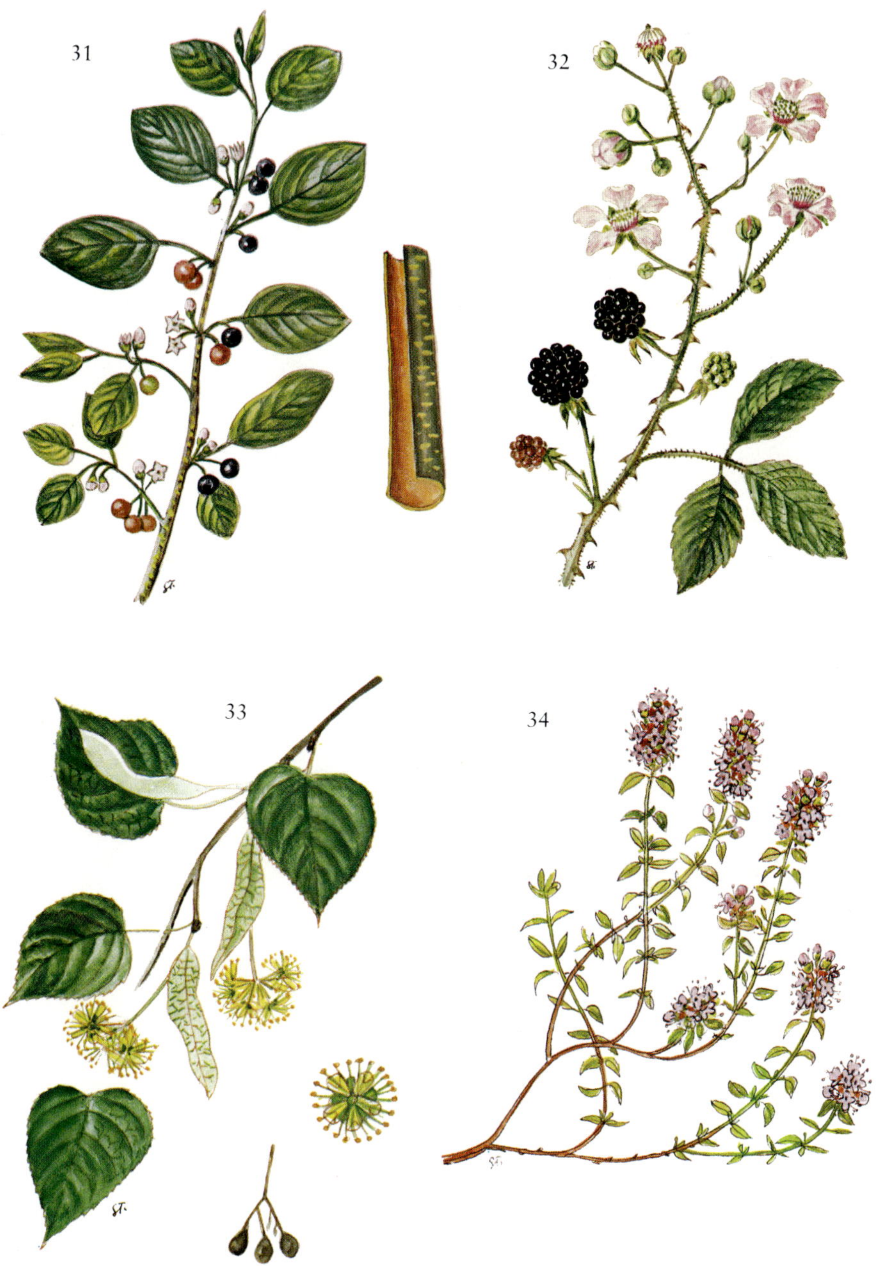

31. Faulbaum *(Rhamnus frangula L.)*
32. Brombeere *(Rubus fructicosus L.)*
33. Linde *(Tilia cordata Mill.)*
34. Quendel oder Feldthymian *(Thymus serpyllum L.)*

TAFEL XII

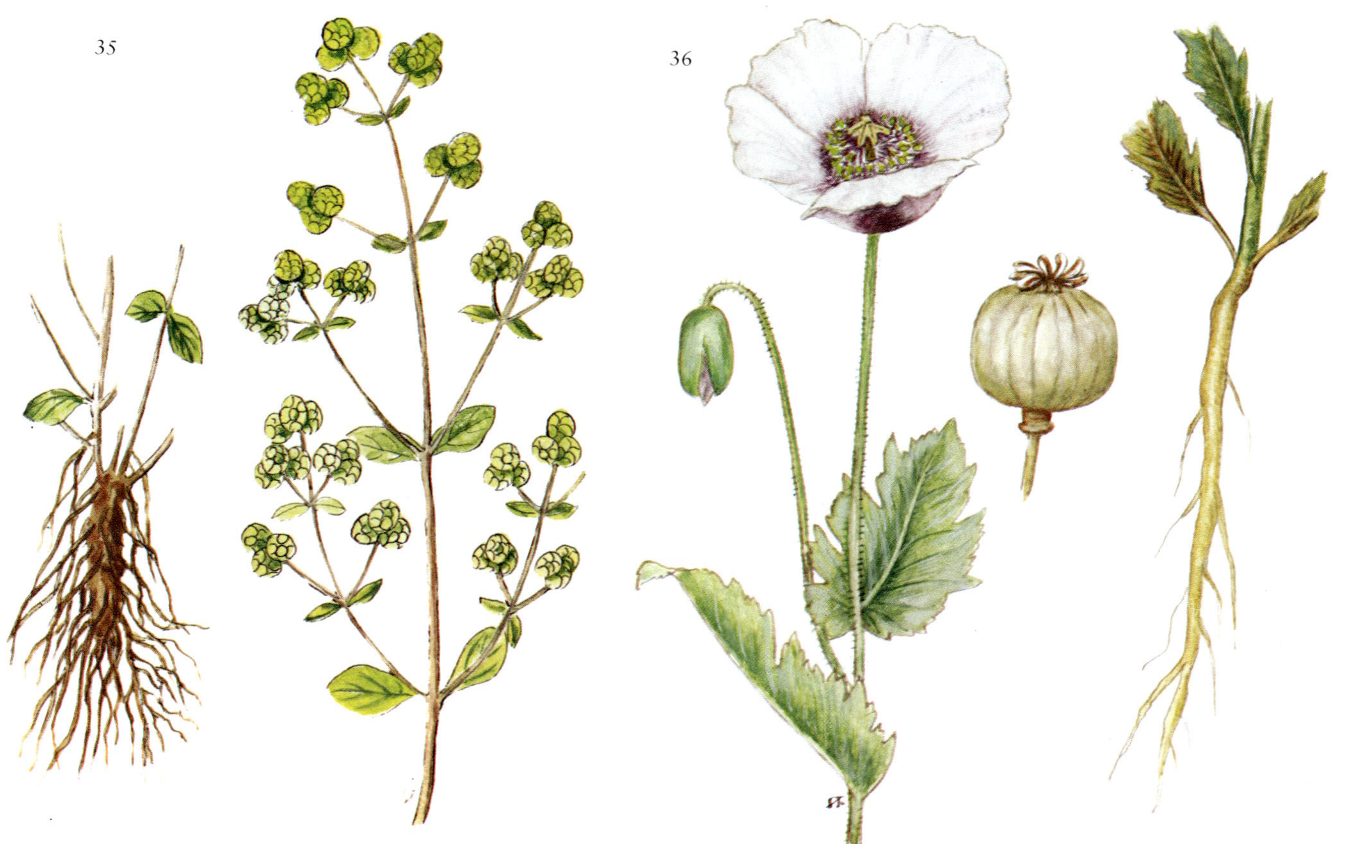

35. Dost oder Deutscher Majoran (*Origanum majorana L.*)

36. Garten-Mohn (*Papaver somniferum L.*)

TAFEL XIII

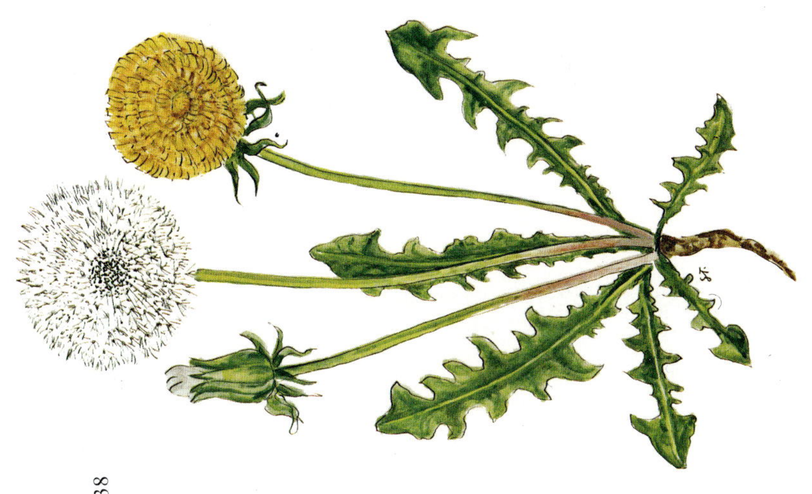

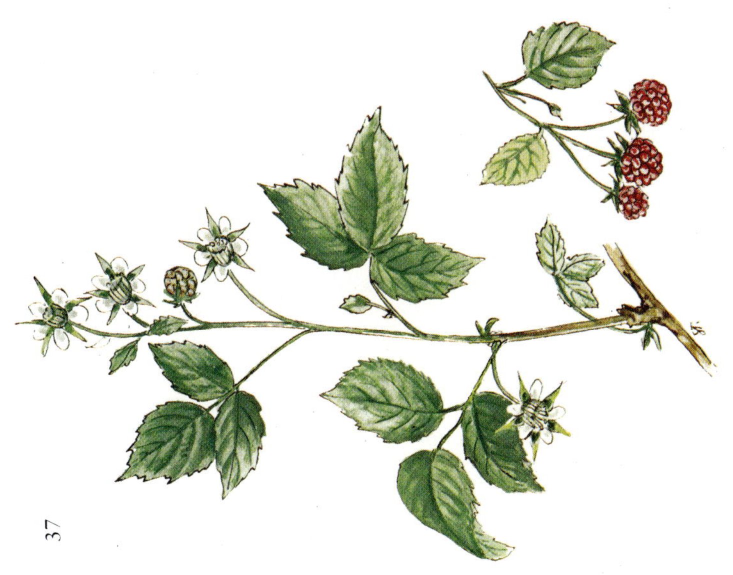

37. Himbeere (*Rubus idaeus L.*)

38. Löwenzahn (*Taraxacum officinale Web.*)

TAFEL XIV

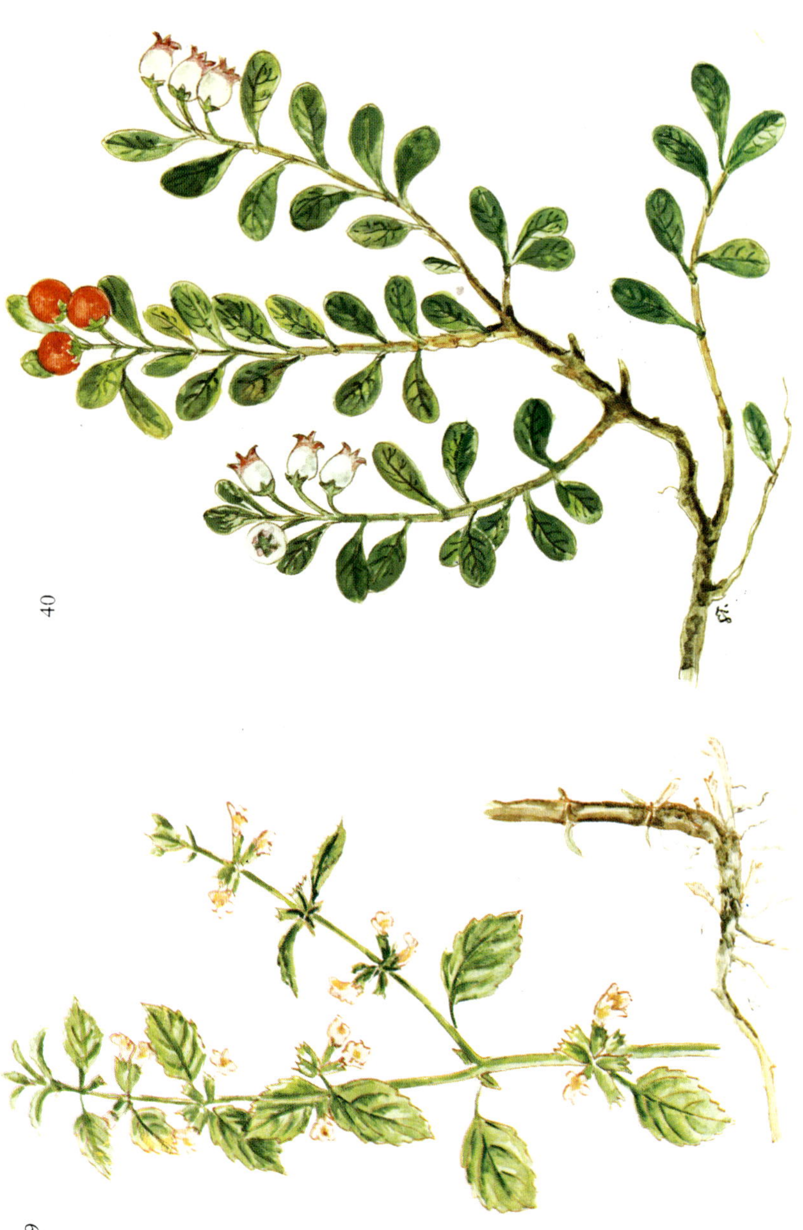

39. Zitronenmelisse (*Melissa officinalis L.*)

40. Bärentraube (*Arctostaphylos Uva-ursi L.*)

TAFEL XV

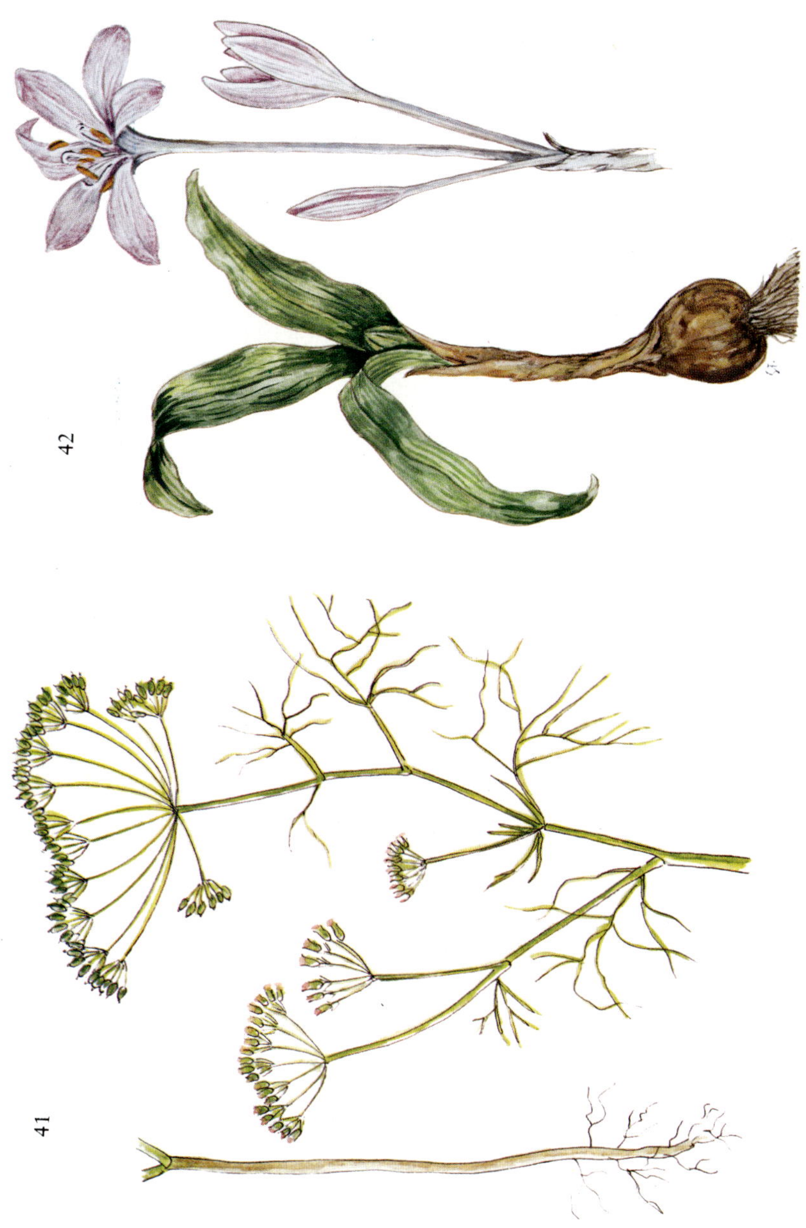

41. Fenchel *(Foeniculum vulgare Mill.)*

42. Herbstzeitlose *(Colchicum autumnale L.)*

TAFEL XVI

43

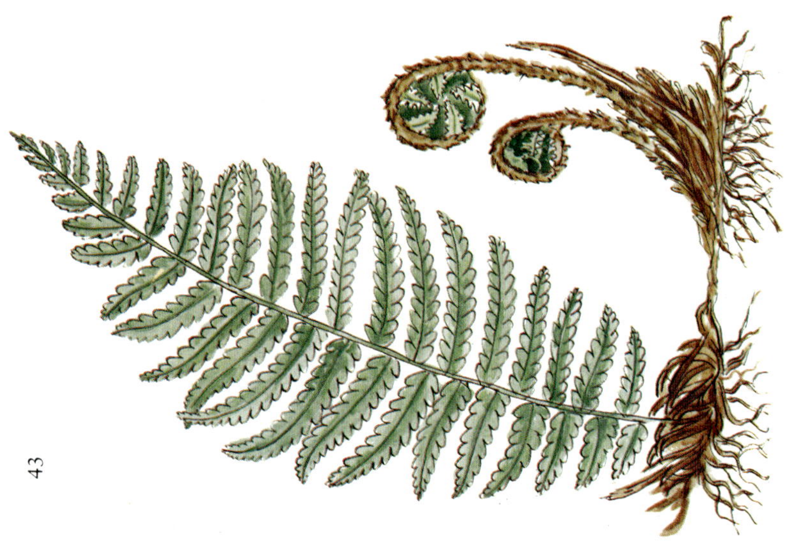

43. Wurmfarn (*Aspidium filix-mas*)

44

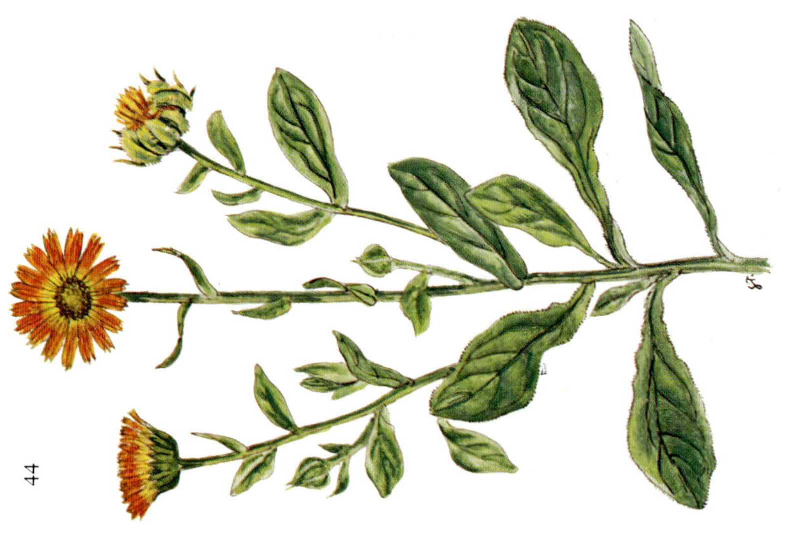

44. Ringelblume (*Calendula officinalis L.*)

TAFEL XVII

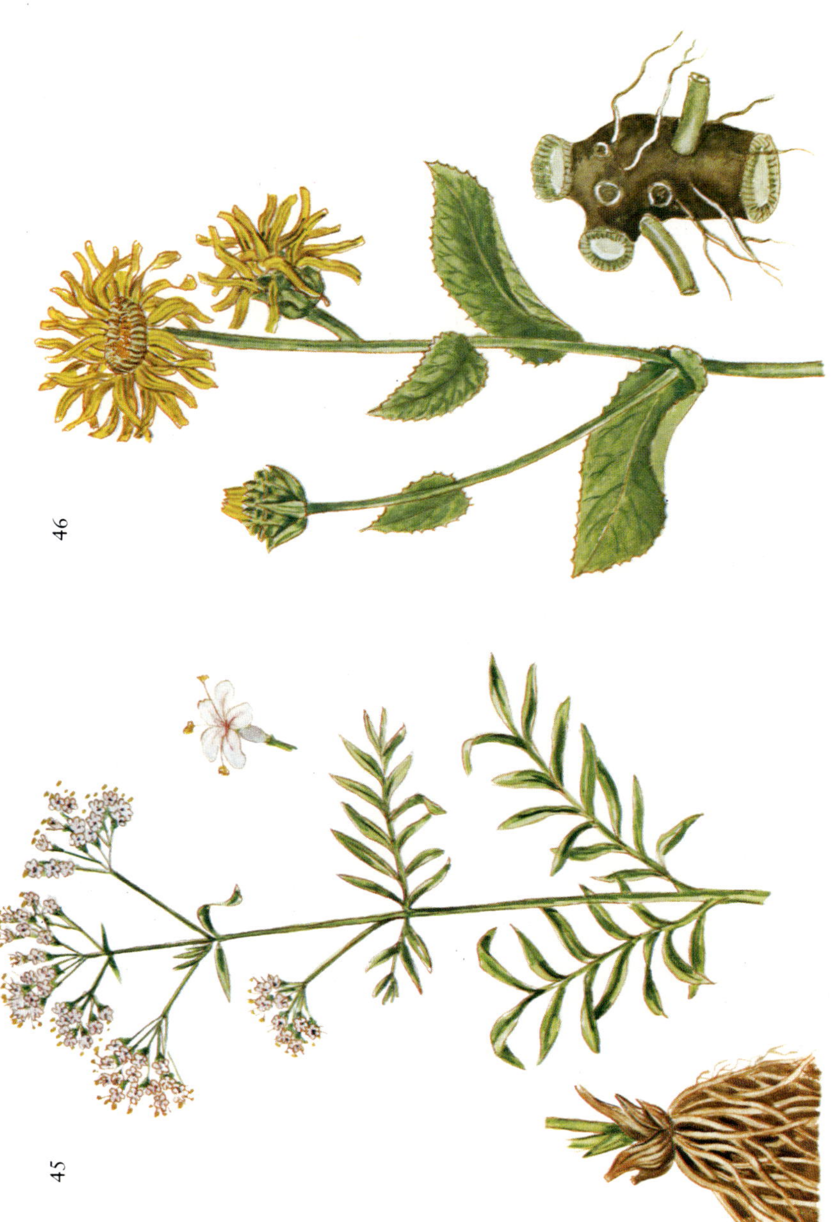

45. Echter Baldrian (*Valeriana officinalis L.*)

46. Garten-Alant (*Inula helenium L.*)

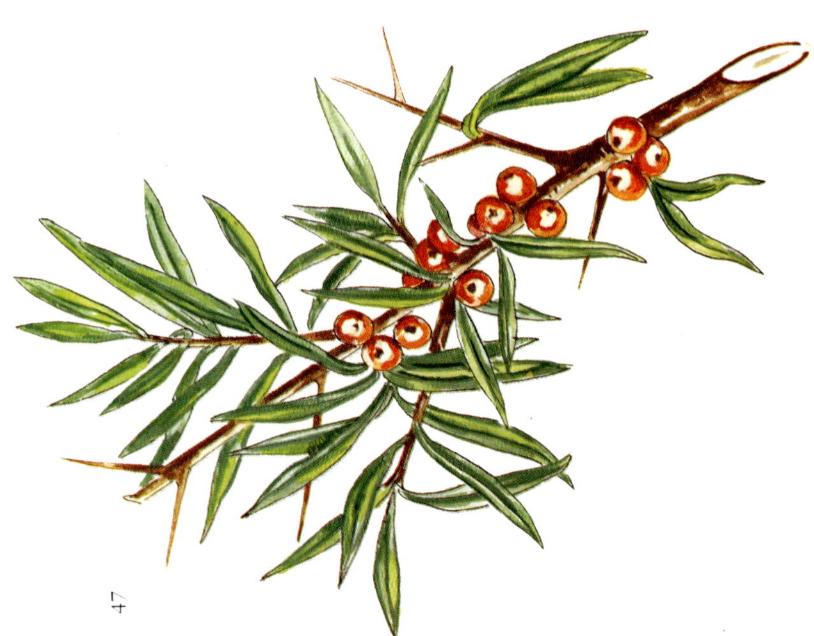

47. Sanddorn (*Hippophae rhamnoides L.*)

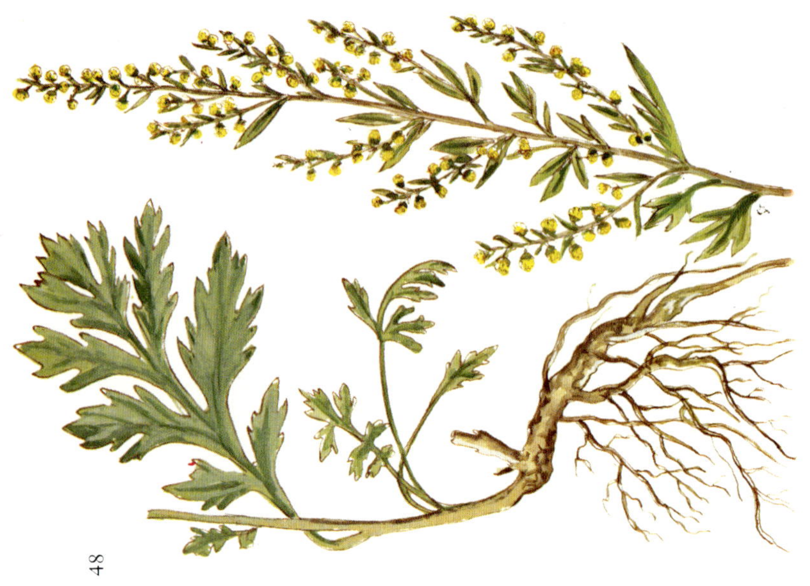

48. Wermut (*Artemisia absinthium L.*)

TAFEL XIX

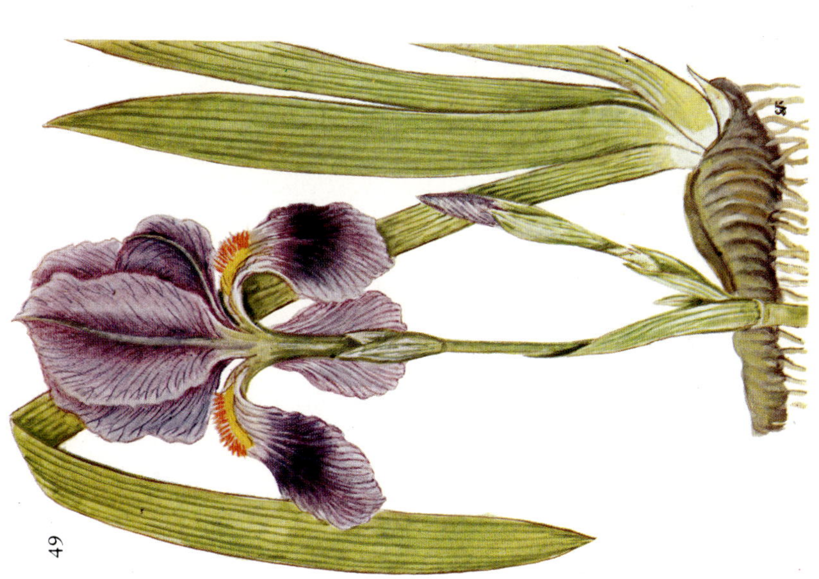

49. Deutsche Schwertlilie (*Iris germanica L.*)

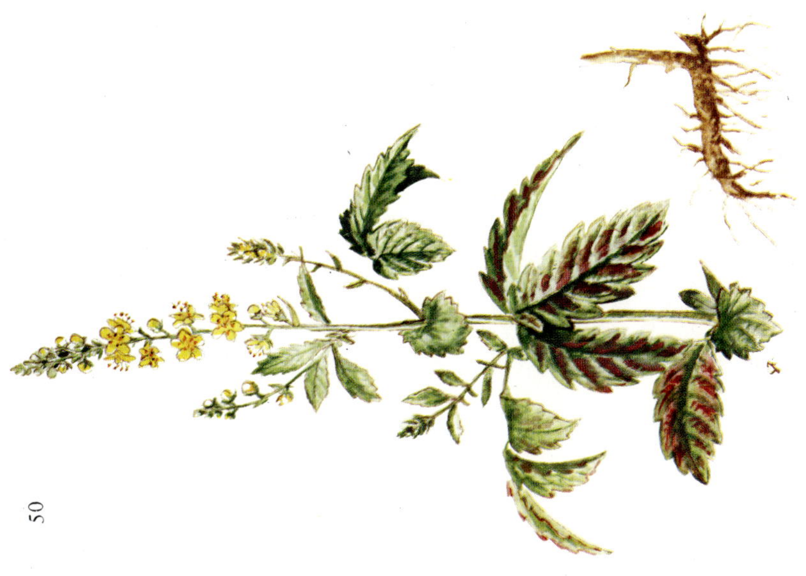

50. Odermennig (*Agrimonia eupatoria L.*)

TAFEL XX

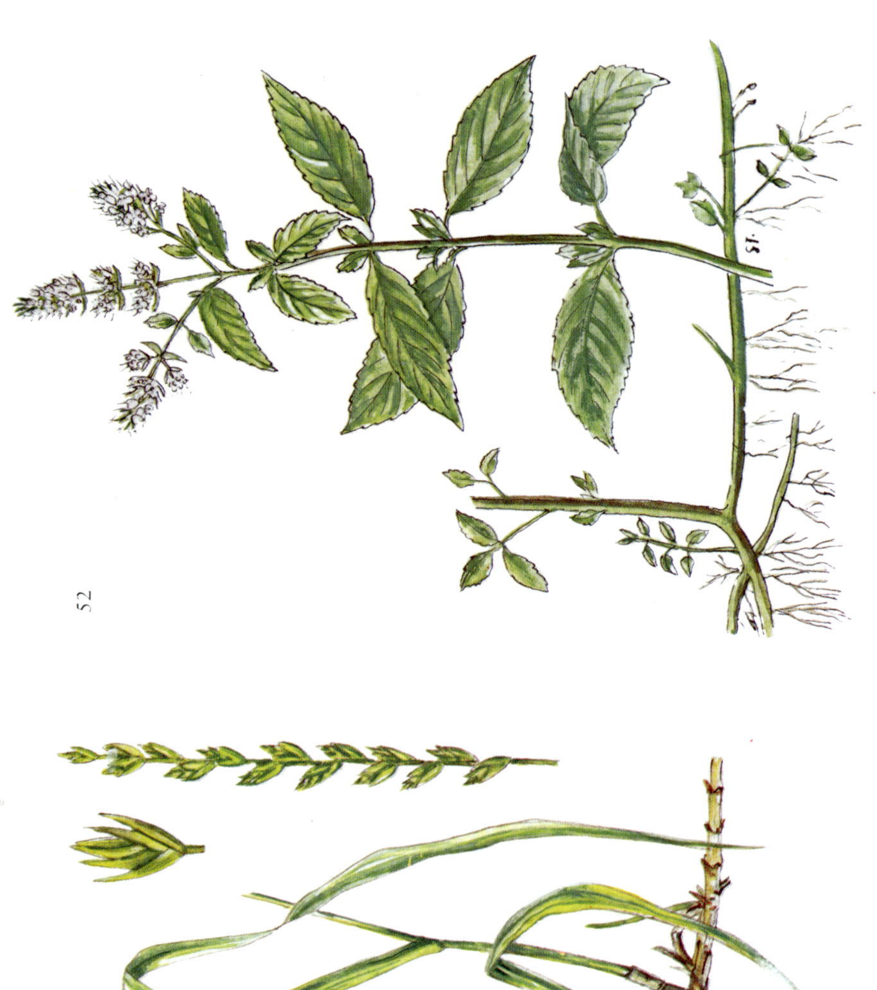

51. Quecke (*Agropyrum repens L.*)

52. Pfefferminze (*Mentha piperita L.*)

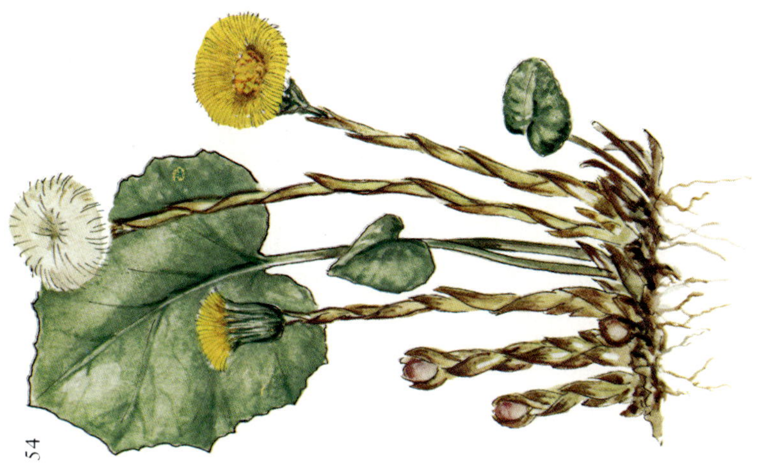

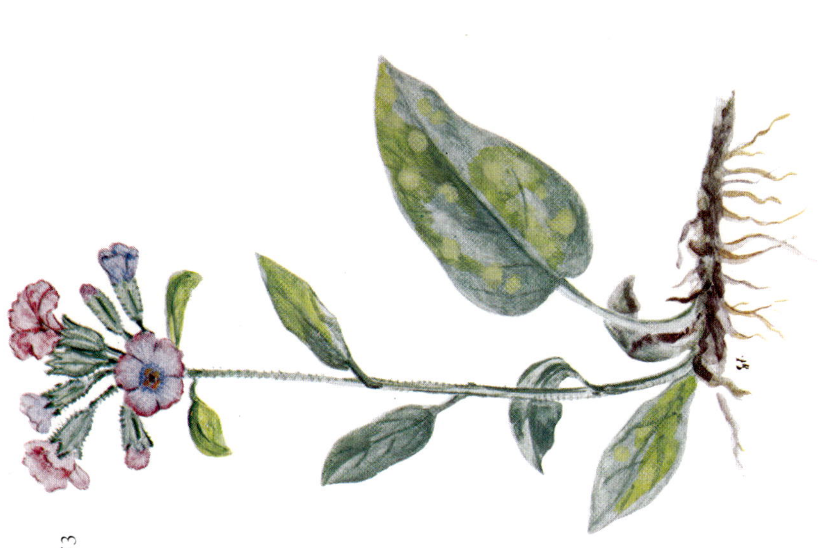

53. Lungenkraut *(Pulmonaria officinalis L.)*

54. Huflattich *(Tussilago farfara L.)*

TAFEL XXII

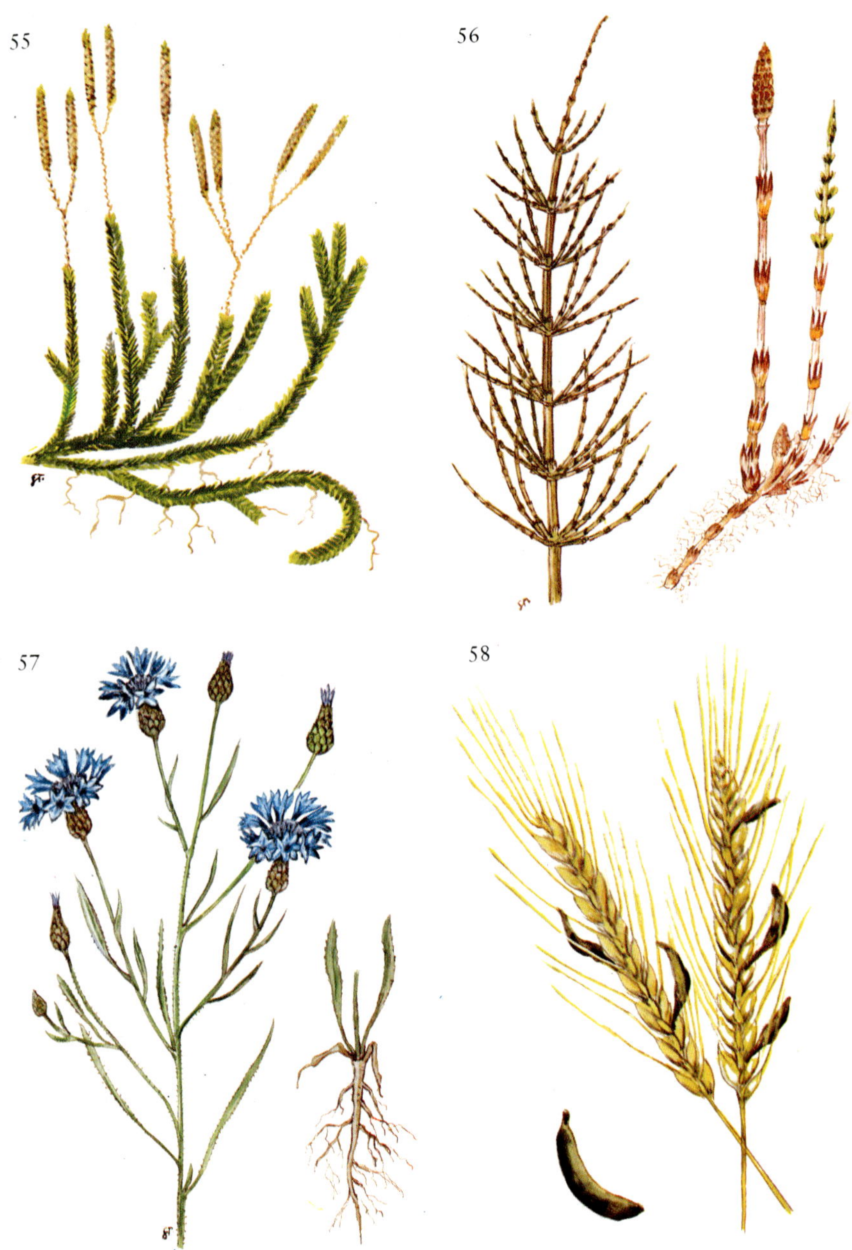

55. Kolben-Bärlapp *(Lycopodium clavatum L.)*
56. Ackerschachtelhalm oder Zinnkraut *(Equisetum arvense L.)*
57. Kornblume *(Centaurea cyanus L.)*
58. Mutterkorn *(Secale cornutum)*

TAFEL XXIII

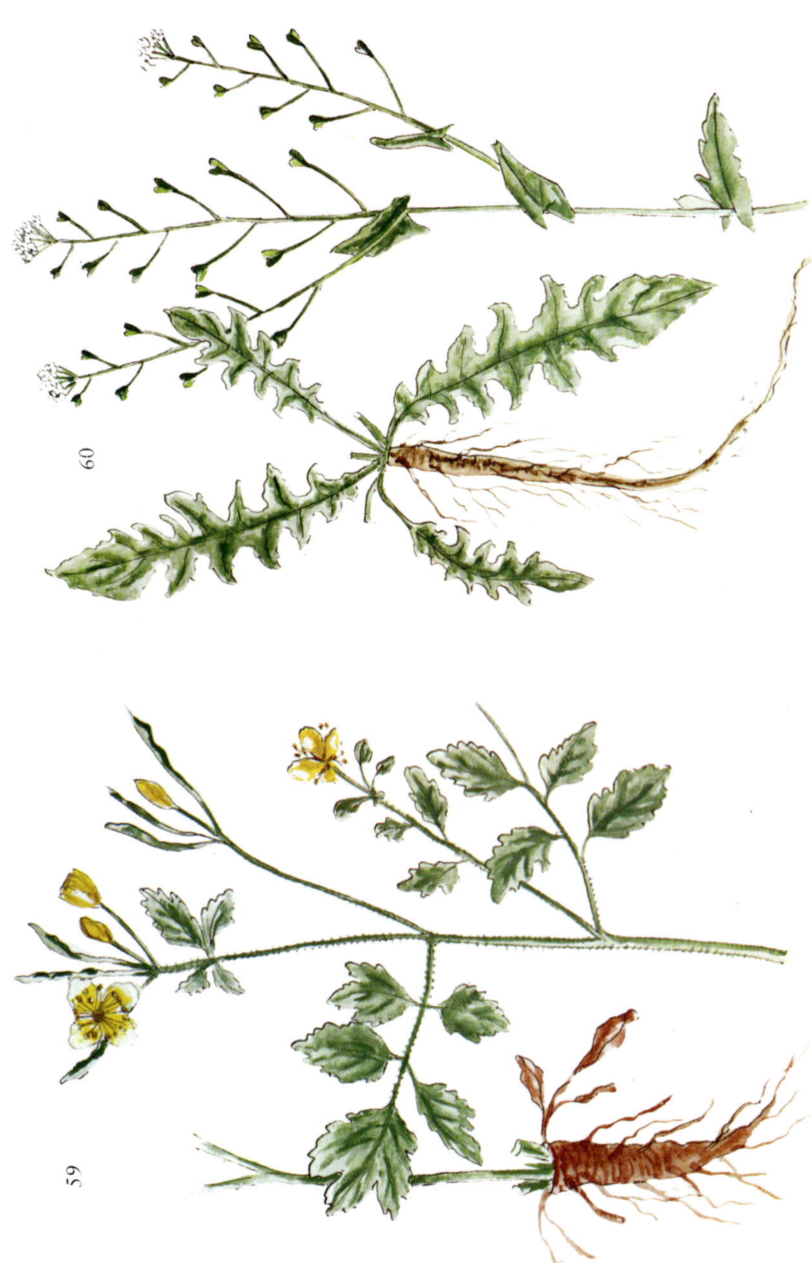

59. Schöllkraut (*Chelidonium majus L.*)

60. Hirtentäschel (*Capsella Bursa-pastoris L.*)

TAFEL XXIV

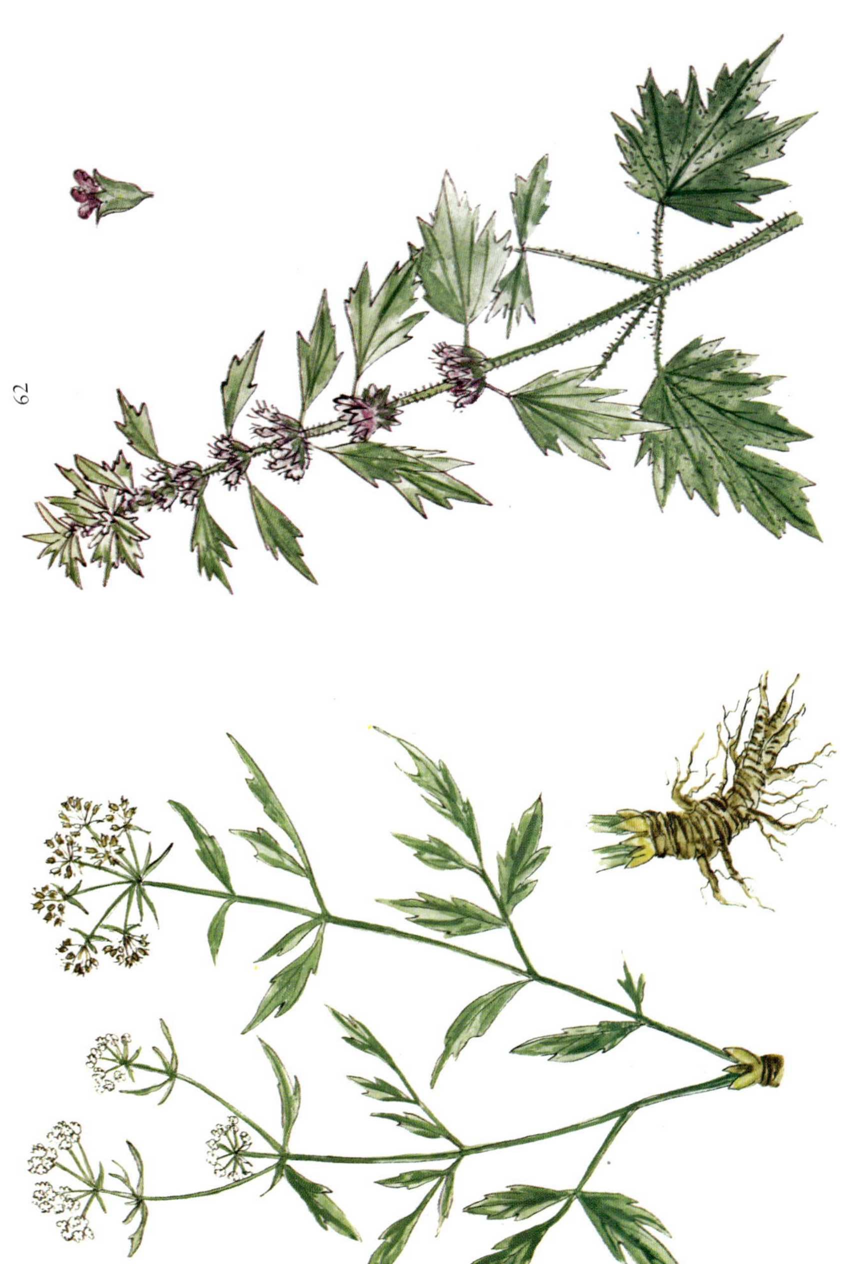

61. Liebstöckel *(Levisticum officinale Koch)*

62. Herzgespann *(Leonurus cardiaca L.)*

TAFEL XXV

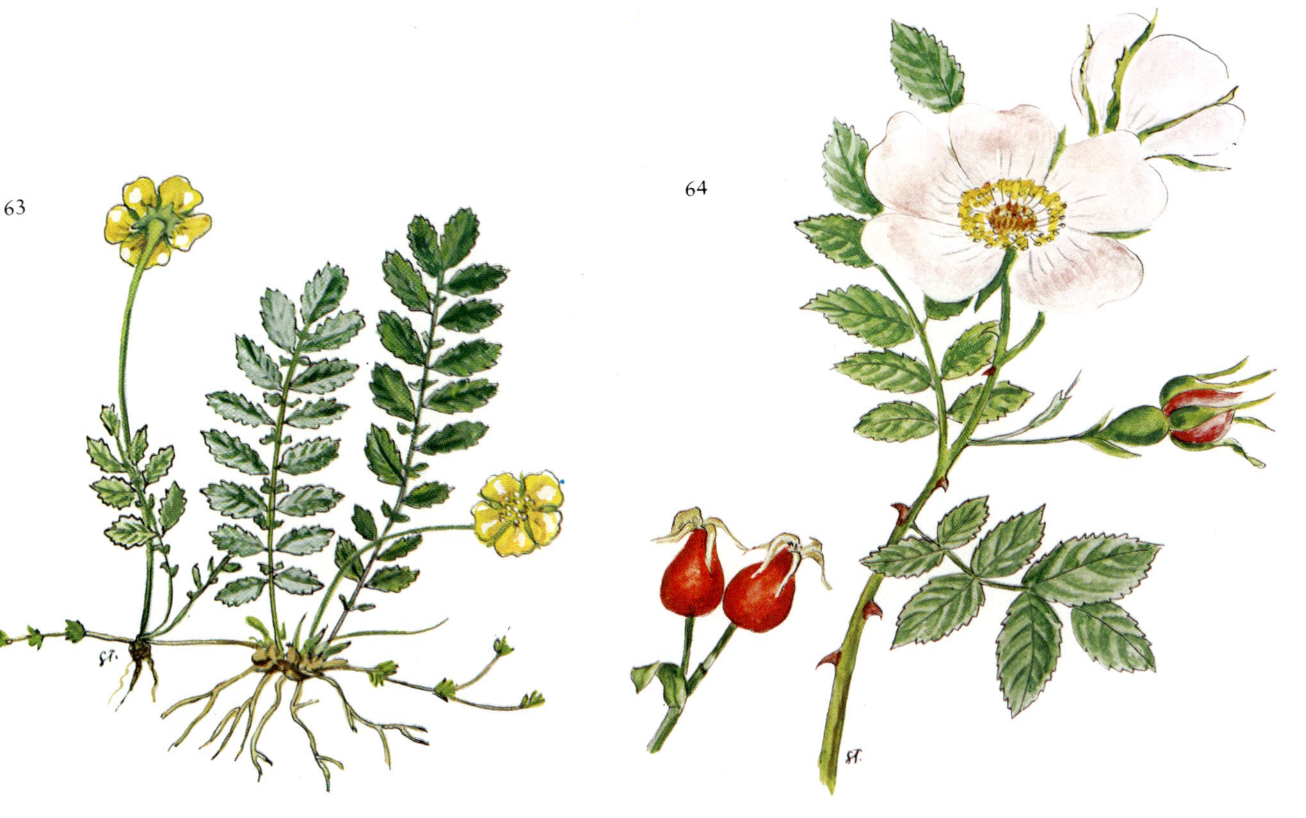

63. Gänsefingerkraut (*Potentilla anserina L.*)

64. Hagebutte (*Rosa canina L.*)

TAFEL XXVI

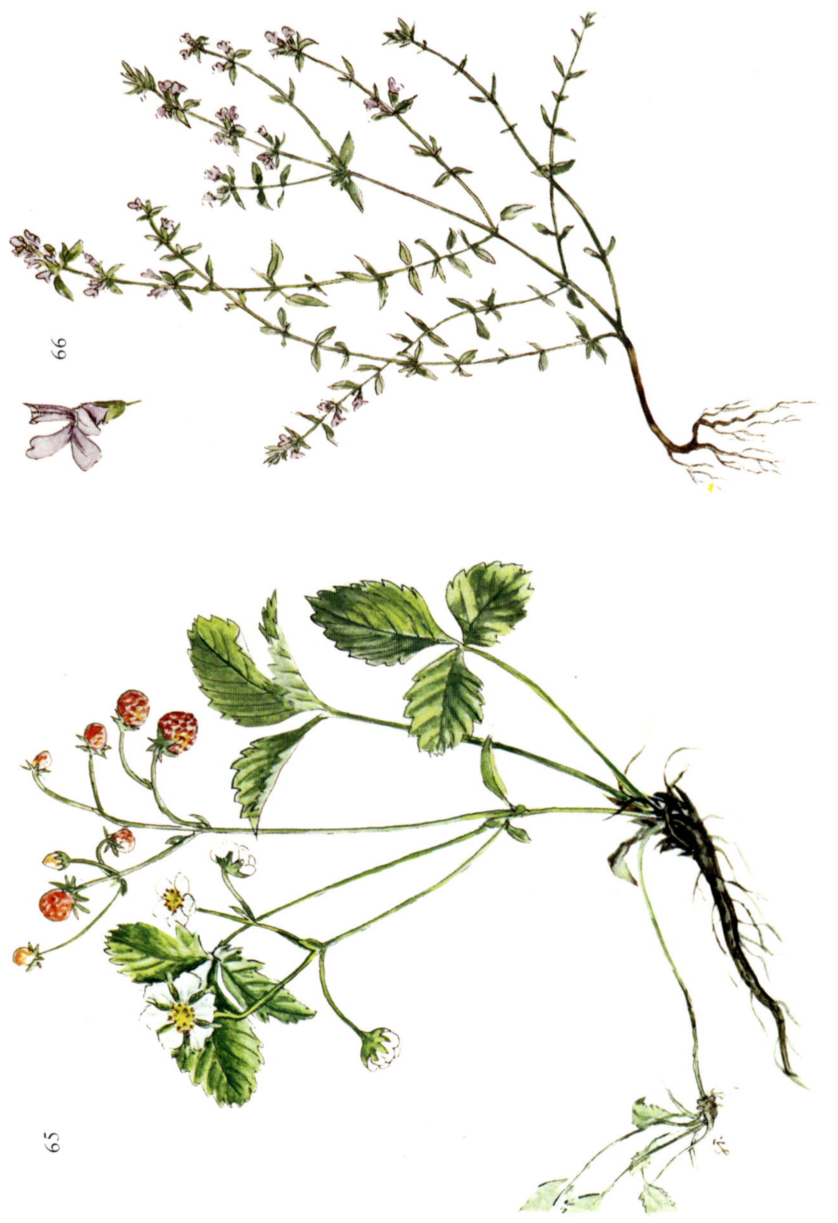

65. Walderdbeere (*Fragaria vesca L.*) 66. Garten-Thymian (*Thymus vulgare L.*)

TAFEL XXVII

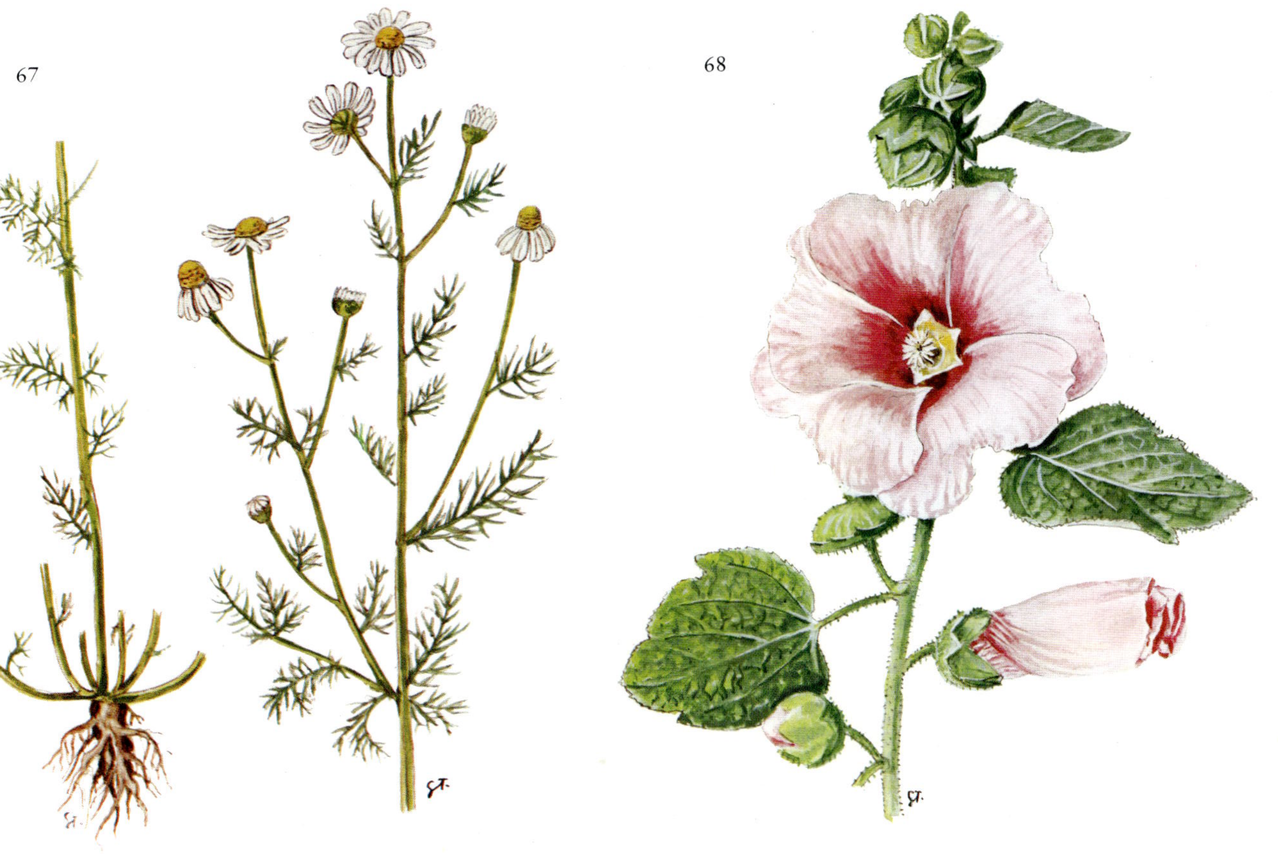

67. Kamille (*Matricaria chamomilla L.*)

68. Schwarze Stockrose (*Althaea rosea Cav.*)

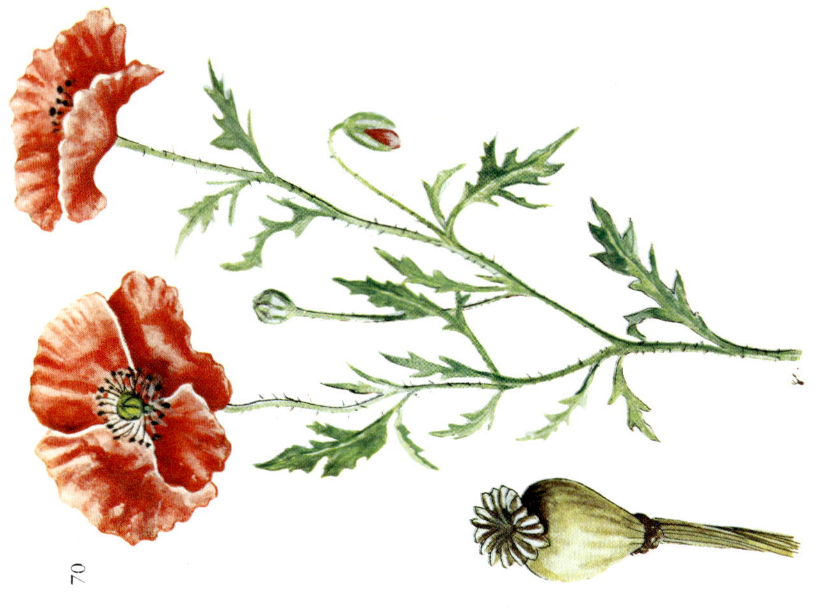

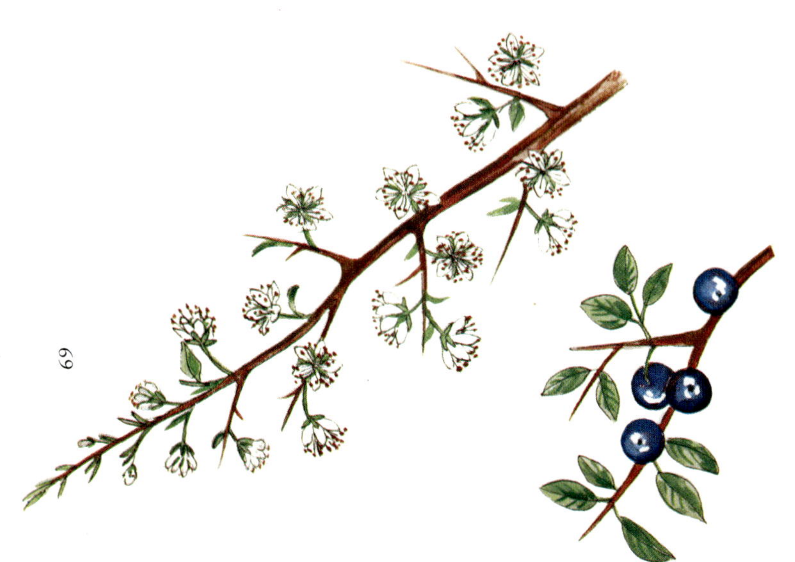

69. Schlehdorn (*Prunus spinosa L.*)

70. Klatschmohn (*Papaver rhoeas L.*)

TAFEL XXIX

71

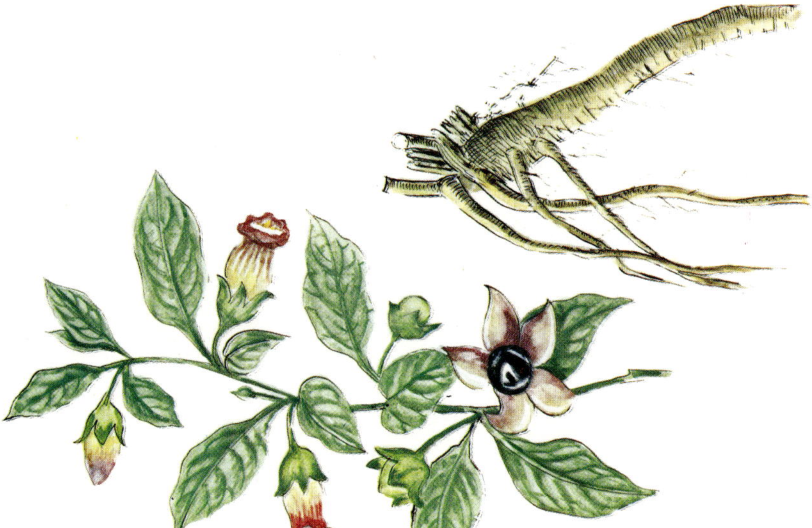

72

71. Tollkirsche (*Atropa belladonna L.*) 72. Wegwarte (*Cichorium intybus L.*)

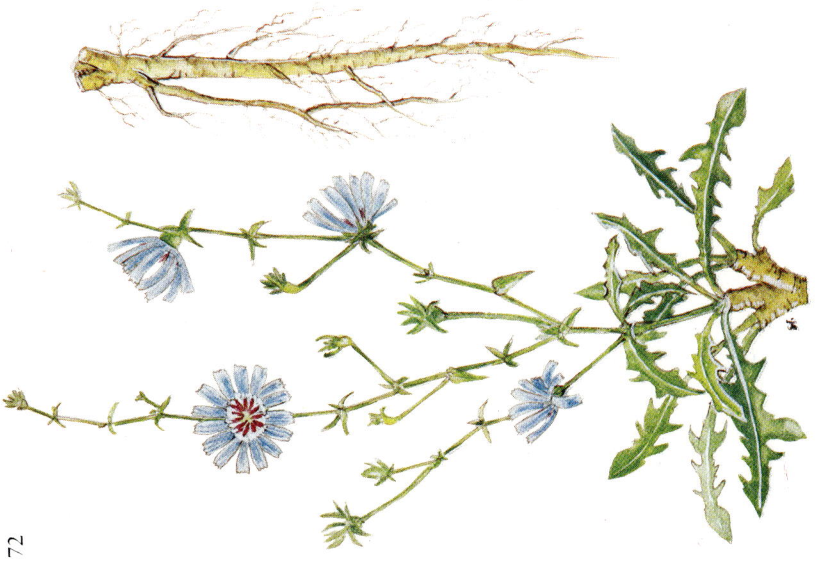

TAFEL XXX

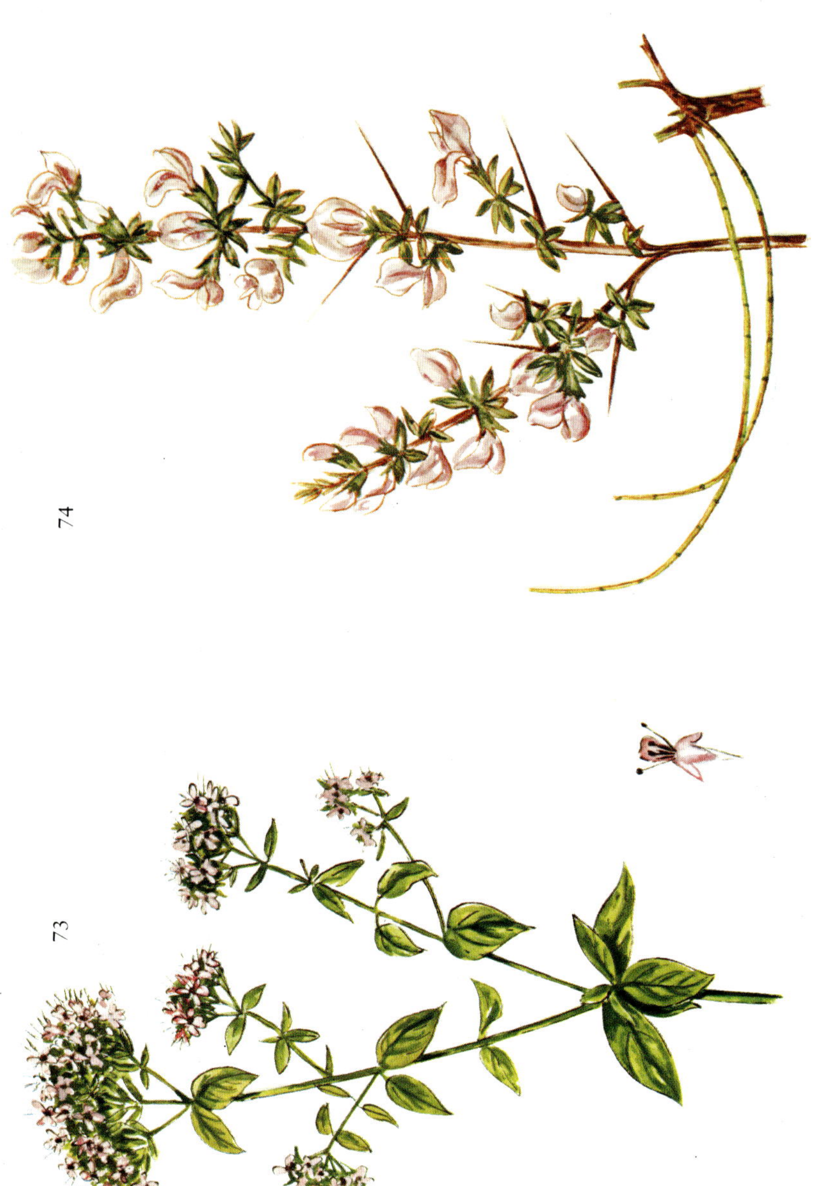

74. Dorniger Hauhechel (*Ononis spinosa L.*)

73. Wilder Majoran (*Origanum vulgare L.*)

TAFEL XXXI

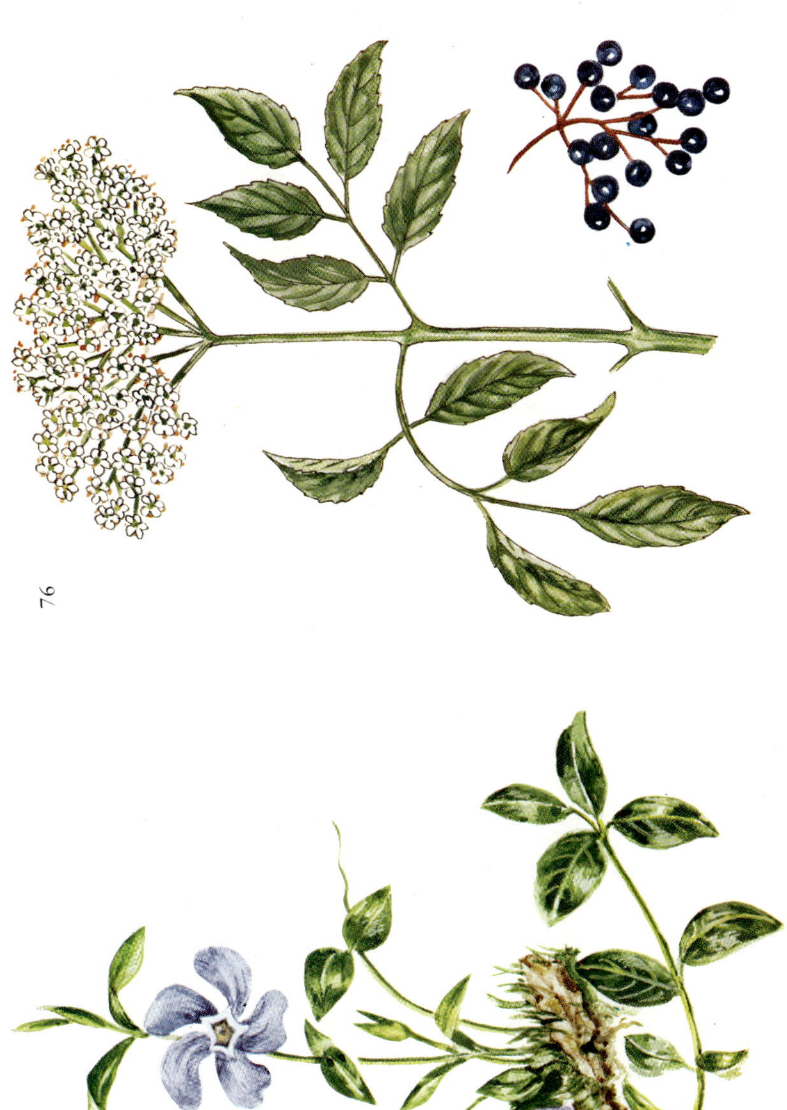

75. Kleines Immergrün (*Vinca minor L.*) 76. Schwarzer Holunder (*Sambucus nigra L.*)

TAFEL XXXII

77

78

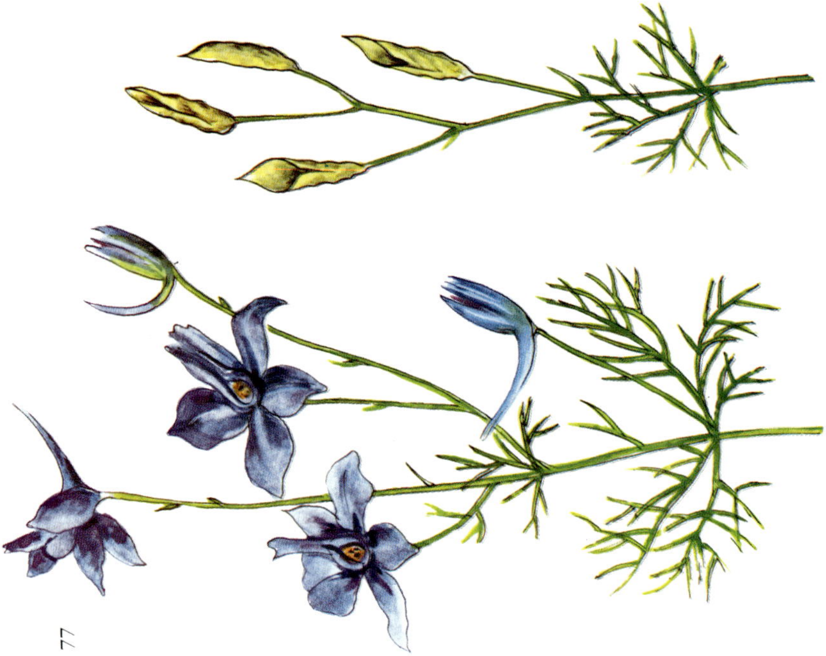

77. Feld-Rittersporn (*Delphinium consolida* L.)

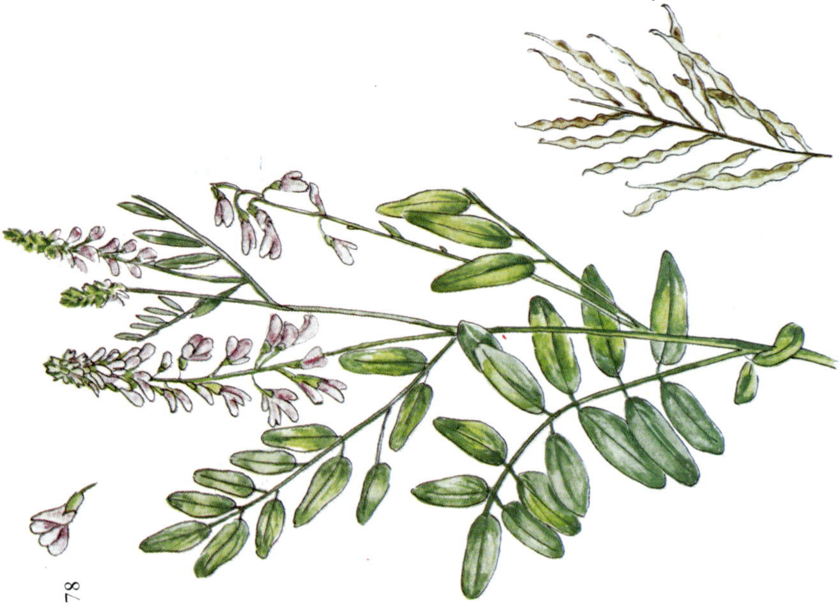

78. Geißraute (*Galega officinalis* L.)

STIEFMÜTTERCHEN *(Viola tricolor L.)*

Drogennamen: Herba et Flores Violae tricoloris

Es kommt auf Wiesen, Äckern, in Sträuchern und auf Stoppelfeldern vor. Es ist niedrig, verzweigt, bis zu 25 cm hoch und hat einen hohlen dreikantigen Stengel mit herz- und eiförmigen Blättern. Die langstieligen Blüten liegen in den Blattachseln. Sie sind mehrfarbig: blau, gelb, weiß und violett. Die frische Pflanze enthält verschiedene organische Säuren, ätherische Öle mit Salizyl, Schleim- und Gerbstoffe, Zucker, Saponine und Flavone.

Die ganze Pflanze während der Blütezeit sammeln (ausgenommen die Wurzel). Luftig und schattig trocknen.

Der Tee heilt Hautkrankheiten, Skrofulose, fördert den Stoffwechsel und regt den Darm an. Außerdem ist er schweiß- und harntreibend. Ferner hat sich das Stiefmütterchen bei Gicht bestens bewährt. Man kann die Pflanze mit Kamillenblüten, Gartenraute und anderen Pflanzen mischen. Weiters ist sie bei Psoriasis angezeigt. Zum Aufguß überbrüht man 15 bis 20 g Kraut mit ½ Liter kochendem Wasser.

Nur die völlig entfalteten Blütenblätter sammeln und luftig und schattig trocknen. Als Fuß- und Armbad verwenden. Weitere Heilanzeigen: Gegen Brustschmerzen, chronische Bronchitis, Magenkrämpfe, Atembeschwerden und Husten. Vorsicht beim Einnehmen, da eine Überdosierung Vergiftungserscheinungen verursachen kann. Am besten unter ärztlicher Aufsicht anwenden. (Siehe Tafel IV)

STUMPFBLÄTTRIGER AMPFER *(Rumex obtusifolius L.)*

Drogenname: Radix Lapathi

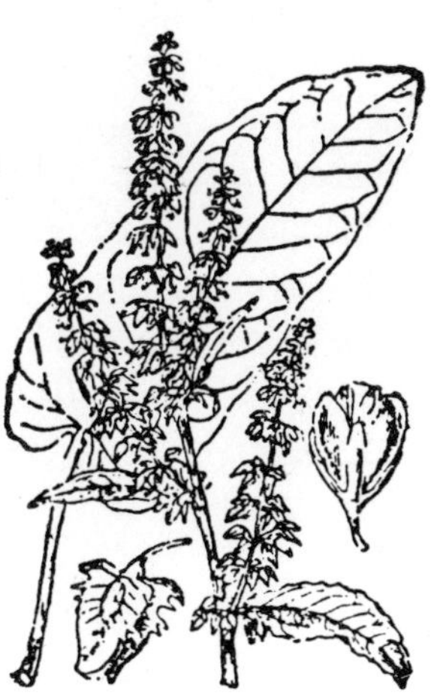

Er wächst überall auf feuchten Wiesen in großen Mengen und kann bis zu 1 m hoch werden. Seine langen, ovalen Blätter ähneln den Krenblättern. Der Stengel trägt, besonders gegen die Spitze, Blütenähren – kleine grünlichkastanienbräunliche Blümchen. Im reifen Zustand werden sie ganz braun.

Blätter im Frühling sammeln und Früchte vor der Reife ernten. Schattig trocknen.

Der Tee aus den Früchten hilft bei Durchfall: 1 Eßlöffel in ¼ Liter Wasser 2 Minuten lang brühen. Da die Blätter die Vitamine A und C sowie Phosphor und Eisen enthalten, wird der Blättertee bei Blutarmut, ferner gegen Hämorrhoiden, zur besseren Verdauung und zur Appetitanregung empfohlen.

Personen, die zur Bildung von Nierensteinen neigen, müssen den Ampfer unbedingt meiden.

TAUBNESSEL *(Lamium album L.)*

Drogennamen: Flores et Herba Lamii albi

Die Pflanze ist an steinigen Stellen und in der Nähe von Wohnsiedlungen anzutreffen. Die Blüten sind schmutzig-weiß.

Während der Blütezeit Blätter und Blüten sammeln und schattig auf Dachböden trocknen. Als Alkoholtinktur bei Gebärmutterblutungen und Weißfluß stündlich 30 Tropfen mit etwas Wasser verdünnt einnehmen. Ferner heilt die Taubnessel Blutarmut, Entzündungen der Atemorgane und den Altershusten.

TAUSENDGULDENKRAUT *(Erythraea centaurium Pers.)*

Drogenname: Herba Centaurii

Die Pflanze kommt auf Bergwiesen, in lichten Wäldern und an Feldrainen vor. Sie besitzt einen vierkantigen Stengel mit verschieden schmalen Blättern. Die rosafarbenen Blüten entwickeln sich an der Spitze des besenartig entfalteten Stengels. Das ganze Kraut während der Blütezeit sammeln.

Der Tee heilt Magenkrankheiten, fördert den Appetit und behebt Verdauungsstörungen; ferner hat er sich bei Wechselfieber, Verstopfung, Blutarmut, Rheuma und zur Nervenberuhigung bestens bewährt.

Teezubereitung: 10 g oder 1 Eßlöffel in ½ Liter Wasser 2 bis 3 Minuten brühen. Täglich bei Bedarf, besonders bei Magenschmerzen, schluckweise eine Tasse davon trinken. Pulverisiert mit Anis vermischt kann man es statt Tee bis 2 g täglich einnehmen. Bei Magenübersäuerung kalten Tee trinken. Alkoholtinktur (1 : 1) heilt Hautkrankheiten (einreiben und trocknen lassen). Bei Zuckerkrankheit 15 bis 35 Tropfen mit etwas Wasser einnehmen.

Die Pflanze enthält Bitterglykoside, Erytaurin, Harze, Zucker, Wachs und ätherische Öle. (Siehe Tafel VIII)

TOLLKIRSCHE *(Atropa belladonna L.)*

Drogennamen: Folia, Radix et Herba Belladonnae

Die Tollkirsche ist eine der giftigsten Pflanzen. Sie wächst auf unbebautem Boden und in Wäldern unserer Gebirge. Sie kann über 1 m hoch sein. Der Stengel ist aufrecht, sehr verzweigt und ein wenig flaumig. Die Blätter sind eiförmig, groß, zugespitzt, kurzstielig und nicht gezähnt. Die Blüten sind kurzstielig, groß und braunviolett. Alle Pflanzenteile sind giftig. Nur unter ärztlicher Aufsicht verwenden.

Während der Blütezeit und Fruchtreife die ganze Pflanze ohne Wurzeln sammeln. An der Sonne trocknen (aber nicht über 30° C). Man muß darauf achten, daß die Blätter während des Trocknens ihre Farbe beibehalten. Wurzeln im Frühling ausgraben, von der Erde säubern und geschnitten an der Sonne trocknen.

Pulverisierte Blätter wie folgt verwenden: Einmal täglich eine Messerspitze davon einnehmen. Nach vier Tagen eine viertägige Pause einschalten, dann weitere vier Tage einnehmen usw. Die Pflanze heilt Asthma, Keuchhusten, Neuralgie, Magenkrankheiten, Darm- und Harnleitererkrankungen.

Die Tollkirsche enthält das giftige Alkaloid Atropin. Sie wird deswegen in Mengen ausgeführt. Atropin dient bei Vergiftungen als Gegengift. (Siehe Tafel XXIX)

VOGELKNÖTERICH *(Polygonum aviculare L.)*

Drogenname: Herba Polygoni

Es ist eine niederliegende Pflanze, sehr verzweigt, deren Stengel kleine, lanzettliche, stengellose Blätter trägt. Blütezeit: Juli bis September. Die kleinen Blüten sind weiß oder rötlich. Das Kraut ist an Wegrändern, Bahnstrecken, auf Bauernhöfen und Ödplätzen anzutreffen.

Das ganze Kraut ohne Wurzel während der Blütezeit sammeln und schattig trocknen. Als Tee heilt der Vogelknöterich Krankheiten der Harnorgane, Nieren- und Blasensteine, Zuckerkrankheit, Epilepsie, Magengeschwüre, Durchfall und Blutfluß.

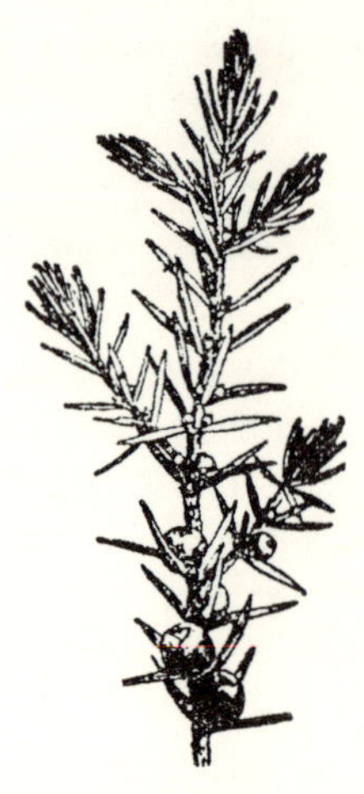

WACHOLDER, Kranewittbeere, Krammetsbaum

(Juniperus communis L.)

Drogennamen: Fructus et Baccae Juniperi

Sie kommen an hügeligen Waldstellen vor. Ein verzweigter Strauch mit sehr spitzen und schmalen immergrünen Blättern. Blütezeit: April und Mai. Unansehnliche gelbe Blüten in den Blattachseln. Aus den weiblichen Blüten entwickeln sich bohnenähnliche Substanzen, die nach der Reife eine blauschwarze Farbe annehmen. Früchte erst im Herbst des zweiten Jahres sammeln, da sie erst dann reif sind. An der Sonne oder in warmen Räumen trocknen. Wacholdertee beschleunigt den Stoffwechsel und die Reaktionsfähigkeit des Körpers. Bei verdorbenem Magen und Verdauungsstörungen Wacholderbeeren kauen, außerdem als Vorbeugungsmittel gegen ansteckende Krankheiten anwenden. Mit der Dosierung nicht übertreiben und am besten unter ärztlicher Aufsicht einnehmen. Obwohl die Beeren Rheuma und Harnblasenerkrankungen heilen, dürfen sie Nierenkranke nicht nehmen. Größere Mengen verursachen bei Gesunden Entzündungen.

Zum Tee nimmt man zwei Eßlöffel auf ½ Liter Wasser. Monatlich sieben Tage lang alle 3 Stunden eine Kaffeetasse davon trinken.

Sehr bewährt haben sich die Beeren als Blutreinigungsmittel. Zu gleichen Teilen mit Sellerie und Zwergholunder gemischt entschlacken und entschleimen sie den Körper.

Wacholderbeeren enthalten Invertzucker, ätherische Öle, Ameisen- und Essigsäure, Wachs- und Gummischleimstoffe. (Siehe Tafel X)

WALD-ERDBEERE *(Fragaria vesca L.)*

Drogennamen: Folia, Herba et Rhizoma Fragariae

Jedes Kind kennt die Walderdbeere, so daß sich eine besondere Beschreibung erübrigt. Während der Blütezeit Blüten und Blätter sammeln und im Schatten trocknen.

Erdbeerblätter ersetzen den russischen Tee sehr gut. Ferner ist der Tee harntreibend, nervenberuhigend und blutreinigend. Auch gegen Durchfall ist er anzuwenden.

Die Erdbeeren heilen Gelbsucht, Herzkrankheiten und fördern die Ausscheidung der Nieren- und Gallensteine. Unter Mitwirkung der Enzyme verwandelt sich der Zucker in Invertzucker. Er enthält mehrere Arten von Säuren: Salizyl-, Zitronen- und Weinsäure, Gerbstoffe und stickstoffhaltige Substanzen. (Siehe Tafel XXVI)

Nach Kneipp soll man viele Erdbeeren essen, da sie das Blut reinigen und beim Auflösen der Harnsäure im Blut nützlich sind. Sie haben sich auch gegen Gallen-, Nieren- und Blasensteine gut bewährt.

WALDMEISTER *(Asperula Odorata L.)*

Drogenname: Herba Asperulae

Die Pflanze wächst in Buchenwäldern. Der Stengel ist aufrecht und bis zu 50 cm hoch. Die eiförmigen Blätter sind wirbelartig angeordnet und die Spitze des Stengels trägt kleine, weiße Blüten (Doldentrauben), die stark und angenehm riechen. Blütezeit: Mai bis Juli. Sammeln während der Blütezeit und schattig auf gut gelüfteten Dachböden trocknen.

Heilanzeigen: Nervenkrankheiten, Herzklopfen, Migräne, Harnblasengrieß und andere Beschwerden. Mit Kamillen- und Lindenblüten gemischt ersetzt der Waldmeister den russischen Tee. Man kann auch etwas Walderdbeerblätter hinzufügen. Wegen des Aromas werden die Blätter bei der Zigarettenherstellung den Tabakblättern beigemengt.

In trockenem Zustand riecht der Waldmeister nach Kumarin, der stark einschläfert. Außer Kumarin enthält die Pflanze ätherische Öle, Gerb- und Bitterstoffe.

1 Eßlöffel zerkleinerten Waldmeister in ¼ Liter kochendem Wasser 6 bis 8 Minuten zugedeckt stehen lassen. Danach mit Honig süßen und etwas Zitronensaft hinzufügen. Das ist ein Heilmittel gegen Schlaflosigkeit bei Kindern und alten Leuten. Außerdem hat der Waldmeister antiseptische Wirkung wegen des Kumarins. Bei Gelbsucht, Leber- und Milzerkrankungen fördert der Waldmeister durch seine organische Säure die Harnausscheidung und löst die Steine auf.

WALNUSSBAUM *(Juglans regia L.)*

Drogennamen: Folia Juglandis, Cortex Juglandis fructus

Der Nußbaum und seine Früchte sind so sehr bekannt, so daß eine ausführliche Beschreibung überflüssig erscheint. Man verwendet die

Blätter und Früchte. Der Tee aus den jungen, noch nicht völlig entfalteten Blättern heilt Lungenerkrankungen, Skrofulose, Darmkatarrh und reinigt das Blut. Ferner wird er gegen Bandwürmer und bei Schleimhautentzündung empfohlen. Der Blättertee stärkt die Verdauungsorgane, heilt Augenentzündungen und treibt Darmschmarotzer aus. Nußblätter in dünnen Lagen auf Dachböden schattig trocknen.

Der mit 6 Eßlöffeln Nußöl zubereitete Kartoffelsaft treibt Bandwürmer aus. Die Nußblätter dienen auch zur Spülung bei Weißfluß: 4 bis 5 Eßlöffel in ½ Liter Wasser fünf Minuten lang sieden. Als Umschlag auf Geschwüre und Ausschlag geben. Junge, unreife Nüsse verwendet man zur Herstellung von Extrakten und zum Einkochen.

Die Walnußblätter enthalten sehr viel Gerbsäure und zählen daher zu den Mitteln, die zusammenziehend wirken. Nüsse enthalten einen großen Prozentsatz an Fett, sogar über 56%, 15% Eiweiß, 12 bis 13% Kohlehydrate und 2% Nährsalze. Nußöl ist dem Wert nach dem Olivenöl gleichzusetzen.

Die Nußblätter schnell an der Sonne trocknen, da sie sonst ihre Farbe verändern. Sie enthalten Juglandin, Glykosid, verschiedene organische Säuren mit Kalzium, Spuren von ätherischen Ölen, Eiweiß und Gerbstoffe und andere Substanzen.

Teezubereitung: 1 Eßlöffel Blätter in 1 Liter Wasser 8 bis 10 Minuten sieden. Gegen Skrofulose dreimal täglich eine Tasse davon trinken.

6 bis 8 grüne Nußschalen in ½ Liter Wasser 5 Minuten lang aufwallen und bei Magen- und Darmkatarrh sowie zur Stärkung des Muskelsystems einnehmen.

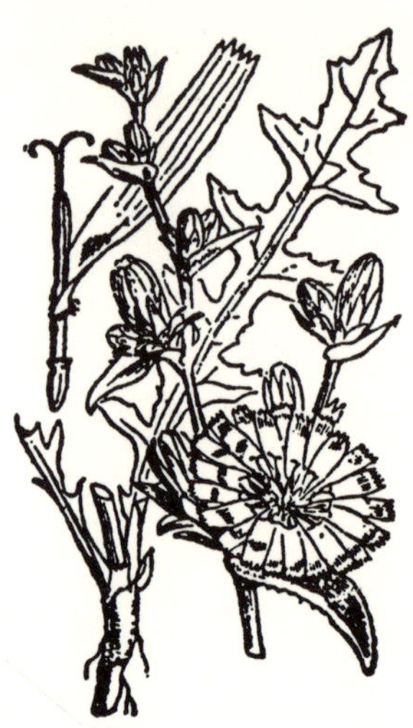

WEGWARTE, Zichorie *(Cichorium Intybus L.)*
Drogennamen: Radix, Herba, Flores Cichorii

Dieses Unkraut findet man überall in unserer Heimat, und zwar an Wegrändern, in Hekken, auf Brachäckern und auf Wiesen. Die Wegwarte wird häufig angebaut, da aus den gerösteten Wurzeln Ersatzkaffee (Cichoria) hergestellt wird. Der Stengel ist aufrecht und kann eine Höhe von 1 m erreichen, ist aber nur oben verzweigt. Die Blätter sind länglich und stengellos. Die Blüten sind groß, schön und hellblau. Die Wurzel ist spindel- und walzenförmig und ähnelt der Gartenpetersilie. Blätter, Blüten und Wurzeln sammeln. Die Wurzeln im Frühling und Herbst und das Kraut den ganzen Sommer während der Blütezeit sammeln. Warm trocknen.

Alle Pflanzenteile sind heilwirkend. Anwendungsgebiete: Lebererkrankungen, Verdauungsstörungen, Gelbsucht, Magenschmerzen, Wechselfieber, Blasenkrankheiten und Zuckerkrankheiten. Die jungen Blätter benützt man gerne als Gemüse. (Siehe Tafel XXIX)

WEISSBIRKE *(Betula verrucosa Ehrh.)*

Drogennamen: Cortex Betulae, Folia Betulae

Schlanker, hoher Baum mit weißer Rinde und schönen grünen herzförmig zugespitzten gesägten Blättern. Die Birke wächst als Zierbaum in den Parkanlagen und in Wäldern. Junge, völlig entfaltete Blätter im Frühjahr sammeln und im Schatten trocknen.

Birkenblättertee fördert die Harnausscheidung, dient zur Ausleitung der Säuren aus dem Körper und zur Blutreinigung. Weitere Heilanzeigen sind Wechselfieber, Rheuma und Wassersucht.

Gegen Nierenkrankheiten einen Eßlöffel geschnittene Blätter mit ¼ Liter kochendem Wasser aufgießen und 10 bis 15 Minuten stehen lassen. Dreimal täglich eine Tasse davon trinken.

Im Frühling vor dem Ausschlagen der Bäume ein Loch in den Stamm bohren, ein dünnes Röhrchen hineinschieben und so den Saft abzapfen. Wegen des vorhandenen Zuckers kann der gegorene Saft zu Wein werden. Birkensaft ist ein hervorragendes Mittel gegen Nierenkrankheiten, bei Störungen der Harnausscheidung und zur Blutreinigung. Ferner bei Arteriosklerose, Fettsucht, löst Nierensteine auf, die mit dem Harn ausgeschieden werden und ist bei Harn-Albumen (Eiweiß) angezeigt. Blätter der Weißbirke enthalten Saponine, Bitterstoffe, ätherische Öle, Harze und andere Substanzen. (Siehe Tafel III)

WEISSDORN (Eingriffeliger), Hagedorn, Mehlbeere

(Crataegus oxyacantha L., Crataegus monogyna Jacq.)

Drogennamen: Flores, Folia et Fructus Crataegi

Weißdorn wächst in Gebüschen, Wäldern und im Dickicht als gewöhnlicher Strauch und kann bis zu 3 m hoch werden. Die Blätter sind drei- bis fünffach gelappt. Der Weißdorn hat weiße lang- und kurzgestielte Blüten in Dolden angeordnet, die stark nach Honig riechen. Rote, schöne Beeren im Spätsommer pflücken. (Siehe Tafel V)

Blüten gleich nach dem Aufblühen von März bis Mai pflücken, da nach dem Abfallen der Blütenblätter die Blüten wertlos sind. In dünnen Lagen und im Schatten luftig trocknen.

Vorsichtig trocknen und täglich durchmischen, damit die Farbe erhalten bleibt. Heilanzeigen bei Herzkrankheiten, Arteriosklerose, Angina pectoris und Bluthochdruck.

Teemischung: 1 Eßlöffel Weißdornblüten und Salbei und ½ Eßlöffel Orangenschalen mit ¼ Liter siedendem Wasser überbrühen. 15 bis 20 Minuten stehen lassen und abseihen. Morgens auf nüchternem Magen und abends vor dem Schlafengehen eine Tasse Tee davon trinken. Nach Belieben mit Honig süßen und etwas Zitronensaft hinzufügen.

Die Weißdornblüten enthalten ätherische Öle, Spuren von Mangan, Trimethalamin und organische Säuren.

WEISSER SENF *(Brassica alba L.)*

Drogenname: Semen Sinapis albae

Wächst in unseren Gärten, auf Getreidefeldern und auch verwildert. Ein aufrechter, verzweigter Stengel wird bis zu 60 cm hoch. Gefiederte oder tief eingeschnittene Blätter. Die ganze Pflanze ist steifhaarig. Schöne gelbe Blüten entwickeln sich von April bis Juli. Im Herbst Samen aus den Schoten holen, gut trocknen und in Dosen gut verschlossen aufbewahren. Unser Volk verwendet sie gegen Zuckerkrankheit und Verstopfung; gegen Blutandrang zum Kopf, Leberkrankheiten, Schlaflosigkeit, Luftröhrenerkrankungen, Lungenspitzenkatarrh, Rheuma.

WERMUT *(Artemisia absinthium L.)*

Drogennamen: Herba Absinthii, Folia Absinthii

Die Pflanze ist auf unbebauten Flächen und an trockenen und steinigen Orten anzutreffen. In der Umgebung von Kalnik und Rijeka sah ich große Mengen von Wermut verwildert wachsen. Überall in unserer Heimat ist der Wermut anzutreffen. Der Halbstrauch hat einen verzweigten Stengel mit doppelt gefiederten, filzigen, silbrigen Blättern.

Die zahlreichen, runden, gelben Blüten blühen von Juli bis September. Das Kraut schmeckt sehr bitter. Blätter und junge Triebe (den oberen Teil des Stengels mit Blüten und Blättern) vor der völligen Blütenentfaltung sammeln. Schattig trocknen.

Sogar kleine Mengen helfen bei Appetitlosigkeit und kräftigen den Magen. In kleinen Mengen wirkt der Tee beruhigend und wird daher als Schlafmittel eingenommen. Außerdem ist er blutreinigend. Ferner ist die Pflanze bei Frauenkrankheiten, Schüttelfrost und Leber- und Nierenerkrankungen angezeigt. Bei zu langer und zu häufiger Einnahme ist Vorsicht geboten, da Kopfschmerzen und Schwindel auftreten. Wegen der Bitterkeit nicht abkochen, sondern nur aufgießen: 1 Eßlöffel mit ¼ Liter kochendem Wasser überbrühen.

Bei Lebererkrankung und Gelbsucht pulverisierten Wermut einnehmen: Zweimal täglich eine Messerspitze davon der Suppe beimengen oder mit anderen Speisen mischen.

Wermut enthält einen großen Prozentsatz Bitterstoffe, ätherische Öle, Apfelsäure und andere Stoffe. Man kann ihn als Aufguß und pulverisiert benützen. Der Wermut ist Bestandteil vieler Teemischungen bei folgenden Heilanzeigen: Zuckerkrankheit, Gicht, Rheuma, Fettsucht. Besonders gut hat sich die Pflanze bei Lebererkrankungen bewährt. Sie wirkt anregend auf die Blutbildung und beeinflußt den Stoffwechsel. Vor Überdosierung ist zu warnen, da das ätherische Öl vom Wermut das stark giftige Thujon enthält. 1 Eßlöffel zerkleinerten Wermut mit 1 Liter Weißwein ansetzen und 5 bis 8 Tage stehen lassen. Dreimal täglich 1 Tasse davon trinken. Das Mittel heilt Blähungen, regt die Galle und Absonderung der Magensäfte an. (Siehe Tafel XVIII)

WIESENBÄRENKLAU *(Heracleum sphondylium L.)*

Drogenname: Radix Heraclei

Wächst neben Wiesensträuchern, an Waldrändern und -wegen und Bächen. Der aufrechte, gefurchte Stengel wird über 1 m hoch. Die ganze Pflanze ist mehr oder weniger mit kurzen Haaren bedeckt. Die unteren Blätter sind lappig und bis zu 60 cm groß. Nach oben werden sie kleiner und schmäler. Eine Blüte stellt einen Blütenschirm mit ungefähr 20 Stengeln dar. Sie ähnelt der Angelikablüte. Der Stengel ist hohl und riecht durchgeschnitten nach Gartenkarotte. Er hat auch so einen Geschmack.

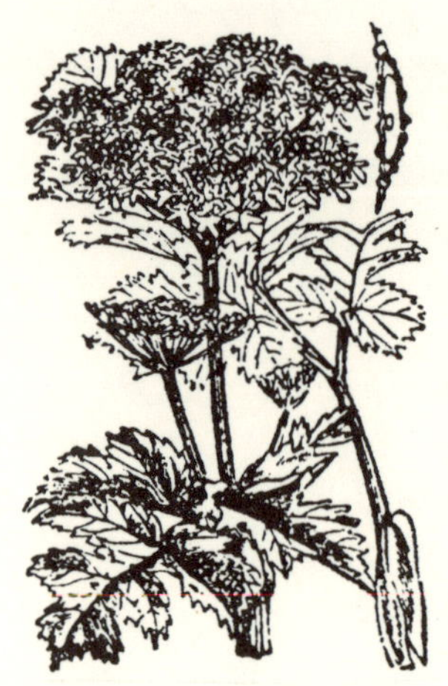

Als Tee verbessert der Wiesenbärenklau die Verdauung und als Alkoholtinktur hilft er anscheinend gegen Impotenz: Zweimal täglich 30 Tropfen mit etwas Wasser verdünnt einnehmen. Oder als Pulver: 1 bis 2 g (eine Messerspitze) täglich davon 30 Tropfen mit etwas Wasser verdünnt einnehmen.

Es gibt mehrere Unterarten, aber als Heilmittel dient nur die oben beschriebene Art mit der besonders scharfen, bitteren Wurzel. Der Tee hilft bei Epilepsie und schlechter Verdauung: 1 Teelöffel zerkleinerte Wurzel in ½ Liter Wasser 8 Stunden weichen lassen. Über den Tag verteilt schluckweise davon trinken. – Die Pflanze enthält Arginin, Glutamin, Galaktan und Araban. In den Früchten findet man genügend ätherische Öle.

WILDER MAJORAN *(Origanum vulgare L.)*

Drogenname: Herba Origani

Die Pflanze ist am häufigsten auf steinigen unbebauten Böden, trokkenen sonnigen Wiesen, in lichten Wäldern und unter Sträuchern anzutreffen. Der Majoran wird bis zu 40 cm hoch und trägt eiförmig-lanzettartige Blätter. Die roten, seltener weißen Blüten entwickeln sich an der Stengelspitze und riechen angenehm. Während der Blütezeit den oberen Teil mit den Blättern sammeln und luftig und schattig trocknen.

Der Majoran heilt Lungenkatarrh, Magen- und Gebärmuttererkrankungen, schlechte Verdauung, Gelbsucht und schlechte Ausscheidung der Magensäfte. Der Tee wirkt günstig auf das ganze Nervensystem.

Die Pflanze enthält ätherische Öle mit Cineol, Kampfer, Gerbstoffen, Boneol, Salze und andere Substanzen. (Siehe Tafel XXX)

WINDE *(Convolvulus scammonia L.)*

Drogenname: Scammoniae Radix

Die Winde ist eine kriechende Pflanze, die auf Sträucher und Zäune klettert. Sie kann bis zu 5 m lang sein. Die Blätter sind dreieckig, herzförmig und nach unten lanzettlich.

Blütezeit: Juli bis Ende September. Große weiße oder rötliche Glockenblumen, die in Gruppen von 7 bis 9 Blüten auf einem aus den Blattachseln treibendem Stengel stehen. Es gibt verschiedene Arten davon.

Während der Blütezeit das ganze Kraut mit der Wurzel sammeln und im Schatten trocknen.

Teezubereitung: 1 Eßlöffel mit ¼ Liter kochendem Wasser überbrühen und mit etwas Eibischtee mischen. Dosierung: 1 kleinen Teelöffel dreimal täglich davon einnehmen.

Bei zu häufigem Stuhl mit dem Tee aussetzen. Besonders bewährt hat sich der Tee bei Gallen- und Harnblasenbeschwerden, Rheuma, Zahnschmerzen, Arteriosklerose, Wassersucht und Magenkrankheiten.

YSOP *(Hyssopus officinalis L.)*

Drogennamen: Herba, Folia et Flores Hyssopi

Es ist ein bis zu 1 m hoher Strauch, dessen Stengel in Bodennähe holzig und sonst mit aufrechten und stark belaubten Zweigen bewachsen ist. Die lanzettlichen Blätter sind grünlich schwarz und fast stengellos. Der Ysop wird in Gärten angebaut, kommt aber auch an trockenen, steinigen Orten vor. Besonders häufig ist er auf Steinböden in Südserbien, Krain und Tirol anzutreffen. Blütezeit: Juli bis Oktober. Die ganze Pflanze verbreitet einen angenehmen Geruch. Als Heilmittel verwendet man das ganze Kraut, das luftig und schattig getrocknet werden muß.

Der Aufguß wirkt bei erkrankten Atemorganen, Husten und Lungenkrankheiten. Außerdem ist er auswurffördernd und kann den Eibisch völlig ersetzen. Zum Aufguß nimmt man 1 Eßlöffel Blätter oder Blüten auf ¼ Liter kochendem Wasser.

Die Blüten sind violett, rosig, seltener weiß und entwickeln sich dicht angeordnet in den Blattachseln. Ysop ist ein ausgezeichnetes Mittel gegen Darmerkrankungen, Asthma, Gelenksentzündung, Rheuma, Husten und bei schwacher Menstruation.

Die Pflanze enthält ätherische Öle, Alkaloide, Hesperidin, Harze, Gerbstoffe, Apfelsäure und andere Wirkstoffe.

ZITRONENMELISSE *(Melissa officinalis L.)*

Drogenname: Folia Melissa

Wird in Gärten gezogen, kommt aber auch halb verwildert vor neben Siedlungen, bei Zäunen, unter Sträuchern und manchmal auch in den Wäldern. Ich sammelte ziemlich viel Zitronenmelisse am Abhang von Kalnik. Sie wird bis zu 60 cm hoch und hat breite eiförmige, grob gezähnte und langgestielte Blätter, die der Brennessel ein wenig ähneln. Die Heilpflanze hat einen intensiven Zitronengeruch. Blütezeit: Juli bis September. Die weißen oder violetten Blüten bilden Halbquirle und befinden sich in den Achseln der oberen Blätter.

Die Blätter kurz vor der Blütezeit, und das ganze Kraut mit den Blüten während derselben sammeln. Schnell und vorsichtig in dünnen Lagen auf Dachböden zum Trocknen auslegen, um die Farbe zu erhalten. Trocken und in Säckchen aufbewahren.

Blättertee: Einen Eßlöffel mit ¼ Liter kochendem Wasser überbrühen. Der Tee hat sich bei Kopfschmerzen, schwachen Nerven, Nervosität und Durchfall gut bewährt. Ferner lindert er Krämpfe, Herz- und Magenkrankheiten sowie Zahnschmerzen. Außerdem wird die Melisse bei Schlaflosigkeit und Blutarmut empfohlen. Sie ist blutreinigend, erfrischt Herz und Seele und vertreibt trübe Gedanken. Der Tee eignet sich auch zur Heilung von Ohrensausen, schafft gute Laune und regt den Organismus zur Arbeit und Widerstand an. Besonders empfohlen wird die Melisse schwangeren Frauen und Kindern: Bei Bauchschmerzen eine kleine Tasse davon trinken. Wenn Schwangere Melissentee trinken, werden sie bestimmt keine Mißgeburten haben, wie das durch den Gebrauch von chemischen Präparaten schon der Fall war.

Die Melisse enthält ätherische Öle mit Citral, Geraniol, Linalol, Chlorophyll, Gerb- und Gummistoffe sowie Harze. (Siehe Tafel XIV)

ZWERGHOLUNDER, Attich *(Sambucus ebulus L.)*

Drogennamen: Radix Ebuli, Folia et Fructus Ebuli

Der Zwergholunder wächst auf Waldlichtungen, an Waldrändern und neben Gebüschen. Er kann bis zu 2 Meter hoch sein und ähnelt sehr dem Schwarzen Holunder. Blätter lanzettlich, gezähnt und gefiedert. Blütezeit von Juli bis Ende August. Blüten: weiße, süße Blütenschirmchen, häufig unterseitig rosafarben, befinden sich am Ende dünner Stengel. Bitterer Geschmack und widerwärtiger Geruch. Die Blüten riechen nach Mandeln.

Zu verwendende Teile: Blätter, reife Beeren und Wurzeln. Reife, schwarze Beeren schmecken abscheulich bitter-süßlich.

Sammelzeit: Beeren und Blätter im September, Wurzeln im Frühling und Spätherbst. Man verwendet Zwergholunder als schweiß- und harntreibendes Mittel. Kneipp empfiehlt ihn gegen Nierenkrankheiten und Wassersucht. Gleich nach dem Aufblühen gesammelte Blüten bei folgenden Krankheiten verwenden: Bei Harnentleerungs- und Atembeschwerden, bei Heiserkeit, Husten und Nervosität.

Sonst kann der Schwarze Holunder (Sambucus nigra) den Zwergholunder in jeder Weise ersetzen.

ZYPRESSE *(Cupressus sempervirens L.)*

Drogenname: Oleum Cupressi

Sie wächst in großen Mengen in Dalmatien und auf den Inseln der Adria. Als Zierstrauch oder Baum findet sie sich ab und zu in Parkanlagen und auf Friedhöfen. Es ist ein sehr bekannter Baum und so erübrigt sich eine besondere Beschreibung.

Blätter und nußförmige Zäpfchen sammeln und im Schatten an einem luftigen Ort trocknen. Die aus den Zäpfchen gewonnene Tinktur hilft bei unregelmäßiger Menstruation: 30 bis 40 Tropfen. Außerdem hemmt das Heilmittel Gebärmutterblutungen. Als Wasserauszug: 50 g in 1 Liter lauwarmem Wasser 2 bis 3 Stunden weichen lassen (nicht kochen) und als Spülwasser bei Hämorrhoiden anwenden. Blättertee bei Lungenkrankheiten und häufigem Harndrang benützen.

ERHALTUNG DER GESUNDHEIT

HYGIENE

Hygiene ist die Lehre von der Gesundheitspflege. Sie erforscht den Einfluß der Nahrung auf die Gesundheit der Menschen. Sie gehört zur präventiven Medizin, zum Unterschied von der kurativen, die heilt. Die Hygiene befaßt sich mit den nützlichen und schädlichen Einflüssen auf unsere Gesundheit und erforscht die Probleme der menschlichen Umgebung.

Die moderne Medizin bemüht sich so zu heilen, daß die Kraft des ganzen Körpers erhöht wird und sucht die völlige Genesung trotz der dauernden Wechselhaftigkeit des Lebens. So bekommt die naturgemäße Lebensweise eine größere Bedeutung und einen allgemeineren Wert. Man sucht die Grundlage zur Erneuerung der körperlichen Kräfte in der Ernährung. Daher wäre es notwendig, auch auf diesem Gebiet eine grundlegende Änderung vorzunehmen, das heißt die naturgemäße Ernährung wieder einzuführen. Die Art der Ernährung ist für die richtige Entwicklung des Körpers genau so wichtig, wie die naturgemäße Erhaltung der Gesundheit bzw. der Heilung. Selbst die Entdeckungen im Bereich der Chemie beweisen bereits, daß die Pflanze der erste Energieakkumulator ist und alle Elemente enthält, die im tierischen Gewebe vorhanden sind. Das Tier bildet nicht, sondern verbraucht die Energie der organischen Materie aus dem Pflanzenreich. Die Pflanze bildet die organische Nährzelle während das Tier sie nur verändert. Die Pflanze, indem sie die Sonnenenergie sammelt, hat soviel Kraft konzentriert, daß sie als die reinste Quelle unserer Nahrung dienen kann. Man muß wissen, daß die Pflanzen und Früchte, das Wasser, die Sonnenenergie und das Licht die ersten Faktoren der Energie und Vitalität sind, während Fleisch und Alkohol eine nur wenige Stunden anhaltende Kraft und Erregung hervorrufen können und bald danach spürt man durch die auftretende Schwäche deutlich den Energieabfall.

Durch wissenschaftliche Analyse wurde festgestellt, daß Gebiß, Zunge, Magen, Darmlänge, Milchdrüsen sowie andere innere Organe im Körper am ehesten der Ernährung durch Obst angepaßt, auf keinen Fall aber für die Ernährung durch Fleisch geeignet sind.

Harnsäureablagerungen sind die Folge eines gestörten Stoffwechsels und die Hauptursache vieler Krankheiten. Sie entstehen durch Eiweißüberschuß, der größtenteils im Fleisch enthalten ist. Unser Blut enthält eine normale Menge an Harnsäure. Bei einem überhöhten Harnsäuregehalt entsteht eine schleimige, klebrige Masse, die die Kapillaren unserer Blut- und Lymphgefäße füllt. In so einem Fall wird das Blut vergiftet und Blutarmut ist die Folge davon.

Noch viel schlimmer ist, daß der erhöhte Harnsäuregehalt auf die Psyche des Kranken einwirkt: Er wird träge, da der Blutkreislauf im ganzen Körper erschwert ist. Aus diesem Grunde stirbt heite ein Großteil der Menschheit früher, was nicht der Fall wäre, wenn man naturgemäß leben würde.

Das Fleisch erregt ohne Rücksicht auf Geschlecht und Alter, verursacht verschiedene Krankheiten, die bei einer pflanzlichen Ernährung nicht auftreten würden, da sie erstklassig und natürlich ist. Also, Fleisch nur in begrenzten Mengen essen!

Die Phosphorsäure ist ein wichtiger Faktor zur Bildung von Nerven und Knochen. Sie ist in der pflanzlichen Nahrung doppelt so stark vertreten als im Fleisch. Die pflanzliche Nahrung ist für die Kinder besonders wichtig, da sie zur Entwicklung Phosphor benötigen.

Manche Menschen glauben, daß sie gesünder werden, je mehr sie essen. Und so geschieht gerade das Gegenteil: Es kommt zu einer Unordnung in den Verdauungsorganen. Es erkrankt zuerst die Leber, dann die Niere und Galle und zum Schluß der ganze Körper.

Man sollte nicht eher essen, bevor der Magen verdaut hat!

Wer den Magen überlastet, bleibt nicht lange gesund. Magen- und Darmkatarrh treten auf und die Gesundheit wird geschwächt. Magen und Darm verlangen strenge Genauigkeit. Besonders zwischen aber auch zu den Mahlzeiten dürfen sie nicht mit Nahrung und Getränken überlastet werden. Eben deswegen müssen wir, wenn wir gesund bleiben wollen, in allem Maß halten. Alles muß in Grenzen genossen werden.

BÄDER

AROMATISCHE KRÄUTERHEILBÄDER

Diese Bäder nannte ich nicht ohne Grund so: sie verbreiten einen erfrischenden Geruch und wirken auf den Körper angenehm und belebend. Man benötigt für ein Bad 1 kg Kräuter auf 4 bis 5 Liter kochendes Wasser. Diesem Absud fügt man kaltes Wasser hinzu, bis das ganze Badewasser 35° bis 37° C erreicht hat.

Arnikabad: Auf eine Wanne 2 bis 4 Eßlöffel Arnikatinktur nehmen. Bei Wunden, Entzündungen und Schlagwunden angezeigt.

Kamillenbad: Ein Kilo Kamillenblüten mit 4 bis 6 Liter kochendem Wasser überbrühen und zugedeckt eine Stunde ziehen lassen. Den Absud dem Badewasser hinzufügen und nach Bedarf die Wanne mit kaltem Wasser bis zur erforderlichen Temperatur auffüllen. Dieses Bad hat sich bei Nasen- und Magenkatarrh sowie juckenden Ekzemen gut bewährt. Bei Verstopfung, Hämorrhoiden, Blasenentzündung und Bauchkrankheiten Sitzbäder aus Kamillenblüten vornehmen. Zubereitung: 100 g Kamillen mit 1 Liter kochendem Wasser überbrühen. Den Absud mit 30 Liter warmem Wasser vermischen.

Kiefernbad: Siehe Wacholderbad, nur ist die Wirkung etwas stärker.

Rosmarinbad: Für ein Vollbad 1 bis 2 Eßlöffel Rosmarinöl nehmen. Bei Kreislaufstörungen, in den Wechseljahren und gegen Zuckerkrankheit anwenden.

Wacholderbäder: 150 bis 200 g Wacholderextrakt (Extractum Pini) für ein Bad nehmen. Im Wacholderextrakt sind ätherische Öle, Terpentinöl, Gerbsäure, Harze und Pflanzensäure enthalten. Dieses Bad beruhigt Nervensystem, Harnorgane und Kreislauf (alle Kapillaren und Adern werden durchblutet). Man nimmt es am besten vor dem Zubettgehen, da es beruhigend wirkt. Es wird auch Rekonvaleszenten empfohlen: zwei- bis dreimal wöchentlich nachmittags 10 bis 30 Minuten lang baden. Nervenkranke vertragen dieses Bad besonders gut. Vor dem Schlafengehen eingenommen, wirkt es schlaffördernd.

DAMPFBAD

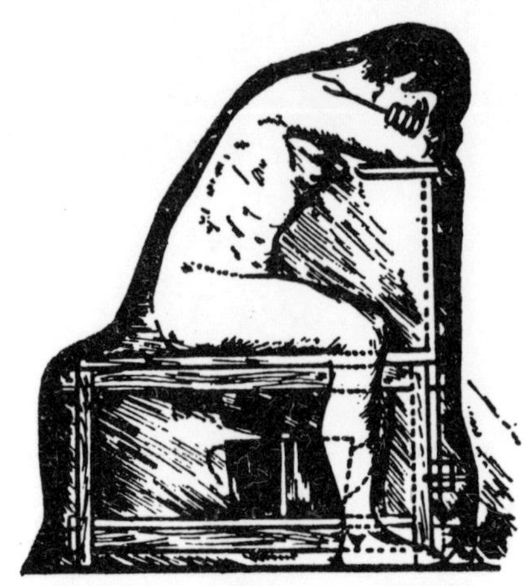

Sebastian Kneipp hat zu seiner Zeit die Heilung mit Wasseranwendungen sehr weit ausgebaut. Als armer Student erkrankte er an Lungentuberkulose. Bei seinen Versuchen mit Wasseranwendung erfand er eine eigene Methode mit der er sich auch später ganz ausheilte. Danach widmete er sein weiteres Leben anderen ähnlich Erkrankten. Kneipp lehrte und beriet seine Patienten, wie sie einfach und vernünftig leben sollen. Neben kaltem und warmem Wasser wendete er Luft, Sonnenwärme und Kräuter als Heilmittel an.

Auf dem Gebiete der Wasserheilkunde hat Louis Kuhne die größten Verdienste. Er hat aus seine Art das Wasser zur Heilung verschiedener Krankheiten benützt. 1883 gründete er eine Wasserheilstätte in Leipzig. Diese Heilstätte steht heute noch.

Kuhne hat für seine Patienten eine Liege konstruiert, die einer langen schmalen Kiste ähnelt. Als Verlängerung für den Kopf diente ein eigenes Brett. Auf der längeren Seite der Kiste befindet sich eine Öffnung, durch die man zwei bis drei oder mehr Gefäße (je nachdem, ob nur ein Teil oder der ganze Körper, ob Bauch oder Brust behandelt wird) mit kochendem Wasser in die Kiste stellt. Oberhalb spannt man ein grobes Netz, auf dem der Kranke unbekleidet liegt.

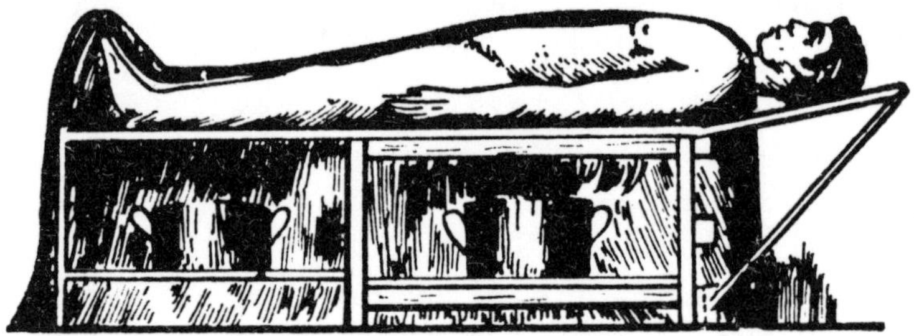

Man deckt den Patienten mit einem Leintuch zu, das auch gleichzeitig die vordere Öffnung mit den Gefäßen überdeckt. Den Dampf reguliert man mit den Deckeln. Eine Hilfsperson befaßt sich damit und wechselt auch das Gefäß mit frischem Dampf aus. Der Kranke liegt ausgestreckt auf dem Rücken und schwitzt 15 Minuten lang. Dann wendet er sich auf den Bauch und wärmt so die Brust. Bauch und Füße setzt man auch 15 Minuten dem Dampf aus. Das ganze Dampfbad dauert also 30 Minuten.

Kuhne-Bäder sind durchaus nicht zu verachten. Wenn man dem kochenden Wasser Heublumen hinzufügt, erhöht man die Heilwirkung.

Nerven- und Herzkranke, sowie sehr erschöpfte Personen dürfen dieses Dampfbad nicht anwenden, sondern Sitz- oder Sonnenbäder, wenn sie leicht schwitzen. Man darf nicht mehr als zweimal wöchentlich, und zwar unter ärztlicher Aufsicht dieses Bad vornehmen. Nach jedem Bad den Körper mit kaltem (20 bis 25° C) Wasser abreiben und ½ Stunde im warmen Raum ruhen.

Man kann dieses Dampfbad auch zur Heilung von Kopf- und Halskrankheiten anwenden, doch auch hier muß man nach jedem Bad diese Körperteile, wie beschrieben mit Wasser abreiben.

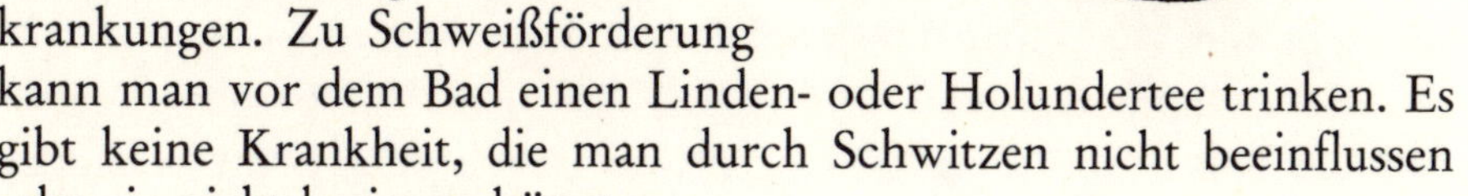

Für jeden berufstätigen Menschen, falls er ein gesundes Herz hat, empfiehlt es sich, einmal wöchentlich zu schwitzen. Das ist ein natürliches vorbeugendes Mittel bei Rheuma, Erkältung und anderen Erkrankungen. Zu Schweißförderung kann man vor dem Bad einen Linden- oder Holundertee trinken. Es gibt keine Krankheit, die man durch Schwitzen nicht beeinflussen oder sie nicht besiegen könnte.

Zum Inhalieren Kamillen, Malve und Eibisch mischen und dem kochenden Wasser hinzufügen. Wenn Mund-, Nasen- und Ohrenschmerzen durch Erkältung entstanden, ist das Inhalieren mit den beschriebenen Kräutern die beste Therapie.

Jedenfalls, wenn man schon ein Dampfbad anwendet, dann mit Heublumen, da die Wirkung doppelt so groß ist.

DARMSPÜLUNGEN

Bei einer akuten oder plötzlichen Erkrankung muß man zuerst eine gründliche Darmspülung vornehmen. Jetzt hilft nicht mehr nur das äußere Bad, da sich Säuren und Salze im Innern des Körpers angesammelt haben, daß sie nicht mehr verarbeitet werden können. In unserem

Körper entstanden gewisse Komplikationen, da sich einzelne Teile im Blutkreislauf miteinander verbunden haben, gegen die sich das Blut aus eigener Kraft nicht mehr wehren kann. Dagegen hilft nur ein Einlauf. Genau sowie ein äußeres Bad nicht besonders gut wirkt, wenn man danach den Körper nicht gründlich abreibt und mit Hilfe aller möglichen Mittel wie Bewegung, Einwickeln usw. für Erwärmung sorgt, erzielt man durch einen Einlauf erst dann einen Erfolg, wenn man gleichzeitig mit dem Wassereinlauf (mit einem Desinfektionsmittel oder weichenden Stoffen) den Bauch auch kräftig knetet.

Das Wasser muß 45° C haben (handwarm)!

Dem Wasser 1 bis 2 Eßlöffel Speisesoda hinzufügen. Es empfiehlt sich, beim Einlaufgerät einen 60 cm langen Gummischlauch zu verwenden, da das Wasser tiefer eindringt und so die Wirkung größer ist. Während des Einlaufs muß man auf der linken Seite liegen und das linke Bein etwas anziehen, damit das Wasser leichter eindringen kann. Soviel Wasser wie möglich einlassen, jedoch darf der Druck keinen Schmerz verursachen. Die Wassermenge richtet sich nach Allgemeinzustand und Körpergröße des Einzelnen. Die Menge liegt zwischen 2½ bis 4 Liter. Sobald das ganze Wasser in den Darm geflossen ist, nimmt man den Schlauch heraus und verschließt den After mit einem Tuch. Nun erfolgt das Kneten des Bauches 20 bis 30 Minuten lang. Es ist am besten, wenn man auf dem Rücken liegt, die Beine etwas anzieht und den unteren Teil des Körpers leicht hochlagert. Nun faßt man mit beiden Händen vom unteren Teil des Bauches soviel man kann und knetet und zieht ihn gegen den Nabel, dann läßt man ihn los und faßt ihn wieder usw. Zuerst knetet und drückt man von der rechten Seite gegen den Nabel: Man zieht dabei die Eingeweide mit der Haut gegen den Bauch, läßt los und wiederholt den Vorgang. Danach dasselbe auf der linken Seite durchführen. Genau dieselben Knetvorgänge gleichzeitig von oben und unten gegen den Nabel machen. Mit den Händen bis zu den Nieren durchgreifen und alles grünlich wie einen Teig durchkneten. Wenn inzwischen etwas Wasser abgegangen ist, hört man mit dem Kneten nicht auf, bis die 20 bis 30 Minuten vergangen sind. Dieses Kneten sieht wirklich unbarmherzig aus, aber es schadet nicht und hilft der Gesundheit. Die Wärme des Wassers durchdringt die inneren Organe und erleichtert ihre Tätigkeit. Der Kranke fühlt sich nicht erschöpft, sondern gestärkt.

Nach einer 20 bis 30 Minuten langen Knetzeit, begibt man sich in die Toilette. Mit den Handflächen den unteren Teil des Bauches drükken und langsam immer mehr ausatmen. Dabei ziehen sich die Muskeln der unteren Körperpartie immer mehr zusammen, und man muß so lange man kann ausatmen und drücken. Dann hebt man plötzlich die Hände auf und entspannt sich und atmet ein. Durch dieses plötzliche Einatmen wird der ganze Körper durchströmt. Sie werden sich wundern, was alles aus Ihren Gedärmen herauskommt. Alle möglichen Schleimstoffe, Stoffe, die Sie nie vorher gesehen und es nie für möglich gehalten haben, daß sie sich in Ihrem Körper befinden. Das sind Stoffe, in denen sich verschiedene Herde von Fremdkörpern und giftigen Mikroben, also Krankheitserreger, eingenistet haben. In den meisten Fällen genügt eine einzige Spülung, um alles aus den Gedärmen zu entfernen.

Nachdem die Gedärme völlig rein sind, verabreicht man dem Kranken eine kleine Tasse reines, nicht raffiniertes Olivenöl. Eine Stunde später eine Tasse Sennesblättertee geben. Danach jede ½ Stunde schluckweise warmes oder kaltes Wasser mit Speisesoda trinken, um die Säuren zu neutralisieren. Auf eine Tasse Wasser 1 Eßlöffel Speisesoda nehmen. Diese Darmspülungen haben eine außergewöhnliche Wirkung. Kranke die von einem Schlag gefährdet waren, konnten nach so einer Spülung wieder normal arbeiten.

An dem Tag, wo man den Einlauf durchgeführt hat und am folgenden Tag, wird dem Kranken, falls er Hunger verspürt, folgende Suppe verabreicht: Etwas Brot gut und langsam auf der Herdplatte bähen, daß es sowohl äußerlich als auch innerlich goldbraun ist. Danach das Brot zerbröckeln, 2 bis 3 Knoblauchzehen klein schneiden und alles mit etwas feinem Öl beträufeln. Danach mit etwa ¼ Liter kochendem Wasser überbrühen und 3 Minuten ziehen lassen. Diese Speise enthält mehr Nährwert, als irgend ein anderes aufwendiges Essen. Auf diese Weise erhält unser Körper alle 12 organischen Salze, 7 verdampfende Öle und alle 3 für unseren Organismus erforderlichen Säuren.

Zur Erhaltung unserer Gesundheit ist es notwendig, alle 3 Monate so eine Darmspülung durchzuführen.

Der erhöhte Säuregehalt kann z. B. die Ursache eines Herzschlages sein. Das Herz ist durch ihn derart geschwächt, daß es nicht mehr funktionieren kann. Wenn der Körper die überschüssige Säure nicht ausscheiden kann wird das Herz überlastet, weil es mit diesen Säuren übersättigt ist. Dann treten folgende Anzeichen auf: Verdauungsstörungen, Magenschmerzen, harter Stuhl und verschiedene andere Beschwerden. Man fühlt sich noch nicht ganz krank, da der Körper die

Säuren noch verarbeiten kann. Wenn sie aber schon bis zum Herzen durchdringen, wird die Lage ernst, besonders bei Fettleibigen. Dann helfen auch keine Medikamente mehr, weil das Blut mit Säuren übersättigt ist. Die Entfernung der Säuren erreicht man am wirkungsvollsten durch eine Darmspülung mit Kneten. Nur auf diese Weise kann man das Leben retten und einem Herzschlag vorbeugen.

Das Leben der heutigen Menschen ist nicht naturgemäß: Man jagt dem Verdienst nach, raucht und trinkt viel, arbeitet bis spät in die Nacht hinein und nimmt keine naturgemäße Nahrung zu sich. Das alles verkürzt das Leben.

Wer einmal eine Darmspülung mit Kneten durchgemacht hat, darf die alte sinnlose Art seiner Ernährung nicht mehr wiederholen. Da muß man sehr vorsichtig sein, wie bei einem kleinen Kind, bei dem man alles neu aufbauen muß. Sehnt man sich immer noch nach den Torten, befindet man sich immer noch auf dem besten Weg, die eigene Gesundheit zu zerstören. Genauso steht es mit der Schokolade oder anderen Süßigkeiten. Wenn man aber Verlangen nach kaltem Rahm mit Erdbeersaft, frischem Kraut oder Sauerkraut mit Öl und allem anderen Rohgemüse hat, kann man annehmen, daß man sich auf dem richtigen Weg befindet. Nie zuviel essen!

Kaltes Wasser wirkt auf den Körper kräftiger als Luft. Freibäder in Flüssen, Seen oder Meeren während der Sommerzeit kräftigen unseren Körper und machen ihn widerstandsfähiger gegen Erkältung und verschiedene andere schädliche Einwirkungen. Diese Bäder kühlen die Körpertemperatur ab und regen den Stoffwechsel und Appetit an. Trotzdem soll das Baden im kalten Wasser nicht länger als 20 Minuten dauern, da wegen Wärmeverlust im Körper Mattigkeit eintritt. Bei Frostgefühl sofort das Wasser verlassen: Den Körper kräftig abreiben, sich anziehen und viel bewegen, damit es zu keiner Erkältung oder einer ernsten Erkrankung kommt.

Es empfiehlt sich, Kinder und Jugendliche daran zu gewöhnen, daß sie sich jeden Morgen den Oberkörper (Brust, Hals und Gesicht) mit kaltem Wasser waschen.

LEBENSPENDENDES BAD

In eine, etwas breitere, runde, 30 bis 40 Liter fassende Wanne einen Schemel geben und bis zum Rand des Schemels Regenwasser füllen.

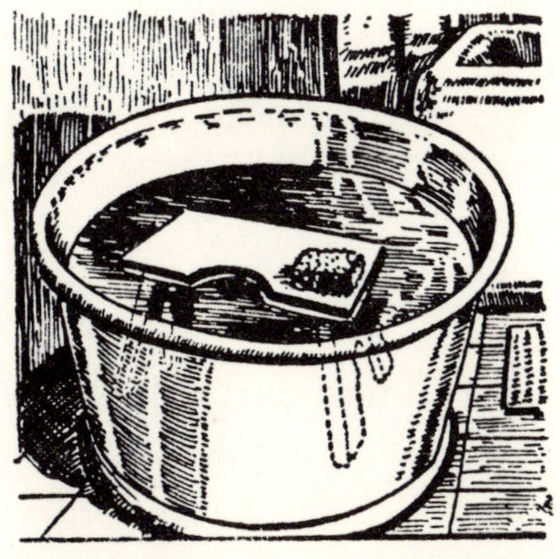

Das Wasser muß 15 bis 20° C haben. Man setzt sich auf den Schemel und hält die Beine oberhalb desselben. Mit einem Schwamm oder groben Lappen, den man reichlich ins Wasser getaucht hat, vom Nabel abwärts und quer den Bauch reiben. Dieses Reibesitzbad dauert 30 bis 40 Minuten. Gleich danach ins Bett gehen. Dieses Bad 14 bis 20 Tage hindurch jeden Abend vor dem Schlafengehen wiederholen. Es wirkt über empfindliche Zonen, die im ganzen Körper verteilt sind, von der Oberfläche aus tief in das Innere und regt verschiedene Organgruppen zur Ausscheidung der Krankheitsstoffe (Ursache der Krankheit) an. Die physiologisch-anatomisch bedingten Wechselbeziehungen werden durch dieses Bad therapeutisch vollendet ausgenützt.

Die Reibesitzbäder beugen vor, bekämpfen und heilen akute und chronische Krankheiten bei Erwachsenen und Kindern. Man kann sie zu jeder Jahreszeit und an jedem Ort durchführen. Der dazu bestimmte Raum muß warm sein. Da bei so einem Bad der Körper gar nicht im Wasser liegt, kann man es auch bei Schwerkranken anwenden. Es ist noch wirkungsvoller, wenn man einige Stunden vorher Heublumen im Badewasser geweicht hat.

SALZBAD

Für ein Vollbad 4 kg Salz nehmen. Das ergibt eine zweiprozentige Salzlösung von 200 Liter. Für ein Sitzbad 1200 g Salz auf 30 Liter Wasser nehmen. Die Wassertemperatur muß 33 bis 38° C betragen und 10 bis 20 Minuten dauern. Zwei- bis dreimal wöchentlich das Salzbad nehmen. Bei Bluthochdruck sind diese Bäder zu meiden!

SCHLANKHEITSKUREN

Mit der folgenden Kur kann man in 8 Tagen 4 bis 5 kg abnehmen, und zwar ohne Gesundheitsschäden:

Zwei Tage hintereinander 5 bis 7 hartgekochte Eier essen. Am dritten und vierten Tag Sauerkraut oder saure Rüben ohne Öl und Essig nehmen. Am fünften und sechsten Tag ½ kg mageres Rindfleisch. Am siebten und achten Tag je 1 Liter ungekochte Milch trinken.

Kaffee, Alkohol und Tabak sind zu meiden! Jede andere Nahrung und anderes Getränk ausschalten. Je nach Bedarf kurz darauf die Kur wiederholen.

Abnehmen durch Bäder

Einmal wöchentlich in heißem Wasser baden, wieviel der Körper eben ertragen kann (der Körper muß gut unter dem Wasser sein). Dem Wasser 300 g Speisesoda hinzufügen. Die Badezeit dauert ½ Stunde. Nach dem Baden fünf Minuten turnen. Danach gut abtrocknen. Bei Herzkrankheit ist Vorsicht geboten.

Abnehmen durch Gymnastik

Der Erfolg ist bereits nach 3 bis 4 Wochen sichtbar.

Morgens legt man sich auf den Boden und streckt die Arme hinter dem Kopf auf dem Boden aus. Den Oberkörper aufrichten und mit ausgestreckten Armen so weit wie möglich über die ausgestreckten Beine nach vorn beugen. Mit dem Kopf die Knie und mit den Händen die Fußspitzen zu erreichen versuchen. Dann in die ursprüngliche Lage zurückkehren. Die Übungen sechs- bis zehnmal wiederholen. Vor dem Schlafengehen kann man statt des Nachtmahls zwölfmal die Übungen durchführen. Tagsüber in Bauchlage die Arme über den Rücken kreuzen. Man versucht, den Kopf vom Boden zu erheben. Vier- bis sechsmal wiederholen. Beide Übungen sind regelmäßig zu wiederholen.

Abnehmen ohne besondere Therapie

a) Kein üppiges und fettes Essen, da man dadurch nicht nur stark zunimmt, sondern auch von Sklerose gefährdet wird.

b) Kaffee, Süßigkeiten, Schokolade und Milch meiden. Haustees aus heimischen Pflanzen trinken.

c) Nie frisches, sondern wenigstens einen Tag altes oder überbackenes Brot essen.

d) Butter, fette Käsearten, eiweißstoffreiche Nahrung, fette Torten, Backwaren, Bier und süße Mehlspeisen meiden!

Den Bauchspeck verlieren

Warme Umschläge aus einer Essig-Wassermischung (50% Wasser und 50% Essig) auf den Bauch legen. Die Nahrung kann kalorien- und vitaminreich sein, aber in kleinen Mengen.

SCHWEFELBAD

Für ein Bad von 200 Liter Wasser 150 bis 200 g Kaliumsulfurat nehmen, das man mit Wasser mischen soll. Mittels Wasserstoff entsteht eine neutralisierte Lauge. So entstehen 200 cm^3 konzentrierter Schwefel. Die Wassertemperatur beträgt 35 bis 37° C und das Bad dauert 20 Minuten. Wenn man das Wasser getrennt verwenden will, dann nur in Güssen und den Körper gut abreiben. Das Schwefelbad heilt Rheuma, psychische und Nervenerkrankungen sowie Hautkrankheiten.

Nach der Temperatur unterscheidet man die Bäder:

1. Kalte	15° bis 20° C
2. Halbkalte	21° bis 25° C
3. Lauwarme	28° bis 30° C
4. Warme	34° bis 36° C
5. Heiße	37° bis 40° C

KÖRPERPFLEGE

Gesichtscreme

Den Saft einer Zitrone und 2 Eiklar in einer Schüssel gut vermischen. Danach so lange kochen, bis eine harte butterähnliche Masse entsteht. Kalt stellen. In einer anderen Schüssel 5 Handvoll Weizenkleie mit 1 Liter Wasser vermischen und einige Stunden stehen lassen. Dann abseihen. Morgens und abends das Gesicht mit der Creme behandeln und 10 bis 15 Minuten einwirken lassen. Anschließend mit dem Absud abwaschen.

Gesichtspusteln

Das Gesicht mit Zitronenmelisse und Schachtelhalmtee waschen, dann mit Gurken- oder Zitronensaft (besser mit Gurkensaft) massieren. Wasser trinken, in dem man Feigen eingeweicht hat.

Gesicht mit dem Aufguß von Beinwellwurzel waschen. Kartoffelwasser heilt Gesichts- und Körperausschlag. Zu diesem Zweck dreimal täglich waschen.

Verschönerung des Gesichts

1. Gesicht mit Olivenöl massieren.

2. Mit dem Saft junger Gurken einreiben.

3. Gesichtswaschungen mit Pfefferminztee vornehmen.

4. Gegen Pusteln Gesicht mit Lindenblütentee waschen.

5. Gesicht mit Kamillenblütenaufguß waschen.

6. Gegen Sommersprossen: 4 Eßlöffel Zitronensaft und 4 Eßlöffel Eiklarschnee vermischen. Mit dieser Mischung morgens und abends das Gesicht einmassieren. Nach ½ Stunde mit lauwarmem Wasser, in dem man vorher Weizenkleie gekocht hat, waschen.

7. Um den Körper frisch und jugendlich zu erhalten, dem Badewasser den Absud von Pfefferminze hinzufügen.

8. 4 Eßlöffel Kamillentee
   4 Eßlöffel Schachtelhalm
   2 Eßlöffel Lindenblüten

Alles gut vermischen und ½ Stunde brühen. 20 Minuten wirken lassen und morgens nach dem Waschen das Gesicht mit diesem Wasser behandeln. Gleichzeitig folgenden Tee trinken:

3 Eßlöffel Minze — 1 Eßlöffel Holunderblüten
2 Eßlöffel Salbei — 1 Eßlöffel Nußblätter

Von der Mischung 1 Eßlöffel mit ¼ Liter kochendem Wasser überbrühen und 10 Minuten zugedeckt ziehen lassen. Abseihen und dreimal täglich davon einnehmen.

Arnika – 4 Eßlöffel Arnika mit ½ Liter Hausschnaps ansetzen und 10 Tage verschlossen ziehen lassen. Damit einmal täglich das Gesicht massieren.

Grobe Gesichtshaut zwei bis drei Abende hindurch vor dem Schlafengehen mit einem Eidotter behandeln.

Haarausfall

1. Einen Eßlöffel Birkenblätter und einen Eßlöffel Brennesselblätter mit ¼ Liter Wasser ansetzen und 10 bis 12 Stunden stehen lassen. Dann abseihen und 1 Eßlöffel 40%igen Alkohol hinzufügen. Damit den Haarboden kräftig massieren (natürlich den Kopf vorher waschen) und gut abtrocknen.

2. Nach der Kopfwäsche Scheitel und Haar mit Lebertran gut einreiben. Den Vorgang einmal wöchentlich durchführen.

3. Gegen Haarausfall und für schwaches Haar empfiehlt Kneipp folgendes: 20 Eßlöffel Brennesselwurzel mit 1 Liter Wasser vermischen. ½ Liter Wein- oder Obstessig hinzufügen und ½ Stunde brühen. Danach ½ Stunde zugedeckt ziehen lassen. Abseihen und damit jeden Abend die Kopfhaut einreiben.

4. 2 Eßlöffel Große Klette (Wurzel)
   2 Eßlöffel Brennesselblätter
   2 Eßlöffel Lindenblüten

Die angegebenen Mengen in 1 Liter Wasser 5 Minuten lang brühen und 30 Minuten zugedeckt ziehen lassen. Danach abseihen und damit einmal wöchentlich den Kopf waschen.

5. 4 Eßlöffel Kamillenblüten mit ½ Liter kochendem Wasser überbrühen und 1 Stunde zugedeckt ziehen lassen. Danach abseihen und einmal wöchentlich damit den Kopf waschen. Außerdem zweimal wöchentlich vor dem Schlafengehen die Kopfhaut mit Rizinusöl einreiben.

6. Um den Haarausfall zu stoppen bzw. auszuheilen, muß man den Scheitel und die Haarwurzeln einmal wöchentlich mit Lebertran einreiben.

7. Jeden Tag ein Stückchen Germ essen. Diese Kur dauert längere Zeit.

8. 200 g Rizinusöl mit ½ Liter Weingeist vermischen und mit dieser Flüssigkeit den Kopf einmal wöchentlich waschen.

9. Eine Handvoll Brennesselwurzel 10 bis 15 Minuten brühen und danach abseihen. ½ Eßlöffel Rizinusöl und 100 ml Methylalkohol hinzufügen und alles gut vermischen. Damit jeden Abend die Kopfhaut 10 Minuten lang massieren. Alle acht Tage frisch zubereiten. Tockenes Haar mit einer Mischung aus Rizinusöl und Glyzerin (50 : 50) einreiben.

10. 3 bis 4 Zwiebeln fein schneiden, mit etwas Wasser übergießen und 36 Stunden ziehen lassen. Dann die Zwiebel ausdrücken und abseihen. Damit den Kopf mittels einem Wattebausch massieren und mit Gaze verbinden. Den Vorgang wiederholen.

11. Diese Kranken müssen eine abwechslungsreiche Ernährung haben. Viel Bewegung an der frischen Luft. Die Nahrung muß viel Eiweißstoff enthalten, vitaminreich und leicht verdaulich sein. Täglich etwas Germ essen (aber nicht auf nüchternem Magen). Viel Obst, Milch und Gemüse essen. Zweimal wöchentlich mit einem Kamillenblütenaufguß den Kopf waschen: Kamillenblüten mit kochendem Wasser übergießen und mindestens 30 Minuten zugedeckt ziehen lassen. Man nimmt 1 Eßlöffel Kamillenblüten auf 1 Liter kochendes Wasser. Lauwarm abseihen und damit den Kopf waschen.

Haarpflege

Mit dem abgekühlten Tee aus Nußblättern und unreifen Nüssen kann man das Haar dunkelbraun färben, wobei diese Farbe ganz unschädlich ist.

Haarschuppen

1. Einige Zeit den Scheitel mit echtem Treberbranntwein einreiben und die Schuppen verschwinden bald. Es empfiehlt sich, das Haar mit Brennesselabsud zu waschen.

2. 4 Eßlöffel trockenen Ackerschachtelhalm pulverisieren oder im Mörser zerstoßen. 2 Eßlöffel Kreidepulver mit weicher Butter verrühren und hinzufügen. Mit diesem Brei den Scheitel massieren.

Haarstärkung

1. 1 Eßlöffel Hirse am Morgen mit 100 ml lauwarmem Wasser ansetzen. Am Abend 1 Eßlöffel Honig hinzufügen (falls kein Honig vorhanden ist, einen Apfel anreiben) und vor dem Schlafengehen essen. Über längere Zeit verwenden.

2. 1 bis 2 Zwiebeln fein schneiden und mit ½ Liter 40%igem Schnaps ansetzen. 14 Tage an einem mäßig warmen Ort stehen lassen. Damit jeden Abend den Kopf einreiben.

3. 10 Eßlöffel Nußkerne mahlen oder im Mörser zerstoßen und mit 1 Liter 40%igem Alkohol ansetzen. Die Flasche gut verschließen und 10 Tage an einem warmen Ort stehen lassen. Den Kopf jeden Abend mit dieser Flüssigkeit einmassieren. Nach der Massage das Haar gut abtrocknen.

4. 4 Eßlöffel Haferflocken in 100 ml lauwarmem Wasser 10 bis 12 Stunden stehen lassen. Dann 1 Eßlöffel gemahlene Nüsse, 1 geriebenen Apfel, 1 Eßlöffel Honig und den Saft einer halben Zitrone hinzufügen. Alles gut vermischen und auf nüchternem Magen essen. Diese Kur dauert 4 bis 8 Wochen.

Haarwuchs

1. ½ Eßlöffel zerkleinerte Lindenblüten mit ca. ¼ Liter starkem Treberbranntwein ansetzen und 12 Stunden stehen lassen. Damit jeden Abend die Kopfhaut einmassieren.

2. Auch Rosmarintee eignet sich sehr gut zur Haarwäsche.

3. 1 Eßlöffel Knoblauchsaft mit ½ Liter Kognak ansetzen. Abends den Scheitel und die Haarwurzeln damit einreiben. Danach um den Kopf ein Tuch binden. Das Haar mit Brennesseltee (Blätter und

Wurzel) und dem Tee von der Großen Klette (100 g klein schneiden) waschen. Fettes Haar mit lauwarmem Kamillentee waschen, dem man etwas Borax und Speisesoda hinzugefügt hat.

4. Nach der Kopfwäsche Haut, Scheitel und Haarwurzel mit Lebertran einmassieren. In den ersten Tagen jeden Abend und dann nur einmal wöchentlich. Tagsüber etwas Germ essen. Die Kur dauert ein bis zwei Jahre und der Erfolg ist sicher.

Diät: Bei dieser Kur muß die Nahrung leicht verdaulich und abwechslungsreich sein. Außerdem soll sie genügend Eiweißstoffe enthalten: Honig, Spinat, Milch, frische Butter, weichgekochte Eier, zwölf Stunden geweichten und gekochten Weizen (mehr dünsten als kochen) und viel Obstsäfte. Fleisch, das viel Eiweiß enthält, essen. Um dichtes Haar zu bekommen, muß man Milch, Gemüse, Spinat, Wurzelgemüse und Eierspeisen essen und das Haar mit Kamillenblütenaufguß waschen.

5. 10 Eßlöffel Brennessel und 10 Eßlöffel Wacholdertriebe in zwei Liter Wasser langsam eine Stunde brühen. Mit dem Absud zweimal wöchentlich das Haar waschen.

6. Bei Hautkrankheiten Hagebutten in Essig weichen lassen. Einen Wattebausch hineintauchen und kahle Kopfstellen damit einreiben. Danach den Kopf mit Teerseife (in der Apotheke erhältlich) und lauwarmem Wasser waschen.

Haarwuchsmittel und Mittel gegen Haarschuppen

3 Eßlöffel Brennesselblätter in ½ Liter 40%igem Alkohol ansetzen und verschlossen 10 bis 14 Tage stehen lassen. Dann abseihen. Bei Bedarf 3 Eßlöffel Alkoholtinktur mit ¼ Liter Wasser vermischen und zweimal wöchentlich Scheitel und Haarwurzel vor dem Schlafengehen einreiben.

Für reine Haut und schöneren Teint

Pfefferminztee morgens und abends vor dem Schlafen trinken.

Gegen unreine Haut

Gequetschte Brunnenkresse als Umschlag auf die kranke Haut über Nacht geben. Das reinigt die Haut von Pusteln, die durch giftige Insekten verursacht wurden. Die Haut wird rein und zart.

Für schöne Hautfarbe und gegen Magersucht

5 bis 7 Eßlöffel zerkleinerten Schachtelhalm mit 1 Liter Weißwein ansetzen und 14 Tage an einem warmen Ort stehen lassen. Danach abseihen. Dreimal täglich eine Tasse davon trinken. Dieses Mittel verleiht der Haut eine schöne Farbe, stärkt die Bauchorgane und heilt die Magersucht.

ZAHNPFLEGE

1. In der Apotheke 10 g Salol kaufen und mit ¼ Liter Alkohol vermischen. Es ist ein hervorragendes Mundwasser, das gleichzeitig zur Zahnpflege und zur Beseitigung des Mundgeruchs dient. Es genügt auf ein Glas Wasser 10 bis 20 Tropfen zu nehmen.

2. Lindenbaum-Kohlepulver zum Zähneputzen verwenden (am besten aus dem Kohlenofen). Die Zähne werden davon schneeweiß.

Mundgeruch

1. Zu gleichen Teilen mischen: Pfefferminze, Rosmarinblätter, Orangenschalen und Rautenblüten.

Alles gut vermischen und 1 Eßlöffel davon mit ca. ¼ Liter kochendem Wasser überbrühen. 10 bis 15 Minuten zugedeckt ziehen lassen und danach abseihen. Nach jedem Essen damit spülen.

2. 2 Eßlöffel Anis
2 Eßlöffel Lavendel
2 Eßlöffel Rosmarin

Die angeführten Mengen mit ½ Liter 40%igem Alkohol ansetzen. Die Flasche verschließen und einige Tage stehen lassen. Zum Spülen des Mundes 15 bis 20 Tropfen auf ein Glas Wasser nehmen. Ein wenig davon kann man auch schlucken.

3. 100 g Zitronenmelisse, 100 g Zitronen- und 100 g Orangenschalen vermischen und 1 Eßlöffel davon mit ca. ¼ Liter kochendem Wasser überbrühen. 3 Stunden zugedeckt ziehen lassen und danach abseihen. Mit Honig oder Zucker süßen und trinken.

4. 50 g Pfefferminze und 50 g Zitronenmelisse vermischen. 3 Eßlöffel von dieser Mischung mit ½ Liter kochendem Wasser überbrühen und 2 Stunden zugedeckt ziehen lassen. Anstelle von Wasser trinken.

Mundwasser

2 Eßlöffel Salbei	3 Eßlöffel Pfefferminze
100 ml Wasser	50 ml 40%igen Alkohol

Die angeführten Mengen gut vermischen, einige Tage stehen lassen und dann abseihen. Zum Spülen des Mundes 1 Teelöffel auf ein Glas Wasser davon einnehmen.

ENTFERNUNG DER HÄRCHEN

Birkenblätterasche mit Wasser zu einem Brei vermischen und damit die gewünschten Stellen bestreichen.

GESPRUNGENE HÄNDE UND LIPPEN

4 Eßlöffel Brennesselblätter und Wurzel in ½ Liter Wasser 5 bis 8 Minuten brühen und 20 Minuten zugedeckt ziehen lassen. Damit die betroffenen Stellen behandeln und danach mit Glyzerin bestreichen.

SOMMERSPROSSEN

Im Sommer mit vom Tau benetzten Klee Waschungen vornehmen.

JAHRESURLAUB

Das Einkommen vieler Menschen macht es bei den heutigen Ausgaben für das tägliche Leben unmöglich, einen Jahresurlaub am Meer und im Hotel zu verbringen. Aus diesem Grund müssen viele Familien zelten. Das ist nicht nur eine Sparmaßnahme, sondern diese Art der Sommerfrische ist ganz natürlich und ermöglicht, sich von den alltägkuchen Gewohnheiten zu befreien. Außerdem hat man nur auf diese Art und Weise die Möglichkeit, Tag und Nacht an der frischen Luft zu verbringen, weit entfernt vom Hotellärm. Man kann den Wind, den Vogelgesang und das Rauschen der Wellen unseres herrlichen Meeres sowie die majestätische Nachtmusik der Grillen klar vernehmen.

Das Zelten, das Leben in direkter Berührung mit der Natur, muß sich zweifellos auf unsere Gesundheit und besonders auf die regelmäßige Tätigkeit des Herzens gut auswirken.

SIRUPARTEN

Eibischsirup

500 g Eibischwurzel schälen, in kleine Würfel schneiden und danach in ein Glas füllen. Mit 1½ Liter Wasser und 100 g Alkohol (40%) übergießen und 24 Stunden warm stehen lassen. Öfter durchschütteln. Nach 24 Stunden abseihen, ca. 1½ kg Zucker hinzufügen und auf die Hälfte einkochen. Bei Husten (Schleim), Lungenkatarrh und Atembeschwerden 1 Teelöffel davon einnehmen.

Heidelbeerensirup

10 Eßlöffel Heidelbeeren in 1 Liter Wasser 15 bis 20 Minuten brühen. Danach abseihen, zuckern und eindicken.

Ein ausgezeichnetes Mittel bei allen Magenkrankheiten. Auf nüchternem Magen und vor dem Schlafengehen 1 Eßlöffel davon einnehmen.

Löwenzahnsirup

Ein Kilo Löwenzahnblätter und -wurzeln klein schneiden und in 2½ Liter Wasser 24 Stunden an einem warmen Ort weichen lassen. Dann abseihen und den Rest neuerlich mit 2 Liter Wasser übergießen. 12 Stunden ziehen lassen und abseihen. Den ersten Absud mit dem zweiten vermischen, Zucker und Honig nach Belieben hinzufügen und auf die Hälfte einkochen.

Bei Leberkrankheiten, Verstopfung, Gelbsucht und Hämorrhoiden täglich 4 bis 5 Teelöffel davon einnehmen.

Ringelblumensirup

10 Eßlöffel Ringelblumenblätter in einem Glas mit 2 Eßlöffel Alkohol (Spiritus) oder 1 Liter reinem Brunnenwasser übergießen und unter häufigem Schütteln 24 Stunden ziehen lassen. Den Glasbehälter zudecken. Danach abseihen und soviel Zucker hinzufügen, wie die Flüssigkeit schwer ist.

Bei nervösen Gedärmen, Magenkrämpfen, Ohrensausen und Kopfschmerzen einen Teelöffel davon einnehmen.

Sirup aus Isländischem Moos

15 g Moos ¼ Liter Wasser 2 Stunden an einem warmen Ort weichen lassen und danach abseihen. Den Rest neuerlich mit ¼ Liter übergießen und zwei Stunden stehen lassen. Den ersten Absud mit dem zweiten vermischen, nach Belieben mit Zucker süßen und auf die Hälfte einkochen.

Bei Schwindel, Krampfhusten, Schleimauswurf, Brustschmerzen und Darmblutungen. Dreimal täglich vor dem Essen 1 Teelöffel davon einnehmen.

Sirup aus Wollkraut bzw. Königskerze (Verbascum phlomoides)

15 g Blüten in ½ Liter Wasser nur aufwallen und 10 Minuten zugedeckt ziehen lassen. Danach abseihen, ½ kg Zucker hinzufügen und bis zum Eindicken kochen. Bei Hautkrankheiten und offenen Geschwüren täglich 1 Teelöffel davon einnehmen. Bei Augenentzündung mit dem Aufguß die Augen spülen. Auch die Blüten in Wein gekocht sind heilwirkend.

Wegerichsirup

Ein Körbchen Breit- und Spitzwegerich pflücken, gut waschen und durch den Fleischwolf drehen. Den Saft mittels Grammelpresse auspressen und durch doppelte Gaze durchseihen. Auf 1 Liter Saft ½ kg Zucker geben, durchkochen und in Gläser füllen. Morgens auf nüchternem Magen und abends vor dem Schlafengehen 1 Eßlöffel davon einnehmen.

Zwiebelsirup

600 g Zwiebel fein hacken und mit 1½ Liter reinem klaren Brunnenwasser vermischen. 1200 g echten Bienenhonig und 60 g Zucker hinzufügen und 3 bis 4 Stunden auf kleiner Flamme sieden lassen. In Gläser füllen und gut verschließen.

Ein ausgezeichnetes Mittel gegen Keuchhusten bei Kindern.

GETRÄNKE

»Bosa«

Es ist ein orientalisches Getränk, das bei uns in Bosnien und Herzegovina sehr beliebt ist.

Zubereitung: 1 kg Maismehl mit 10 Liter lauwarmem Wasser übergießen. Bereitet man es am Abend zu, läßt man es über Nacht stehen. Am folgenden Morgen 2 Stunden auf kleiner Flamme sieden lassen. Mehrmals mit einem Kochlöffel umrühren. 50 g Germ in einer Tasse lauwarmem Wasser auflösen, und sobald diese zu gären beginnt, dem Maisbrei hinzufügen. Die Masse durch ein dichtes Tuch oder feines Sieb seihen und nach Belieben süßen. Abgekühlt in Flaschen füllen und kalt aufbewahren. Immer nur in kleinen Mengen zubereiten, da Bosa leicht zu gären anfängt.

Kräuterschnaps

2 Eßlöffel Kalmuswurzel
2 Eßlöffel Schafgarbe
2 Eßlöffel Enzian
2 Eßlöffel Zitronenmelisse
1 Eßlöffel Rosmarin

Die angegebenen Kräuter mit 1 Liter 40%igem Schnaps ansetzen und unter täglichem Schütteln 10 Tage stehen lassen. Danach abseihen und täglich ein kleines Gläschen davon trinken. Den Rest kann man neuerlich mit frischem Schnaps übergießen.

Rosmarinwein

Eine Handvoll Rosmarinblätter mit Trieben (frisches Kraut natürlich) klein schneiden und mit 1 Liter Weißwein in einer Falsche ansetzen. 12 Stunden ziehen lassen und verwenden. 3 bis 4 Eßlöffel täglich und zwar morgens und abends davon einnehmen. Der Wein ist harntreibend und blutreinigend und heilt außerdem Herzerkrankungen und Wassersucht.

Saure Milch

Die saure Milch ist nicht nur nahrhaft, sondern auch heilwirkend bei Magenverstimmung, Darmstörungen und Gebärmuttererkrankungen. Außerdem senkt sie das Fieber und wirkt beruhigend. Weitere Heilanzeigen: Hautausschlag, Brustschmerzen, Herzklopfen und Erschöpfung. Es empfiehlt sich, während des ganzen Sommers anstelle von Alkohol Joghurt oder saure Milch zu trinken.

Wacholderbeerenwein

1. 25 g Wacholderbeeren und 25 g Wacholdertriebe in einem Mörser zerstoßen und mit 1 Liter Weißwein ansetzen. 5 g Wermut und 25 g Zucker hinzufügen und an einem warmen Ort stehen lassen.

Bei Schüttelfrost, Harnblasenkatarrh und Wassersucht täglich drei bis vier kleine Gläschen davon trinken.

2. 5 kg gut gewaschene frische Wacholderbeeren und 5 kg Birnen nehmen. Verwendet man Trockenbirnen, dann nur 1½ kg. Alles in eine Flasche oder ein Faß füllen und mit 25 Liter abgekochtem Wasser oder Regenwasser übergießen und an einem warmen Ort mit Watte verschlossen gären lassen. Nach acht Tagen den Wein gießen; 10 bis 15 Tage nach dem Umgießen setzt sich der Bodensatz und der Wein ist gebrauchsfertig. Fast einen ganzen Monat lang kann man soviel Wasser dazugießen, wieviel man Wein täglich gebraucht hat. Dieser Wein ist nicht nur sehr schmackhaft, sondern heilt auch folgende Krankheiten: Verstopfung, blutigen und trüben Urin, Hämorrhoiden, Kopfschmerzen, Asthma, verschiedene Gebärmuttererkrankungen, verschiedene ansteckende Krankheiten, Vergeßlichkeit, Nierenerkrankungen und ähnliches. Außerdem ist er blutreinigend und kann anstelle von Wasser getrunken werden.

Wermutwein

20 g Wermut mit 1 Liter Traubenwein ansetzen und 10 Tage stehen lassen. Vor dem Essen ein kleines Gläschen davon trinken.

HAUSTEES, die den Russischen und Chinesischen Tee ersetzen

1. 4 Eßlöffel Lindenblüten
   4 Eßlöffel Erdbeerblätter
   3 Eßlöffel Holunderblüten
   4 Eßlöffel Kamillenblüten
   4 Eßlöffel Pfefferminze

1 Eßlöffel der Mischung mit ca. ½ Liter kochendem Wasser überbrühen und einige Minuten zugedeckt ziehen lassen. Bei jeder Gelegenheit trinken. Es ist ein ausgezeichnetes Mittel zur Nervenberuhigung und Blutreinigung.

2. Zu gleichen Teilen mischen: Waldmeister, Zitronenmelisse und Brombeerblätter. Zubereitung wie unter 1.

3. 4 Eßlöffel Waldmeister
   2 Eßlöffel Quendel
   4 Eßlöffel Walderdbeerblätter
   4 Eßlöffel Brombeerblätter
   2 Eßlöffel Holunderblüten

Alles gut vermischen und wie unter 1. zubereiten.

4. 2 Eßlöffel Quendel 2 Eßlöffel Orangenblätter

Alles gut zerkleinern, vermischen und 2 Eßlöffel davon mit ½ Liter kochendem Wasser überbrühen. 5 bis 10 Minuten zugedeckt ziehen lassen. Danach abseihen, nach Belieben süßen und mit Zitronensaft abschmecken. Man kann auch etwas Rum hinzufügen.

5. Aus Quittenblättern kann man einen sehr schmackhaften Tee zubereiten, der außerdem Erkältungen, Asthma, Bronchitis und andere Krankheiten der Atemorgane heilt.

6. Apfelschalentee ist ein gesundes und erfrischendes Getränk, insbesondere im Sommer. Vor dem Schälen den Apfel mit einem Tuch gut abwischen.

7. Lindenblütentee: 2 Eßlöffel zerkleinerte Blüten mit etwas mehr als ¼ Liter kochendem Wasser überbrühen. Wer regelmäßig Lindenblütentee trinkt, braucht keine Lungenentzündung oder Luftröhrenerkrankung befürchten. Bei Blasenerkrankungen, Nierensteinen, gegen häufiges Schwitzen und zur Nervenberuhigung täglich 1 Liter Lindenblütentee trinken. Es ist ganz gleich, ob man den Tee zum Trinken oder als Badezusatz verwendet. Beim Baden werden die Poren gereinigt, der Tee dringt durch die Haut in den Körper ein und heilt ihn.

Die angeführten Teearten sind nicht nur nahrhaft, sondern auch heilwirkend.

OBSTSÄFTE

Obstsäfte sind außerordentlich erfrischend, ob man sie mit Brunnen- oder Mineralwasser mischt. Von großer Bedeutung sind sie für jene, die keinen Alkohol trinken dürfen. Obstsäfte stärken alle – Kinder, Erwachsene und alte Leute.

Beim Zubereiten nie metallenes Geschirr verwenden, weil der Saft den Geschmack annimmt und sich dunkel verfärbt.

Kein anderes Nahrungsmittel enthält mehr Mineralsalze als Obst. Viele Krankheiten lassen sich durch Obstkuren heilen. Auch gesunde Menschen werden dadurch gestärkt, da Obstsäfte ausgezeichnet auf den menschlichen Körper wirken. Während der Obstkur weder Milch noch Bier trinken, noch Eier, Käse, Fleisch und ähnliches verwenden. Nach dem Obst kein Wasser trinken, da dann das Obst im Magen zu gären anfängt und seine Heilkraft verliert.

Obstsäfte sind blutreinigend, erfrischend und stärken und verjüngen den ganzen Körper. Außerdem verderben sie dem Trinker die Freude am Alkohol.

Trauben enthalten Kalium, Kalzium und Phosphor. Deshalb empfiehlt es sich, sie bei Nervenstörungen, Hysterie, Melancholie, Hämorrhoiden, Lebererkrankungen, Nierensteinen und Katarrhen der Atemorgane zu essen. – Auch Kirschenkuren haben sich bestens bewährt.

Apfelsaft

Heilt Darm-, Blasen-, Nerven-, Nierenkrankheiten und Rheuma.

Birkensaft

Der Saft ist ein beliebtes Blutreinigungsmittel, ferner bei Verstopfung, Nierenerkrankungen und -grieß, Durchfall, Harnsäureüberschuß angezeigt. Er hilft auch bei Hautausschlag und reinigt die Haut.

Saftgewinnung: Im April vor der Belaubung in den Stamm der jungen Birke ein 2 bis 5 cm tiefes Loch bohren und ein Glasröhrchen hineinstecken. Darunter ein Gefäß stellen und 6 bis 14 Tage von einem Stamm Saft abzapfen. Danach den Saft pasteurisieren und in Gläser füllen. Gut verschlossen aufbewahren.

Brennesselsaft

Dieser Saft ist ein »Blutbildner« bei Blutarmut und ein Blutreiniger. Weitere Heilanzeigen: Gallenkrankheiten, Bauchverschleimung und Verdauungsstörungen. Da die Brennessel Vitamin A und C, Ameisen- und Kieselsäure enthält, versorgt sie den Körper mit den erforderlichen Mineralien. Außerdem enthält sie viel Chlorophyll und Eisen.

Den Saft gewinnt man durch Quetschen: Junge Blätter gut waschen, fein zerschneiden und mit dem Preßgerät 60 bis 70 Minuten entsaften.

Erdbeersaft

Er ist bei Blutarmut, Gelbsucht, Rheuma und besonders bei Nierenerkrankungen und -steinen bestens zu empfehlen.

Hagebuttensaft

Nur ganz reife Hagebutten pressen. Nach dem Abseihen in Gläser füllen. Der Saft enthält einen großen Prozentsatz an Vitamin C.

Heilanzeigen: Schlagwunden, Erkältung, Leber- und Nierenerkrankungen und Verstopfung. Außerdem senkt er das Fieber.

Himbeersaft

3 Liter Himbeeren und 30 g Weinsäure in 2 Liter Wasser ansetzen. 24 Stunden an einem warmen Ort oder an der Sonne ziehen lassen. Danach durch ein feines Sieb oder Tuch seihen und für jeden Liter Saft 1 kg Zucker beifügen. Aufwallen lassen und öfters den Schaum abschöpfen. – Weichselsaft wird wie Himbeersaft zubereitet.

Kalmussaft

100 g gehackte Wurzel mit 400 ml Alkohol (40%) und 600 ml Brunnenwasser ansetzen und 4 bis 6 Tage stehen lassen. Jeden oder jeden zweiten Tag gut durchschütteln. Danach abseihen und über den Rest wieder 200 ml Alkohol, 400 ml Wasser gießen und 24 Stunden stehen lassen. Danach abseihen. Den ersten Absud mit dem zweiten vermischen und auf die Hälfte einkochen. Dreimal täglich einen Teelöffel bei folgenden Krankheiten einnehmen: Darmverschleimung, Herzklopfen, Skrofulose, Wechselfieber und Rheuma. Dieses Mittel hilft besonders Frauen in den Wechseljahren. Ferner bei Gallen-, Nieren- und Zuckerkrankheit, sowie bei Wassersucht und unregelmäßiger Menstruation.

Rettichsaft

Man gewinnt ihn mittels einer Obstpresse aus dem Schwarzen Rettich. Den Rettich waschen, klein schneiden und in das Preßgerät legen. Das Durchseihen dauert 80 bis 85 Minuten. Man kann den Rettich auch mit dem Reibeisen reiben und ausdrücken.

Es heilt Gallen-, Leber- und Nierenkrankheiten sowie -steine. Ferner ist er harntreibend und schleimlösend. Außerdem ist der Saft bei Keuchhusten, Asthma, Bronchialkatarrh angezeigt. Er beschleunigt die Verdauung.

Ribiselsaft

Beschleunigt die Nierentätigkeit und heilt Knochenkrankheiten.

Rübensaft

Er ist ein bewährtes Hausmittel gegen Gallen-, Leber- und Nierenkrankheiten sowie gegen Harnblasengrieß. Er ist harntreibend und schleimlösend. Ferner hat er sich bei Husten, Heiserkeit, Asthma und Bronchialkatarrh gut bewährt. Der Saft fördert die Verdauung.

Den Saft gewinnt man aus der Schwarzen Rübe mittels einer Obstpresse. Rüben waschen, klein schneiden und das Gerät füllen. Das Pressen dauert 80 bis 85 Minuten. Im Haushalt kann man den Saft auf gewöhnliche Art zubereiten: Rüben anreiben und durch ein Tuch oder eine Grammelpresse drücken. Danach erwärmen und auf 1 Liter Saft 1 Teelöffel Honig hinzufügen. In Gläser füllen und mit Pergamentpapier verschließen.

Wegerichsaft

In Alkohol angesetzt ist er sehr gesund. Er heilt Asthma, reinigt Lungen und Leber; ferner hilft er bei Wassersucht, wenn man ihn vierzehn Tage hindurch auf nüchternem Magen und vor dem Schlafengehen trinkt. Wenn man jeden Morgen und Abend 50 ml Saft trinkt, heilt er Wunden in der Mundhöhle sowie eitrige Wunden.

Weißdornsaft

Er enthält die für das Herz erforderliche Kraft. Ein ausgezeichnetes Heilmittel für Herzkrankheiten und Blutkreislaufstörungen. Bei Überdosierung besteht keine Gefahr einer Vergiftung. Besonders herzstärkend ist der Saft für geistig arbeitende Menschen. Er wirkt bei Nervosität und unregelmäßigem Puls beruhigend.

Saftzubereitung: Früchte im September oder Oktober ernten und das Obstpreßgerät bis oben anfüllen. 50 Minuten abtropfen lassen. Aus 5 kg Früchten gewinnt man ca. 2½ bis 3 Liter Saft. Zur Geschmacksverbesserung etwas süßen. Auf 1 Liter Saft 300 g Zucker geben. In Gläser füllen und mit Pergamentpapier verschließen.

TINKTUREN

Angelikatinktur

100 g Angelikawurzel mit 100 g Alkohol (40%) ansetzen und sechs bis zehn Tage an einem warmen Ort stehen lassen. Täglich die Flasche gut durchschütteln. Dann abseihen, wobei man den Rest gut ausdrückt. Über den Kräuterrest neuerlich ¼ Liter 40%igen Schnaps gießen. Alles andere wie beim ersten Ansetzen. Danach den ersten Absud mit dem zweiten vermischen und in Flaschen füllen.

15 bis 20 Tropfen auf einen Würfel Zucker einnehmen. Es ist ein ausgezeichnetes Mittel bei Magenverstimmung.

Baldriantinktur

40 g zerkleinerte Baldrianwurzel mit 1 Liter 40%igem Alkohol ansetzen und 10 Tage stehen lassen. Dann abseihen, in Flaschen füllen und verschließen. Gegen Herzneurose, Magenschmerzen und bei Ohnmacht 50 bis 55 Tropfen auf einen Würfel Zucker verabreichen.

Eisenkrauttinktur

2 Eßlöffel zerkleinertes Kraut mit ½ Liter starkem Treberbranntwein ansetzen und 10 Tage bei warmer Küchentemperatur stehen lassen. Danach abseihen und zweimal täglich 10 bis 15 Tropfen auf einen Würfel Zucker verabreichen. 10 Tage hindurch bei Schwäche, Harnblasenerkrankungen, Steinen, Mundfäule und Gelbsucht einnehmen.

Enziantinktur

50 g Enzianwurzel mit 1 Liter gutem Hauschnaps ansetzen und zehn Tage stehen lassen. Danach abseihen, in Flaschen füllen und verschließen. Dieses Heilmittel hat sich bei Blässe, Blutarmut und Ohnmachtsanfällen gut bewährt.

Heidelbeertinktur

20 g Beeren in 1 Liter 60%igem Alkohol, starkem Treberbranntwein oder Schnaps ansetzen, verschließen und 10 bis 14 Tage an der Sonne oder in einem warmen Raum stehen lassen. Danach abseihen und auf etwas lauwarmes Wasser oder einen Würfel Zucker 40 Tropfen davon einnehmen. Es ist angezeigt bei Herzschmerzen, Durchfall und anderen Krankheiten.

Wacholderbeerentinktur

3 Eßlöffel Beeren mit 1 Liter 60%igem Alkohol oder starkem Weißwein ansetzen und 10 Tage stehen lassen. Man kann auch den Treberbranntwein verwenden. Bei Magenkrankheiten und anderen inneren Erkrankungen 20 bis 30 Tropfen auf einen Würfel Zucker davon einnehmen.

Wermuttinktur

90 g Wermut (während der Blütezeit gepflückt) in 1½ Liter 40%igem Alkohol (Treberbranntwein oder Slibowitz) ansetzen, 30 g Orangenschalen, 15 g Kalmus und 15 g Enzian hinzufügen. 10 Tage stehen lassen, danach abseihen, in Flaschen füllen und verschließen.

Zur Magenkräftigung, gegen Magenkrämpfe und zur Appetitanregung dreimal täglich 20 bis 40 Tropfen mit einer kleinen Tasse Wasser, Wein oder mit etwas Honig vermischt, einnehmen.

Als Heilmittel dienen noch ...

FRISCHER KUH- ODER SCHAFKÄSE

100 g Käse enthält 15 g Eiweißstoff, 18 g Fett, viel Mineralsalze, Phosphor und Kalzium. Er ist leicht verdaulich. Salz, Phosphor und Kalzium sind für das Wachstum und die Entwicklung des Knochengewebes sehr wichtig. Diese Stoffe sind für Schwangere, Kinder und alte Leute unentbehrlich. Frischer Käse hemmt die Arteriosklerose. Am besten ist es den Käse am Abend zu essen.

GELEE ROYAL

Es ist ein Erzeugnis der Bienenkönigin und ein ausgezeichnetes Mittel. Heilanzeigen: Erkältungskrankheiten, Nervosität, Schlaflosigkeit, Erregbarkeit und Rheuma. Das Heilmittel hat sich auch bei Blutarmut gut bewährt. Es empfiehlt sich, Kindern, die an Appetitlosigkeit leiden und in der Schule keine Fortschritte machen, morgens auf nüchternem Magen einen Teelöffel Gelee Royal zu verabreichen. Man muß darauf achten, daß der Löffel nicht aus Metall, sondern aus Plastik ist. Man darf es nicht pur nehmen. Der Imker verkauft es schon mit Honig vermischt.

HANFBLÄTTER

Hautkrankheiten (-flechten): Als Tee zum Spülen und dreimal täglich einen kleinen Teelöffel davon einnehmen.

HOLUNDERSCHWAMM

Dieser Schwamm heilt jede Augenkrankheit.

HUFLATTICHBLÜTEN

1 Eßlöffel Blüten mit ¼ Liter kochendem Wasser überbrühen und zugedeckt 10 bis 15 Minuten ziehen lassen. Danach abseihen, mit Honig süßen und mit Zitronensaft abschmecken. Dreimal täglich eine Tasse davon trinken. Der Tee ist bei Entzündungen, Reizbarkeit und überhöhter Schleimausscheidung angezeigt. Außerdem heilt er hartnäckigen Husten, Bronchialkatarrh und kann zu Halsumschlägen verwendet werden.

INGWERBROT

½ Tasse Öl, 1 Tasse Honig oder Melasse und 1 Tasse saure Milch gut miteinander vermischen. Allmählich 2 Eidotter, 3 Tassen Mehl, 2 Eßlöffel pulverisierten Ingwer (Zingiber off.) und 1 Teelöffel Speisesoda hinzufügen. Die Speisesoda muß man vorher in 3 Eßlöffel heißem destillierten Wasser auflösen und etwas salzen. Danach untermengt man den Schnee von 2 Eiklar und verarbeitet alles zu einem Teig. Die Pfanne mit Öl bestreichen und das Brot ¾ Stunden backen. Das Brot ist besonders bei Krebs und Halsdrüsenerkrankungen sowie zur Blutreinigung angezeigt.

LEHMERDE

Lehmerde verwendete man schon im Altertum. Pfarrer Kneipp hat mit Lehmerde viel Experimente gemacht und bewiesen, daß sie durch ihre Heilkraft zu den ältesten Heilmitteln in der Naturheilkunde zählt. Adolf Just hat ebenfalls nach vielen Versuchen und allseitiger Verwendung die Heilkraft der Heilerde nachgewiesen. Sie ist ein einfaches, aber sehr wirksames Heilmittel. Wer einmal ihre Heilkraft gespürt hat, wird im Bedarfsfall immer auf sie zurückgreifen. Auch Ärzte empfehlen heute sehr oft die Lehmerde, weil sie schmerzlindernd und unschädlich ist. Ihre Heilkraft besteht in ihrer Desinfektionskraft, die reinigt und lindert. Diese Erde enthält verschiedene Minerale und viel magnetische und Sonnenenergie. Obwohl es paradox klingt und seltsam, daß die Erde heilt, ist es doch wahr. Lehmerde-Umschläge sind schmerzlindernd, fiebersenkend, lösen auf und regen die Ausscheidung aller giftigen Säfte und Stoffe aus dem Körper an. Weitere Heilanzeigen: Brennende Wunden durch Feuer oder Waffen, frische oder eitrige, Schlagwunden und Knochenverletzungen. Fachmännisch aufgelegte Umschläge heilen Entzündungen, sind schmerzlindernd, fördern das schnelle Verheilen von Wunden und deren Reinigung. Außerdem verhindern sie das Auftreten von Komplikationen. Der Umschlag vernichtet alles, was faul ist und hemmt, daß das Blut jene Stoffe aufsaugt, die auflösend wirken. Die Lehmerde saugt nicht nur fäulniserregende Stoffe aus Wunden, Tumoren, Ekzemen und Geschwüren, sondern gibt auch dem kranken Gewebe neues Leben, indem sie Störungen beseitigt und die Blutzirkulation in den Kapillaren reguliert. Sie heilt nicht nur äußere Wunden, sondern auch tief liegende Fisteln. Die im Innern des Körpers liegenden Tumore heilt man durch äußeres Auflegen von Umschlägen. Natürlich erfordert das Ausdauer. Magen- und Darmstörungen verschwinden für immer, wenn man jeden Abend Lehmerde-Umschläge auflegt und über Nacht behält.

Zu Heilzwecken gräbt man die Lehmerde aus einer Tiefe von 80 cm und noch mehr. Von Steinchen säubern und schnell an der Sonne trocknen. Danach zu Pulver verarbeiten. Vorräte in einer reinen Kiste aufbewahren. Für Umschläge bereitet man eine Mischung aus 50% Wein- oder Apfelessig und 50% Wasser. Man kann aber auch einen Kräuterabsud aus Heublumen, Schachtelhalm, Großer Klette, Huflattichblättern, Eichenrinde oder Gänsefingerkraut dazu verwenden. Die Lehmerde verdünnt man mit einer der oben angeführten Flüssigkeiten. Bei Leber-, Gallen oder Nierenkrankheiten muß man den Lehmbrei warm auflegen, aber nie wärmer als 45° C, während man bei anderen Krankheiten kalte Umschläge benützen darf. Der verdünnte Lehm muß streichfähig wie Fett sein. Den Brei auf ein Leinen- oder ein anderes, ausgekochtes Tuch 2 bis 3 cm dick auftragen und um die kranke Stelle auf die nackte Haut binden. Bei offenen Wunden zuerst eine Gaze auflegen und mit einem trockenen Tuch einbinden. Nie luftundurchlässige Stoffe verwenden. Den Umschlag gewöhnlich 5 bis 6 Stunden behalten und danach 5 Stunden nichts auflegen. Dann wieder einen neuen Umschlag auflegen. Je nach der Krankheit, läßt man den Umschlag ganz trocken werden und manchmal muß man sich nach der Körpertemperatur richten. Den Umschlag alle 2 bis 3 oder alle 4 Stunden wechseln, wenn sich der Körper warm anfühlt. Bei Kältegefühl oder Schüttelfrost nie den Umschlag wechseln. Ein kalter Umschlag wird schnell warm und hat Tiefenwirkung. Er regt das Blut zur besseren Tätigkeit an.

Heilanzeigen bei Rheuma, Gelenksentzündung, Kreuzschmerzen,

Krampfadern, verschiedene Ausschläge, Hautflechten und Bißwunden. Halsumschläge bei allen Arten von Halsschmerzen. Bei Magenschmerzen und -katarrh und starken Blutungen bei Frauen Umschläge auf den unteren Teil des Bauches legen. Ferner sind diese Umschläge bei Hautkrankheiten, verschiedenen Entzündungen, Hämorrhoiden, Prostataleiden usw. angezeigt.

SCHWARZPAPPEL (Kohle)

Heilt nervösen Magen, Sodbrennen und Blässe. 1 Eßlöffel zweimal täglich mit etwas Wasser einnehmen.

WILDHASENFETT

Gegen Erkältungskrankheiten: Wenn man im Winter draußen im Freien arbeitet, empfiehlt es sich als Vorbeugungsmittel Hände und Füße vorher mit zerlassenem Wildhasenfett einzureiben.

ZWIEBEL

Entzündete, tränende, eitrige Augen: Zwiebel mit etwas echtem geschleuderten Bienenhonig in Milch sieden und damit mehrmals täglich die Augen spülen.

Gebärmutterschmerzen: Zwiebel in Milch kochen und den Absud warm trinken.

Halsentzündung: Zwiebelsaft mit Honig sieden und damit stündlich gurgeln. Gleichzeitig alle zwei Stunden einen Teelöffel davon einnehmen.

Harnverhalten: Zwiebel, Petersilie, Sellerie und Honig in Wasser sieden. Davon mehrmals täglich eine kleine Tasse trinken.

Herzkrankheiten: wie Koronarthrombose, Verstopfung der Herzarterien, Blutgerinnung und ähnliches. Im Rohr eine Zwiebel braten und zu Mittag vor dem Essen mit einigen Tropfen Öl und am Abend vor dem Schlafengehen essen. Die Kur dauert längere Zeit.

Magen- und Darmwinde: Gebratene Zwiebel essen oder Zwiebelsaft und Schnaps zu gleichen Teilen mischen und täglich 2 bis 3 Gläschen davon trinken.

Trockener Husten: Zu gleichen Teilen geröstete Zwiebel mit Ziegenmilch und echtem Bienenhonig mischen und stündlich 1 Eßlöffel davon einnehmen. Stillende Mütter, die nicht genügend Milch haben, sollen Zwiebel essen und 2 bis 3 kleine Gläschen Hausschnaps trinken. Das fördert die Milch.

Wassersucht: Drei Zwiebelköpfe klein schneiden und 1 Eßlöffel Rosmarin in ½ Liter Wasser und ½ Liter Wein brühen. Stündlich einen Eßlöffel davon einnehmen.

EIN HEILMITTEL, DAS ENTGIFTET

18 bis 22 g Schlangenknöterich (Polygonum Bistorta) mit 1 Liter starkem Weißwein ansetzen und einige Stunden stehen lassen. Täglich 1 bis 2 Gläschen oder den Mahlzeiten 1 Eßlöffel davon beimengen.

HEILMITTEL FÜR ALTE LEUTE UND KINDER

Schwache, erschöpfte und kraftlose Personen sowie Kinder sollten während des Winters morgens und eine halbe Stunde vor dem Mittagessen 1 Eßlöffel Lebertran mit echtem Bienenhonig vermischt einnehmen. Kindern ½ Eßlöffel verabreichen. Ein halber Liter pro Person reicht für den Winter.

HEILMITTEL GEGEN VIELE KRANKHEITEN

In einer 2-Liter-Flasche ½ Liter Wacholderbeeren mit 1 Liter starkem Naturwein ansetzen und 24 Stunden ziehen lassen. Danach abseihen und ½ Liter starken Treberbranntwein sowie 2 bis 3 Eßlöffel Staubzucker oder Kandiszucker hinzufügen. (Kandiszucker pulverisieren!) Die Beeren nicht wegwerfen, sondern jeden Morgen und Abend 5 bis 6 Stück davon kauen und mit einem Gläschen Wein hinunterschlucken. Nach drei Tagen zwei Tage aussetzen. Dann wieder drei

Tage einnehmen usw. Dieses Heilmittel lindert Kopfschmerzen, klärt und erfrischt das Gedächtnis, erfrischt den Körper, heilt Herz, Ruhr, Melancholie, Schwindelanfälle und Hämorrhoiden.

TEE GEGEN MUSKELRHEUMATISMUS

1 Eßlöffel Eschenblätter (Fraxinus excelsior L.) mit ¼ Liter kochendem Wasser überbrühen. Zwei- bis dreimal täglich eine Tasse davon trinken.

FLIEGEN als Überträger verschiedener Krankheiten

Die Fliege gehört zu den größten Feinden der menschlichen Gesundheit. Sie tötet auf der ganzen Welt jährlich tausende von Neugeborenen. Außerdem verursacht sie Krankheit und Tod bei Tausenden von Erwachsenen. Ferner schwächt und tötet sie Millionen Tiere. Der Grund ist ganz einfach: Die Fliege eignet sich am besten, Erreger verschiedener Krankheiten zu verbreiten.

Sie überträgt Dysenteriebazillen, Durchfall und viele andere Krankheiten. Viele Tausende von Neugeborenen sterben jährlich an Dysenterie auf der ganzen Welt.

Eine einzige Fliege kann einige Millionen Bazillen, Erreger verschiedener Krankheiten, in sich tragen. Zum Beispiel die afrikanische Tse-Tse-Fliege ist das tödlichste Insekt auf der ganzen Welt. Das Geißeltierchen Trypanosoma verursacht die furchtbare Schlafkrankheit. In Nigeria allein sind viele Fälle von Schlafkrankheit bekannt. Eine andere Art von Trypanosoma, die auch von der Tse-Tse-Fliege übertragen wird, tötet soviel Vieh, daß ganze Landstriche von Afrika ohne Vieh geblieben sind.

Ein Großteil dieser Fliegen geht während des Winters zugrunde, aber es genügen nur einige wenige, um eine ganze Generation zu bilden. Es ist bekannt, daß sich aus einer einzigen Fliege während einer Saison viele, viele Milliarden neuer Fliegen entwickeln können. Das Weibchen legt 120 bis 130 Eier in irgendeinen feuchten Schmutz: Mist, Dünger, faules Obst oder Gemüse. Nach zwei Tagen entwickeln sich aus dem Ei kleine Larven, die den Weg in die Freiheit suchen, was ungefähr acht Tage dauert. Dann verkriechen sie sich in die Erde, wo ihre

Haut grob und dunkelbraun wird. Diese fußlosen Puppen benötigen zu ihrer völligen Entfaltung in eine Fliege nur 8 Tage. Bereits 3 bis 4 Tagen legen diese Fliegen Eier.

Ich beobachtete im Jahre 1938 einen Fall in Dubrovnik, als man von einem Kühlschrank noch keine Ahnung hatte. Die Hausfrau hat den übriggebliebenen Lammbraten im Küchenschrank aufbewahrt. Am Abend konnte man den Braten nicht mehr erkennen, da er ganz mit Fliegeneiern bedeckt war. Das geschah innerhalb von einigen Stunden.

Hausfrauen, besonders auf dem Land, schafft euch Mistkübel an, die ihr trocken und zugedeckt halten müßt, damit die Fliegen keinen Zutritt haben. Widrigenfalls züchtet ihr selbst die Fliegen, die euch belästigen und eure und die Gesundheit eurer Familien gefährden.

HAUSAPOTHEKE

Eine handliche Hausapotheke mit Heilkräutern dürfte in keinem Haushalt fehlen. Am besten ist es, einen größeren Behälter bzw. eine größere Schachtel mit Deckel an einem trockenen Ort zu plazieren, daß man bei Bedarf wenigstens das Notwendigste zur Hand hat.

Angelika: Gegen Winde, Blähungen, Magenschmerzen und zur Heilung von Atembeschwerden

Anis: Zur Regulierung der Menstruation, Blutreinigung und gegen Magenkrämpfe

Bärentraubenblätter: Prostata-Hypertrophie und Erkrankungen der Harnorgane

Brennessel: Wunden, Schüttelfrost, Blutarmut

Brombeere: Gelenksentzündung, zur Blutbildung

Eichenblätter: Zur Stärkung von Rekonvaleszenten und gegen Lungenkrankheiten

Fenchel: Husten, Brustschmerzen, Verdauungsstörungen

Große Klette: Gegen Hautkrankheiten und alle Arten Ekzeme

Hirtentäschelkraut: Gegen Blutungen und innere Krankheiten

Holunderblüten: Gegen Erkältung und Verstopfung

Huflattichblätter: Asthma, Husten, Lungenkatarrh

Isländisches Moos: Erkältung, Heiserkeit, Husten, Magenkrankheiten, Darm- und Zuckerkrankheit und Geschwüre

Johanniskraut: Gegen Kopfschmerzen, Magenkrämpfe und alle Art von Wunden

Kalmus: Magenkrankheiten, Wechselfieber, Nierensteine

Kamillenblüten: Gegen Magenkrämpfe, Erkältungen und zur Beruhigung

Kirschenstengel: Nierenerkrankungen und Harnentleerungsbeschwerden

Königskerze oder Wollkraut (Blätter und Blüten): Lungenerkrankungen, Bronchialkatarrh, Asthma

Lavendel: Krampflinderung, Herzkrankheiten

Lindenblüten: Gegen Erkältung, Husten, Halsverschleimung und Schlaflosigkeit

Löwenzahn: Wechselfieber, Hämorrhoiden, Geschwüre, Lebererkrankung

Maisgriffel: Zuckerkrankheit, Erkrankungen der Harnorgane und Kreuzschmerzen

Nußblätter: Skrofulose, zur Blutvermehrung und Besserung der Verdauung

Pfefferminze: Kopfschmerzen, Hysterie, Erkältung, Krämpfe

Quendel: Verdauungsstörungen, unregelmäßige Menstruation, Eierstockentzündung (zu jeder Suppe ein wenig hinzufügen als Mittel gegen Rheuma)

Ringelblume: Als Umschlag für Wunden und Erfrierungen

Rosmarin: Herzkrankheiten, Nierenerkrankungen und anderes

Salbei: Innere Krankheiten, Grippe, Husten

Schachtelhalm: Zur Ausscheidung der Nierensteine, Harnverhaltung und innere Krankheiten

Schafgarbe: Asthma, Hämorrhoiden, Rheuma, Magenkrankheiten

Schlüsselblume: Bronchialkatarrh, Herzklopfen und Blutandrang zum Kopf

Schwarzer Maulbeerbaumblätter: Zuckerkrankheit, Verstopfung

Walderdbeerblätter: Blutgefäßerkrankungen, Sklerose und als Ersatz für Russischen und Chinesischen Tee

Waldmeister: Herzklopfen, Gelbsucht, Harnblasengrieß, Nervenerkrankungen

Wermut: Lebererkrankungen, Blutgerinnung, Appetitlosigkeit

Zitronenmelisse: Zur Beruhigung, Herzklopfen, gegen Brechreiz, bei Kindern gegen Bauchweh

Außerdem gehören zu einer Hausapotheke noch Verbandzeug, Thermometer, Irrigator (Klistier) und Aspirin (vor zu häufigem Gebrauch wird gewarnt).

Viele Pflanzen habe ich hier nicht angeführt, aber ein jeder, der um seine Gesundheit besorgt ist, wird während des Jahres Kräuter sammeln, die, seiner Meinung nach, ihm und seiner Familie helfen werden.

SAMMELKALENDER DER HEILKRÄUTER

Adonisröschen: Das ganze Kraut während der Blütezeit von April bis Juni sammeln.

Alant: Wurzel im Herbst graben.

Ampfer: Blätter im Frühling und Früchte (halbreif) im Sommer sammeln.

Angelika: Im Frühling Blätter und Wurzel und im Herbst Frucht und Wurzel sammeln.

Anis: Im Frühherbst reife Früchte ernten.

Arnika: Wurzel im Frühjahr und Herbst und untere Blätter vor der Blütezeit sammeln. Blüten ohne Hüllblätter und Kelch nach der vollen Entfaltung (Juli bis August) sammeln.

Augentrost: Das ganze Kraut (ohne Wurzel) von Mai bis Juli sammeln.

Baldrian: Wurzelstock und Nebenwurzeln der zweijährigen Pflanzen Anfang Frühling und im Herbst sammeln.

Bärentrauben: Blätter von Mai bis Juli sammeln.

Basilikum, wildwachsendes: Das ganze Kraut ohne Wurzel im Juli und August sammeln.

Beinwell: Blätter und Blüten während der Blütezeit den ganzen Sommer, Wurzel Anfang Frühling und im Herbst sammeln.

Bibernelle (Steinbrech): Wurzel und junge Hüllblätter im Frühling und Herbst sammeln.

Birke: Junge Blätter im Frühling, Saft Anfang April.

Blutweiderich: Triebe mit Blütenähren gegen Ende des Sommers sammeln.

Bohnenkraut: Das ganze Kraut ohne Wurzel von Juli bis August (Ende) sammeln.

Boretsch: Blüten von Juni bis Ende Juli sammeln.

Brennessel: Blätter und Wurzel im Frühling, Wurzel auch im Herbst – das ganze Kraut mit Wurzel über das ganze Jahr sammeln.

Brombeere: Wurzel und junge Blätter im Frühling und Frucht nach der Reife gegen Ende Sommer sammeln.

Bruchkraut: Das ganze Kraut ohne Wurzel während der Blütezeit (Juni bis Oktober) sammeln.

Brunnenkresse: Junge Blätter im Frühling, das ganze Kraut von März bis Juni sammeln.

Buchsbaum: Blätter im Frühling sammeln.

Eberraute: Die ganze Pflanze während der Blütezeit.

Echtes Labkraut: Das ganze Kraut während der Blütezeit.

Edelgamander: Das ganze Kraut ohne Wurzel während der Blütezeit (Juli bis August) sammeln.

Efeu: Wurzel das ganze Jahr über, Frucht im Frühherbst, Blätter während des ganzen Sommers sammeln.

Eibisch: Blätter und Blüten während der Blütezeit, Wurzel Anfang Frühling und im Herbst sammeln.

Eiche: Die Rinde junger Zweige und die Blätter vor der völligen Entfaltung, beides Anfang Frühling, sammeln. Eicheln nach der Reife im Herbst sammeln.

Eisenkraut: Blätter und Blütenknospen während des ganzen Sommers pflücken.

Engelsüß: Wurzel der vierjährigen Pflanze im Frühling und Herbst graben.

Enzian: Wurzel im Herbst sammeln.

Erdbeere: Blätter und Blüten während der Blütezeit (Mai bis Juli) pflücken.

Erdrauch: Das ganze Kraut ohne Wurzel während der Blütezeit (Juli und August) sammeln.

Gänsefingerkraut: Junge Blätter im Frühling und Wurzel im Herbst sammeln.

Gartenbasilikum: Die Blätter während der Blütezeit und das ganze Kraut im Juni und Juli sammeln.

Gemeiner Andorn: Während der Blütezeit den Teil über der Erde sammeln (Juli bis Ausgust).

Gemeines Knabenkraut: Volle, frische Knollen während der Blütezeit, oder gleich nach der Blütezeit (April bis Mai) sammeln.

Gundelrebe: Das ganze Kraut ohne Wurzel während der Blütezeit (Juli und August) sammeln.

Hagebutte: Frucht im Spätherbst ernten.

Haselwurz: Das ganze Kraut mit Wurzel von April bis August und im Herbst Wurzelstock mit Nebenwurzeln sammeln.

Heidelbeere: Blätter im Frühjahr und Herbst, Frucht im Juli und August pflücken.

Herbstzeitlose: Reife Kapseln im Juni und Juli sammeln.

Hirtentäschelkraut: Die ganze Pflanze ohne Wurzel während des Sommers sammeln.

Holunder: Blüten im Juni vor der völligen Entfaltung und Blätter völlig entfaltet sammeln. Rinde dickerer Zweige im Frühling ablösen.

Hopfen: Zapfen vor der Reife im Sommer sammeln.

Huflattich: Blüten im März und April – Blätter ohne Stengel im Mai und Juli pflücken.

Isländisches Moos: Von Mai bis September sammeln.

Johanniskraut: Das obere Drittel der Pflanze während der Blütezeit (Juli bis September) sammeln.

Judenkirsche: Frucht im Herbst ernten.

Kalmus: Die Wurzel Anfang Frühling oder im Spätherbst graben.

Kamille: Blütenköpfe von Mai bis August sammeln.

Kapuzinerkresse: Blätter und Blüten im Juli und August pflücken.

Klatschmohn: Blütenblätter nach der völligen Entfaltung im Sommer pflücken.

Kleines Immergrün: Blätter im Frühling pflücken.

Klette: Junge Blätter im Frühling, Wurzel zweijähriger Pflanzen im Frühling und Herbst sammeln.

Königskerze, Wollblume: Blätter und Blüten während der Blütezeit (Juli und August) sammeln.

Kornblume: Blütenköpfe von Juni bis Juli pflücken.

Kornelkirsche: Frucht und Rinde im Frühherbst sammeln.

Lavendel: Triebe mit Blüten von Juli bis September sammeln.

Lindenblüten: Blüten mit Hüllblättern von Juni bis Juli sammeln.

Löwenzahn: Junge Blätter mit Wurzel und Blütenköpfe im Frühling sammeln.

Lungenkraut: Das ganze Kraut ohne Wurzel während der Blütezeit Anfang Frühling und den Sommer über junge Blätter sammeln.

Maiglöckchen: Das ganze Kraut mit Wurzel im Mai sammeln.

Malve: Blätter und Blüten im Sommer, Wurzel Anfang Frühling und im Herbst sammeln.

Mistel: Junge Zweige, bis zu drei Knoten, im Frühling sammeln.

Nelkenwurz: Wurzel und das ganze Kraut während der Blütezeit Anfang Frühling sammeln.

Nüsse: Junge Blätter im Frühling, unreife Frucht im Sommer und reife Frucht im Herbst sammeln.

Odermennig: Das ganze Kraut ohne Wurzel während der Blütezeit (Juli bis August) sammeln.

Pfefferminze: Während der Blütezeit das ganze Kraut ohne Wurzel, Blätter über den Sommer sammeln.

Pfingstrose: Wurzel im Frühling graben, Blüten im Juni und Juli pflücken.

Quecke: Wurzel während der ganzen Vegetationszeit graben.

Quendel: Das ganze Kraut ohne Wurzel und verholzte Teile während der Blütezeit den ganzen Sommer über sammeln.

Rainfarn: Während der Blütezeit den oberen Teil der Pflanze und getrennt die Blütenköpfe (Juli bis Oktober) sammeln.

Raute: Die ganze Pflanze ohne Wurzel während der Blütezeit (Mai bis August) sammeln.

Ringelblume: Blütenblätter und das ganze Kraut von Juni bis Oktober sammeln.

Rosmarin: Blätter, Zweigspitzen und blühende Zweige vom Frühling bis Herbst sammeln.

Roßkastanie: Knospen, Blüten und Rinde im Frühling, Frucht im Herbst sammeln.

Roter Fingerhut: Blätter während der Blütezeit pflücken.

Salbei: Blätter und junge Äste vor der Blütezeit oder vor dem völligen Aufblühen sammeln.

Sauerdorn (Berberitze): Blätter, Rinde mit Zweigen und Wurzel im Sommer, reife Frucht im Herbst sammeln.

Schafgarbe: Das ganze Kraut ohne Wurzel von Mai bis Juli sammeln. Den oberen Teil der Pflanze mit dem Blütenkopf vom Frühling bis zum Herbst sammeln.

Schlangenknöterich: Junge Blätter von April bis Mai pflücken.

Schlehdorn: Blüten von März bis Ende April, Frucht nach der Reife im Herbst sammeln.

Schlüsselblume: Blätter, Blüten und Wurzel während der Blütezeit (März bis April) sammeln.

Schwarzer Maulbeerbaum: Blätter im Frühling ganz entfaltet, Rinde und Frucht Ende Sommer sammeln.

Seifenkraut: Blätter und Wurzel im Frühling, Wurzel im Herbst sammeln.

Spechtwurz: Rinde, Wurzel und Blätter im Frühling, Frucht nach der Reife im Herbst pflücken.

Spitz- und Breitwegerich: Das ganze Kraut während des ganzen Sommers sammeln.

Stechapfel: Blätter im Sommer während der Blütezeit pflücken.

Stechpalme: Wurzel im Frühling und Herbst, junge Blätter im Frühling sammeln.

Taubnessel: Blätter und Blüten im Sommer sammeln.

Tausendguldenkraut: Das ganze Kraut ohne Wurzel von Juni bis September sammeln.

Tollkirsche: Blätter während der Blütezeit (Mai bis Juli), Wurzel im Frühling sammeln. Die Pflanze muß mindestens drei Jahre alt sein!

Vogelknöterich: Das ganze Kraut ohne Wurzel während der Blütezeit sammeln.

Wacholder: Triebe im Frühjahr und Sommer, Frucht (Beeren) im Spätherbst sammeln.

Waldmeister: Das ganze Kraut ohne Wurzel während der Blütezeit (Mai bis Juli) sammeln.

Wegwarte: Wurzel im Frühling und Herbst, das ganze Kraut (nur junge Zweige, Blüten und Blätter) über den ganzen Sommer sammeln.

Weißdorn: Blüten von März bis Mai sammeln.

Weißer Senf: Die reife Frucht dieser Pflanze im Herbst pflücken.

Wermut: Blätter und Blütenknospen vor der völligen Entfaltung pflücken.

Wiesenbärenklau: Das ganze Kraut ohne Wurzel während des Sommers pflücken.

Winde: Das ganze Kraut mit Wurzel während der Blütezeit graben.

Ysop: Das ganze Kraut ohne Wurzel während der Blütezeit ernten.

Zitronenmelisse: Blätter kurz vor der Blütezeit und das ganze Kraut (den oberen Teil) während der Blütezeit sammeln.

Zypresse: Blätter und Frucht im Frühling und Sommer sammeln.

VERZEICHNIS DER HEILPFLANZEN

VERZEICHNIS DER KRANKHEITEN

Fettgedruckte Zahlen beziehen sich auf die Hauptthemen in »Heilung von Krankheiten mit Heilkräutern«

INHALTSVERZEICHNIS